仙腸関節機能障害
AKA-博田法による診断と治療

編著
片田重彦

共著
木檜 晃　大佐古謙二郎

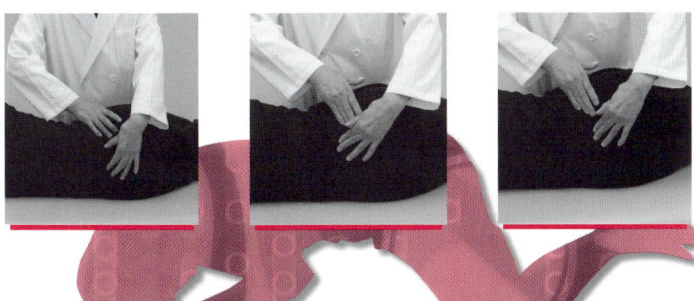

Diagnosis and Treatment
of Sacroiliac Joint Dysfunction
Arthrokinematic Approach-Hakata Method

南江堂

● **編 著**

　片田　重彦　かただ　しげひこ　　かただ整形外科 院長

● **共 著**

　木檜　　晃　こぐれ　あきら　　　こぐれ理学診療クリニック 院長
　大佐古謙二郎　おおさこ　けんじろう　大佐古医院 院長

推薦の言葉

　1970年代の初めであるが，『運動療法』の執筆中に，伝統的運動療法は神経，筋，骨関節の病的状態に対する治療の研究に乏しく，その治療的価値に疑問を持った．このことは，その後の臨床応用において確認された．それゆえ，1979年に関節運動学の存在を知り，伝統的運動療法の欠陥の1つは，関節内における関節面の運動すなわち関節包内運動を無視していることにあると直観し，関節運動学を考慮して運動療法の改良を試みることとした．

　当時，数ある整形外科徒手療法（orthopedic manual therapy）のなかで，関節運動学を考慮し，関節包内運動を治療するという目的を持った技術は，関節モビリゼーション（joint mobilization）のみであった．しかしながら，関節モビリゼーションも関節運動学を十分に考慮した技術とはいえず，他の徒手療法同様に矯正術の範疇を出るものではなかった．しかし，その技術のなかで関節面の離開，滑り，および凹凸の法則は利用できると考えられたので，運動学的に矛盾のない技術に修正し，関節リウマチの治療に応用した．その結果，2つの重要な発見があった．1つは関節面の離開または滑りを行うと，関節の痛みが消失することであり，いま1つは，凹凸の法則を利用して関節面を滑らせると，伸張運動が無痛で行えることであった．ただし，関節炎があれば，重大な副作用として，関節痛が消失した後，翌日には痛みが増強することであった．この痛みの消失する現象を利用できないかと考え，炎症が少ないと推測された腰椎椎間関節に離開を試みたところ，腰痛の消失する症例が多数みられた．ここにおいて，従来，神経および筋を治療しても治癒しなかった筋骨格系の痛みは，J. McM. Mennell のいう joint dysfunction（関節機能異常），すなわち関節包内運動の障害が原因であると察知し，1979年に関節痛の徒手治療技術の開発を開始した．技術の名称は初期には関節モビリゼーションと呼んでいたが，1983年に関節運動学的アプローチ（arthrokinematic approach: AKA）と改称し，2003年に海外に紹介するため独自性を示す必要性を痛感し，関節運動学的アプローチ（AKA）-博田法と呼ぶこととなった．

　腰椎に次いで，頸椎および胸椎椎間関節の滑り法を考案し，上肢および上半身の痛みに用い，多数例において好結果が認められた．当初，腰痛，頸肩腕痛などの筋骨格系疼痛のうち，椎間関節のモビリゼーションに反応するものは20～30％と推測された．1980年の初めに，ある急性腰痛患者に対し，その時点で考えられたあらゆる保存的治療を行って失敗し，それまでは治療の対象外であった仙腸関節に局所麻酔薬を注射したところ，ただちに痛みの消失と他覚所見の改善をみた．これを契機に仙腸関節のAKA技術の開発に着手した．仙腸関節の技術開発は困難をきわめ，臨床的に一定の効果を得るまでに約8年を要した．したがって，1990年の『関節運動学的アプローチ，第1版』上梓までは，ほとんどの労力は仙腸関節技術の開発に費やされた．それ以後は，主として痛みの治療に用いる副運動技術と，運動療法の修正に用いる構成運動技術の改良を進め，技術は2007年に完成し，『AKA関節運動学的アプローチ博田法，第2版』を上梓するに至った．現在，仙腸関節機能障害は腰痛のみならず，筋骨格系疼痛の最大の原因であることがわかっている．

　AKA-博田法の開発は，当初から thrust（速い突発的な動き）のない安全な技術で，基礎医学に基づく科学的な方法を念頭に進められた．AKA-博田法を紹介するにあたって困惑したこと

は，基礎理論が理解されないことであった．その主な理由として考えられたのは，関節運動学，骨運動学，関節神経学などの基礎医学はもとより，運動系の病的状態の治療手段である徒手運動療法の教育が，卒前，卒後を問わず等閑視されてきたことであった．そのため，整形外科的思考とAKA-博田法の間には大きな溝が存在し，AKA-博田法の技術と理論が完成するにつれ，その溝はさらに拡大するように思われた．

　本書は，第1～3章において，整形外科とAKA-博田法の間に存在する溝に橋渡しすべく，疼痛治療における基礎理論に関し懇切丁寧な説明がなされている．

　近年，日本AKA医学会の指導医を受診する痛みの患者は，ほとんどすべてAKA-博田法の治療を希望しているため，RCT（ランダム化比較試験）による研究は不可能に近い．第4章では，急性および慢性腰痛に対するRCTの貴重な研究成果が記載されている．

　現在，腰痛の約80％は原因不明とされている．第5章においては，その原因のほとんどは関節機能障害で，特に仙腸関節機能障害が関与していることを，豊富な症例により示している．

　本書の著者は整形外科医と神経内科医であり，日本AKA医学会の指導医でもある．それゆえ，AKA-博田法の難解な部分をわかりやすく解説することも可能で，整形外科医のみならず，筋骨格系疼痛に関心のある他科の医師，ならびに理学療法士，作業療法士にも有用な書として，本書を推薦できると確信する．

2014年4月

博田節夫

はじめに

"仙骨（sacrum）"の語源はラテン語に遡り，英語に転じて"sacred"である．すなわち仙骨は"聖なる骨"であり，人の魂が宿る場所と考えられていた．人体の中心にあり，分娩で胎児が通り抜ける神聖な滑り台であることから，古来，この"聖なる骨"は人体にとって最も重要な骨と考えられてきた．その意味で仙骨の作る仙腸関節は"聖なる骨の関節"である．

しかし，近代医学では仙骨を脊椎の単なる土台とし，機能的意味の少ない骨と考え，仙腸関節も不動関節で支持性の役割しかないものと見下げてきた．

仙腸関節が滑膜関節で，可動性と支持性の役割を担い，ほかのすべての滑膜関節と同様に運動性では骨運動と副運動を併せ持ち，関節には関節軟骨，関節軟部組織には関節感覚受容器を多数持っているという認識が得られたのは，最近のことである．

さらにその関節感覚受容器には，ほかの関節の感覚受容器と連携して運動器全体を巧妙にコントロールしているような機能もうかがわれる．その機能の全体像はまだ解明途中であるが，関節受容器と関節の副運動の関係，それらと周辺軟部組織との連携，そして全身に分布する筋膜などの収縮機能に関する新しい発見から，多数の関節同士が仙腸関節を中心に副運動の連鎖機能を持つという驚くべき事実も解明されてきた．

こうした機能はAKA-博田法により仙腸関節機能障害の治療が可能となったことにより順次解明されてきたものである．

仙腸関節機能障害とは，通常見ることができない関節包内での"副運動（関節の遊びを含む）"が障害され，本来あるべき運動機能が障害された状態である．その結果，仙腸関節原性の痛みや感覚障害のみならず，離れた部位にある関節の副運動が障害され，関連痛が生じることもあるという，従来の視点から関節機能のみを研究してきた運動学では思いもよらなかった事実が発見されてきた．

関節の副運動が障害されれば，その関節の運動機能全体が障害される．逆に副運動をAKA-博田法により改善することができれば，その関節の運動機能は回復する．このように関節の運動は副運動と表裏一体の関係にある．AKA-博田法の副運動技術は，こうした仙腸関節機能障害を治療する安全で確実な唯一の方法である．

AKA-博田法が従来の徒手医学と決定的に異なるのは，AKA-博田法が"関節運動学"と"関節神経学"に厳密に基づいていることであり，関節の副運動の研究成果を診断と治療の原理としていることである．

従来の"徒手医学"，"ストレッチング"，"マニピュレーション"，"モビリゼーション"，"カイロプラクティック"，"整体"，"整骨"など運動器の矯正を目的とする手法は，目に見える関節の動きが対象であるから，医師でなくてもその技術を模倣することが可能である．医業類似業者らにすでに広範に使われていて，数百の流儀と数多くの手法が氾濫している．医師にとってはそれらの非科学性にうんざりし，決して足を踏み入れることのないアンタッチャブルな領域である．

これらに対してAKA-博田法は"関節包内運動"という目に見えない関節の動きを対象とするので，人体解剖学に精通した医師あるいは理学療法士（作業療法士）でなければ習得できない．

さらに，AKA-博田法の技術のなかで最も難しい仙腸関節の副運動技術を習得するには，関節

運動学，関節神経学の理論を知らなければ技術が自己流に陥り，臨床応用には到底至らない．

そこで，本書の第1章では仙腸関節機能障害を理解するうえで必要な理論と基礎的事項を述べる．おそらくそのすべてが通常の読者には新規の事項となる．その理由は医学生に向けた"関節運動学"，"関節神経学"の講座がわが国の医学部にはないからである．

第2章では仙腸関節機能障害の診断法について述べるが，AKA-博田法は診断法も関節運動学，関節神経学の確固たる理論に基づいているので，臨床応用にあたっては理論を考えながら診断する必要がある．

第3章は治療法であるが，大半を仙腸関節の"副運動技術"にあてている．仙腸関節の副運動技術は最も習得が難しい医療技術であると言われているが，この技術が確実にできなければAKA-博田法の臨床応用は不可能である．AKA-博田法では技術の進歩に加えて数年来にわたり指導法の改良が行われてきた．どのようにすれば短期間に技術を習得できるか，その成果が詳細に述べられている．また，AKA-博田法の初心医師でも技術習得が容易になるよう記述している．

第4章はAKA-博田法のエビデンスである．新しい医療技術の正当性を証明するにはRCT（ランダム化比較試験）を行うことが必要であるが，わが国の整形外科では手術法はおろか，さまざまな治療法でRCTはほとんど行われていない．しかし，AKA-博田法ではすでにRCTが行われ，その結果も得られている．AKA-博田法による疼痛治療に関して行われてきたエビデンスをここで報告する．

第5章は臨床症例であるが，臨床上の注意点を述べつつ実例を示していく．ここに掲載してある症例は決して特殊な例ではなく日常診療でみられるごく一般的な例であり，それぞれには同様の症例が数百例ずつあることを強調したい．

AKA-博田法を著者らが日常行っていると，従来の概念ではあり得ないと思われる治癒過程をたどることに，著者らも感動をもって日々新たな経験を積み重ねているが，それが真実である．

なお，原著である『AKA関節運動学的アプローチ博田法』（博田節夫編集）にはAKA-博田法のすべてが記載されている．本書はその一部である仙腸関節機能障害を臨床家の便のために解説した書であり，読者には原著と併読することを強くお勧めする．

"AKA-博田法"，"AKA"という名称は，医師，理学療法士，作業療法士で日本AKA医学会，および日本AKA医学会PTOT会の認定試験に合格した者にのみ標榜を許可されている登録商標である．もちろん医師，理学療法士，作業療法士がAKA-博田法を利用して患者の治療をすることに何ら問題はないが，認定試験に合格しなければ"AKA-博田法"，"AKA"という標榜（広告宣伝など）をしてはならないことが罰則を含めて法律的に定められている．

このことは従来，"AKA-博田法"，"AKA"と称して，医業類似業者がこの名称を集客のために無原則に利用し，患者に多大の迷惑をかけてきたことを憂い，日本AKA医学会が決定したものである．

AKA-博田法が関節運動学，関節神経学の理論から純粋に形成されてきた独自の医療技術であることへの誇りが，こうした利益優先の医業類似業者にその名を騙られることを決して許さないとの姿勢の表明につながったわけだが，一方，真のAKA-博田法を習得せんとする意志のある先進的な医師，理学療法士，作業療法士には本書が大いなる助けとなることを期待したい．

なお本書の上梓にあたって，数多くのご助言，あたたかいご支援をいただいたAKA-博田法の創始者である博田節夫先生に深甚なる感謝の意を表明する．

2014年4月

著者らしるす

目 次

第1章　AKA-博田法の理論と仙腸関節機能障害 …………… 片田重彦，大佐古謙二郎　1

1) 関節機能障害による痛み　1
2) 仙腸関節機能障害　2
3) AKA-博田法の定義　4
4) 関節運動学と骨運動学　4
5) 仙腸関節の骨運動　6
6) Wykeの関節神経学と臨床　9
7) 関節の副運動と臨床　12
8) 仙腸関節の副運動とその障害　15
9) 関節機能異常と副運動　16
10) 関節機能異常と痛みの発生　16
11) 仙腸関節機能障害の症状　16
12) 仙腸関節機能障害の成因　17
13) 関節軟部組織過緊張連鎖　18
14) 膝関節可動域の体位による違い　18
15) 関節軟部組織過緊張連鎖の原因　20
16) 関節機能異常と炎症　20
17) 炎症にのみ反応する侵害受容器　20
18) 関節痛の伝達経路　21
19) 関連痛の成立　22

第2章　仙腸関節機能障害の診断 ……………………………… 片田重彦，大佐古謙二郎　25

1) 体幹の関節機能異常を利用した診断　25
2) 股関節の二次性関節機能異常を利用した診断　26
3) SLRによる副運動1型の評価　26
4) Fadirf，Fabere　29
5) 疼痛を生じている関節の評価　30
6) 仙腸関節機能障害の分類　32

第3章　仙腸関節機能障害の治療 ……………………………………………………………… 35

Ⅰ 治療総論　　　　　　　　　　　　　　　　　　　　　　　　　　　　　片田重彦　35

1) 伝統的運動療法に対する考え方　35
2) AKA-博田法を行うときの手技上の留意点　37
3) 画像診断をどう捉えるか　38
4) 手技の順序　38
5) AKA-博田法の治療回数と治療間隔　38
6) 手技の選択　39
7) 禁止要件　39
8) 治癒の判定　40

Ⅱ 治療技術　　　　　　　　　　　　　　　　　　　　　　　　　　　大佐古謙二郎　41

A．仙腸関節の副運動技術 ……………………………………………………………… 41

1) 仙腸関節への2つの技術　41
2) 離開法　41
3) 滑り法　42
4) 操作のイメージ　42
5) 操作と軟部組織の緊張　42
6) 副運動を利用した技術を行う際の強さ　43
7) 用いるベッド　43
8) 患者の姿勢　43
9) 術者の立ち位置　45

1 上部離開法　45
　a．腸骨上半部を尾側へ向かって離開していく方法　46

b．環指のみで動かす場合（やや背側寄りの上部を離開する方法）　52
　c．母指のみで動かす場合（やや腹側寄りの上部を離開する方法）　56
2 下部離開法　58
　a．腸骨下半部を頭側へ向かって離開していく方法　58
　b．環指のみで動かす場合（やや背側寄りの下部を離開する方法）　61

　c．母指のみで動かす場合（やや腹側寄りの下部を離開する方法）　63
3 滑り法：上方滑り法と下方滑り法　65
　a．右仙腸関節への滑り法　65
　b．左仙腸関節への滑り法　68
4 副運動技術のポイント　72
　a．離開法のポイント　72
　b．滑り法のポイント　78
　c．副運動技術の共通基本事項　78

▶ B．付加的技術　82

1 椎間関節（C7/T1 椎間関節の場合）　82
2 肋椎関節　86
　a．第7肋椎関節　87
　b．第3肋椎関節　89
　c．第1肋椎関節　90
3 胸鎖関節　93
4 胸肋関節　95
5 肩関節　97
　a．下方滑り法　97
　b．前後滑り法　99
　　1．上腕骨頭への前方滑り法　99
　　2．上腕骨頭への後方滑り法　100
6 橈舟関節　100
　a．舟状骨を橈骨に対して尺側方向へ滑らせる方法　102
　b．舟状骨を橈骨に対して背側方向へ滑らせる方法　103

7 橈月関節　104
　a．右母指で月状骨を掌側方向へ押し下げる場合　105
　b．右中指で月状骨を背側方向へ引き上げる場合　105
8 距舟関節　106
　a．舟状骨を内側前方へ滑らせる方法　107
　b．舟状骨を外側前方へ滑らせる方法　108
9 距舟関節：別法　109
　a．舟状骨を足底側へ滑らせる方法　110
　b．舟状骨を足背側へ滑らせる方法　110
10 距骨下関節　111
　a．踵骨外側面を左母指で押す場合　112
　b．踵骨内側面を左中指で引く場合　112

第4章　AKA-博田法のエビデンス　木檜　晃　115

1）ランダム化比較試験（RCT）と EBM　115
2）慢性疼痛（特に慢性腰痛）に対する AKA-博田法の RCT　115
3）急性腰痛に対する AKA-博田法の RCT　117
4）AKA-博田法の健康関連 QOL に対する効果　118

第5章　仙腸関節機能障害の臨床症例　片田重彦　121

▶ A　腰　痛　121

1 総論　121
1）腰部の痛み，随伴する下肢痛，しびれ　121
2）椎間板ヘルニアとの鑑別　122
3）下肢のしびれ　123
4）間欠跛行　124
5）"ぎっくり腰"（急性腰痛）　124

6) 仙腸関節炎　*125*
7) 慢性腰痛　*126*
8) 副運動の改善指標（SLR）　*126*
9) AKA-博田法による腰痛の治療　*127*

② 症　例　*128*

- 症例 A-1　大きな誘因のない急性腰痛と下腿痛　*128*
- 症例 A-2　大きな誘因のある急性腰痛　*129*
- 症例 A-3　下肢のしびれを伴う急性腰痛　*130*
- 症例 A-4　側弯と辷りを伴う急性腰痛　*131*
- 症例 A-5　猛激痛を伴う急性腰痛　*132*
- 症例 A-6　硬膜外注射が無効だった慢性腰痛　*133*
- 症例 A-7　尖足をきたした慢性腰痛　*134*
- 症例 A-8　運動療法で再発した慢性腰痛　*135*
- 症例 A-9　超高齢者の急性腰痛　*136*
- 症例 A-10　MRIで異常のない下肢痛　*137*
- 症例 A-11　MRIで"腰椎椎間板ヘルニア"とされた下肢痛　*138*
- 症例 A-12　下肢のしびれが主体の間欠跛行　*139*
- 症例 A-13　下肢に激痛を生じる間欠跛行　*140*
- 症例 A-14　PG（プロスタグランジン）製剤の効かない間欠跛行　*141*
- 症例 A-15　足部の筋力低下のある間欠跛行　*142*
- 症例 A-16　辷りと狭窄を伴う慢性腰痛　*143*
- 症例 A-17　殿部灼熱感を伴う間欠跛行　*144*
- 症例 A-18　手術で悪化，インプラント抜去後AKA-博田法で軽快した慢性腰痛　*145*
- 症例 A-19　手術後再燃した腰痛　*146*
- 症例 A-20　"精神的異常"と言われた仙腸関節痛　*147*
- 症例 A-21　椎体圧迫骨折後の頑固な腰痛　*149*

▶ B．股関節の痛み ······*150*

① 総　論　*150*

1) なぜ股関節の痛みが仙腸関節のAKA-博田法で治療可能か　*150*
2) AKA-博田法は関節痛，特に変形性股関節症には最良の保存的治療法である　*151*
3) 両側例の変形性股関節症はAKA-博田法でも再発する　*151*
4) 股関節症の副運動をどう診察するか　*152*
5) AKA-博田法による治療法　*152*

② 症　例　*153*

- 症例 B-1　臼蓋形成不全の痛み　*153*
- 症例 B-2　関節裂隙の狭小化した股関節痛　*154*
- 症例 B-3　進行期股関節症における股関節痛　*155*
- 症例 B-4　末期股関節症における股関節痛　*156*
- 症例 B-5　股関節唇損傷による股関節痛が疑われた症例　*157*
- 症例 B-6　THA術後も疼痛が改善しない症例　*158*
- 症例 B-7　Chiari骨盤骨切り術，RAO術後の痛み　*159*

▶ C．膝関節の痛み ······*160*

① 総　論　*160*

② 症　例　*161*

- 症例 C-1　しゃがむとき（蹲踞時）の膝の痛み　*161*
- 症例 C-2　膝関節前部の痛み　*162*
- 症例 C-3　正座での痛み　*163*
- 症例 C-4　高度の膝関節変形に伴う痛み　*164*

▶ D．肩部の痛み ······*165*

① 総　論　*165*

② 症　例　*166*

- 症例 D-1　いわゆる五十肩　*166*
- 症例 D-2　石灰沈着のある肩の痛み　*167*

▶ E．頸部の痛み ······*168*

① 総　論　*168*

② 症　例　*169*

- 症例 E-1　McKenzie法で出現した上肢のしびれ　*169*
- 症例 E-2　"頸椎椎間板ヘルニア"と診断された頸部と上肢の痛み　*170*
- 症例 E-3　頸椎捻挫での上肢のしびれ　*171*

▶ F．スポーツによる痛み 172

1 総 論 *172*
 1）スポーツでどの部位に疼痛を起こすか *172*
 2）発症年齢は多岐にわたるが青少年に多い *172*
2 症 例 *174*
 a．スポーツによる腰痛 *174*
 症例 F-1 中学生のスポーツ腰痛 *174*
 症例 F-2 体幹を伸展すると痛むスポーツ腰痛 *175*
 症例 F-3 急性腰痛から脊柱管狭窄症になったと言われたスポーツ腰痛 *176*
 b．スポーツによる股関節痛 *177*
 症例 F-4 マラソンで生じた股関節痛 *177*
 c．スポーツによる膝関節痛 *178*
 症例 F-5 膝蓋靱帯部のスポーツ痛 *178*
 症例 F-6 膝伸展時のスポーツ膝痛 *179*
 d．スポーツによる足部痛 *180*
 症例 F-7 有痛性外脛骨 *180*
 症例 F-8 マラソンによるアキレス腱痛 *181*
 e．スポーツによる肩部痛 *182*
 症例 F-9 卓球による肩部痛 *182*
 f．スポーツによる下肢筋肉痛 *183*
 症例 F-10 1ヵ月間続く下腿後面の筋肉痛 *183*

第6章　AKA-博田法の習得に必要なこと .... 片田重彦　185

1）副運動への理解 *185*
2）AKA-博田法を学ぶと"科学"がどういうものかを理解できる *185*
3）技術指導の受け方と技術習得への近道 *186*
4）日本 AKA 医学会の紹介 *187*

索 引 189

第 1 章
AKA-博田法の理論と仙腸関節機能障害

1）関節機能障害による痛み

　　現代の整形外科では，すべて痛みは器質的障害から出現するものだという思い込みがあり，これを疑う医師はほとんどいない．画像診断により器質的障害を発見し，そこが痛みの原因であると考え，外科的に取り除く努力をしようとする（**表1**）．

　　しかし，運動器の痛みは器質的障害のみならず機能的障害からも出現する．むしろ機能的障害のほうが日常診療においてははるかに多いということを知らないと，誤診を招く．画像診断を重視し症状診断を軽視すると，このような機能的障害は診断できない．

　　関節の機能障害は，その関節の運動障害で判断される．その障害された可動域を超えた運動で疼痛を生じる．

　　関節の機能障害の多くは関節包内での運動障害から生じている．この**関節包内運動**を研究する科目を"関節運動学（arthrokinematics）"といい，"AKA-博田法"は"関節運動学的アプローチ（arthrokinematic approach：AKA）-博田法（Hakata-method）"という正式名称の通り，関節運動学を根本に置いている[1]．

　　関節の機能障害のなかで何ら器質的異常のないものは，関節の"機能異常"と呼ばれる[2]．

　　"関節包内運動の障害"では**関節機能異常**の研究が基本になっていたが，AKA-博田法が臨床応用されるにしたがって器質的病変のある運動障害も同様に治療対象になってきたので，器質的病変のあるなしにかかわらず，関節包内での運動障害を広義の**"関節機能障害"**と呼ぶようになった．

　　関節の機能異常は可動性の少ない滑膜関節（仮に"小可動関節"とする）に生じることが多い．小可動関節には，仙腸関節をはじめとして，椎間関節，肋椎関節，胸鎖関節，肩鎖関節，手根骨の関節，距骨下関節，足根骨の関節などが挙げられる．

　　小可動関節は可動域が小さく，他の可動性の大きな関節，たとえば股関節，肩関節，手関節，足関節，指の関節などの周辺にあって，それら大関節の動きを補助する役割を持っている．

　　こうした小可動関節が大関節の動きを補助しているときには，その大関節も正常の動きができる．ところが補助作用を失って小可動関節が関節包内で機能異常を起こしてしまうと，大関節でも本来の関節の動きが障害される．しかも小可動関節には主動作筋が付着していないことが多いので，機能異常が生じた関節を自動運動では改善できなくなる．

表1 器質的障害とその対処法

器質的障害の種類	対処法
椎間板ヘルニア	髄核摘出
腰椎脊柱管狭窄症	椎弓切除
腰椎こり症	椎体固定
変形性関節症	人工関節全置換

関節機能異常の多くは，関節包内での運動がこのように停止あるいは制限された状態であると考えられている．臨床的には関節機能異常，関節炎，関節症などを含む関節包内での運動障害を"**関節機能障害**"という．

2）仙腸関節機能障害

仙腸関節機能障害は，さまざまな関節機能障害のなかでも特殊な位置を占めている．それは腰椎椎間関節，股関節，膝関節など近隣の関節の機能障害を引き起こし，さらに肋椎関節，胸椎椎間関節，胸鎖関節にまで機能障害が連鎖し，多彩な臨床症状を引き起こすからである．

仙腸関節機能障害は腰痛の最も多くみられる原因であり，**非特異的腰痛**（器質的異常を認めない腰痛）のほとんどすべては仙腸関節機能障害が原因である．また，下肢に疼痛やしびれを伴う腰痛の大部分も仙腸関節機能障害が原因である（**図1**）．

従来，画像診断で診断名がつけられていた腰椎椎間板ヘルニアの多くは，明確な神経脱落症状がない場合は，仙腸関節機能障害のなかの**仙腸関節機能異常**または**単純性仙腸関節炎**を原因としていることが多い（**図2**）．

腰部脊柱管狭窄症と画像診断され，間欠跛行を伴う疾患も，その多くは仙腸関節機能障害が原因である．間欠跛行は神経学的な異常状態を表すのではなく，仙腸関節の運動障害によるものが大部分である．したがってAKA-博田法によく反応する（**図3**）．

また，変形性膝関節症や変形性股関節症の痛みの多くは，仙腸関節機能障害を原因とした関連痛である．これらもAKA-博田法によく反応する（**図4**）．

頸部の痛み，頸椎症，上肢のしびれ，上肢の神経痛，頸椎の頸部脊柱管狭窄症などで明確な神経脱落症状のないものは，ほぼすべて仙腸関節機能障害を原因とし，上部の椎間関節，肋椎関節などに仙腸関節機能異常が連鎖したものであり，AKA-博田法によく反応する（**図5**）．

このように整形外科で従来から画像診断により病名をつけられていた疼痛性疾患の多くは仙腸関節機能障害が原因である．これらはAKA-博田法により即座に疼痛が消失したことから判明してきた事実である．

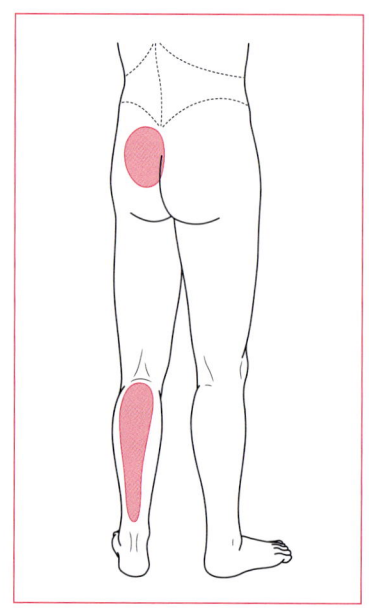

図1 下肢にしびれと疼痛を伴う腰痛の例

腰痛で下腿部に疼痛あるいはしびれ感を伴っている症例は非常に多いが，明確な神経脱落症状がない場合は仙腸関節機能障害から生じる下肢痛である．下腿後方の疼痛はS1神経根痛のように思われるが，AKA-博田法で消失する疼痛であり，仙腸関節機能障害の関連痛である（第5章-A「腰痛」の症例 A-1；128ページ参照）．

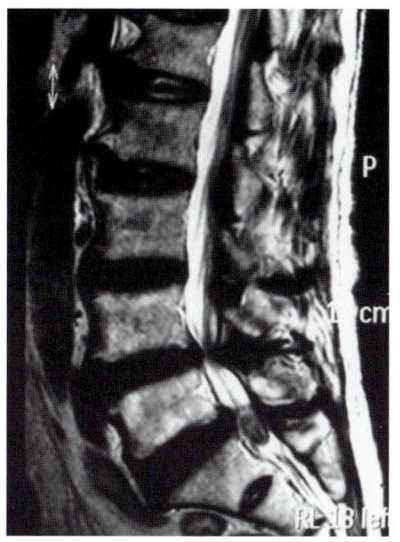

図2 腰椎椎間板ヘルニアと診断された症例
画像上で椎間板ヘルニアがみられても，神経脱落症状がない場合，仙腸関節機能障害から生じる腰痛，下肢痛であり，AKA-博田法によく反応する（第5章-A「腰痛」の症例A-1；128ページ参照）．

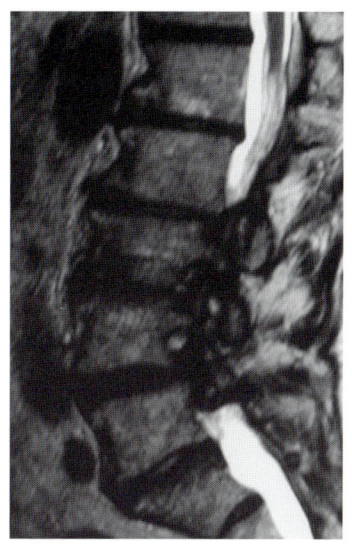

図3 腰部脊柱管狭窄症と診断された症例
MRIで狭窄がみられるが，AKA-博田法で間欠跛行は改善した．間欠跛行は仙腸関節の運動障害によるものが大部分であり，AKA-博田法で除外診断を行わないと脊柱管狭窄症と診断するのは難しい（第5章-A「腰痛」の症例A-17；144ページ参照）．

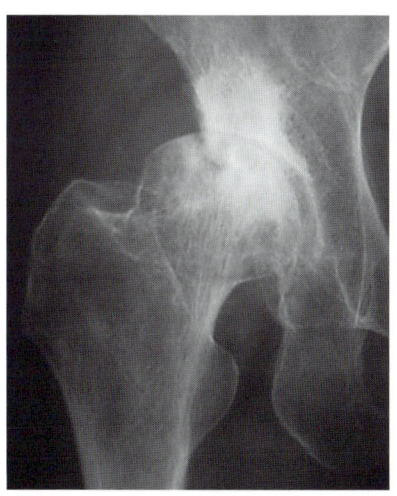

図4 変形性股関節症と診断された症例
単純X線像からは進行期の変形性股関節症が認められるが，AKA-博田法で疼痛は消失した．この場合，疼痛は仙腸関節機能障害からの関連痛である（第5章-B「股関節の痛み」の症例B-3；155ページ参照）．

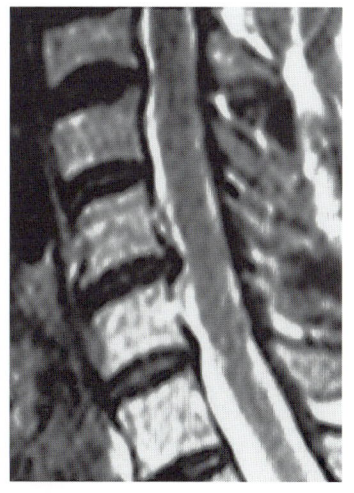

図5 頸椎椎間板ヘルニアと診断された症例
MRIにてC5/6に椎間板の突出がみられ，母指，示指にしびれ感があったので，頸椎椎間板ヘルニアと診断されていたが，AKA-博田法で疼痛としびれ感は消失した．原因は仙腸関節機能障害と，上位椎間関節，上位肋椎関節の機能異常である（第5章-E「頸部の痛み」の症例E-2；170ページ参照）．

2）仙腸関節機能障害

3）AKA-博田法の定義

　　AKA-博田法とは，"関節運動学に基づき，関節神経学を考慮して，関節の遊び，関節面の滑り，回転，回旋などの関節包内運動の異常を治療する方法，および関節面の滑りを誘導する方法"と定義される[1]．

　　この定義のなかで"関節の遊び，関節面の滑り，回転，回旋などの関節包内運動の異常を治療する方法"は**"副運動技術"**と言われ，仙腸関節機能障害を診断，治療する方法である．

　　一方，"関節面の滑りを誘導する方法"は**"構成運動技術"**と言われ，関節を動かすときのリハビリテーション技術であるが，仙腸関節機能障害の治療技術ではないので本書では触れない．

4）関節運動学と骨運動学

　　"関節運動学"は滑膜関節の関節面相互の運動を研究する運動学の一分野である．これに対して，骨の空間における幾何学的な変位を研究する運動学の分野を**"骨運動学"**という．整形外科における関節可動域の計測法は骨運動学を基礎にしている（図6）．

　　関節運動学のなかでは，**"関節の位置"**による関節の動きと，**"副運動"**による関節の動きを理解することが仙腸関節機能障害の理解には必要である．

　　"関節の位置"とは，関節運動学で詳細に研究されてきた関節の動きやすい位置と動きにくい位置についての研究であり，すべての関節において判明している．

　　関節の位置（外見的には角度表示のできる骨と骨の位置関係）には，外力によって容易に動揺する**"ゆるみの位置（loose-packed position）"**と，外力によっても動揺しない**"しまりの位置（close-packed position）"**がある（図7）．ゆるみの位置はしまりの位置以外のすべての位置であるが，そのなかでゆるみが最大限となる**"最大ゆるみの位置（least-packed position）"**がすべての関節において判明している．

　　膝関節を例にとると，完全伸展位がしまりの位置であり，その他はゆるみの位置であるが，最大ゆるみの位置は軽度屈曲位である．臨床的には，完全伸展位は膝関節にとって最も安定性がよ

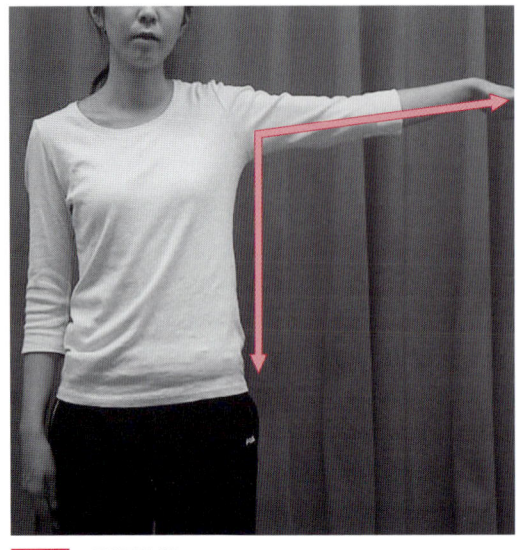

図6　骨運動学
関節運動を空間における骨の幾何学的変位として研究するのが骨運動学である．

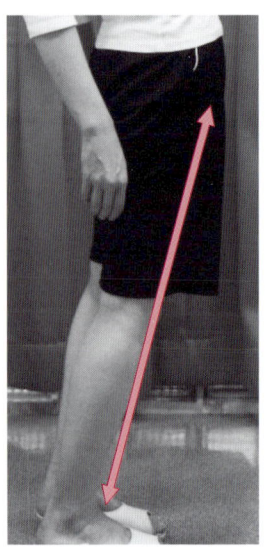

図7　関節のしまりとゆるみ
下肢では最も抗荷重に適した位置がしまりの位置であり，膝伸展位，足関節背屈位が相当する．その他はゆるみの位置である．

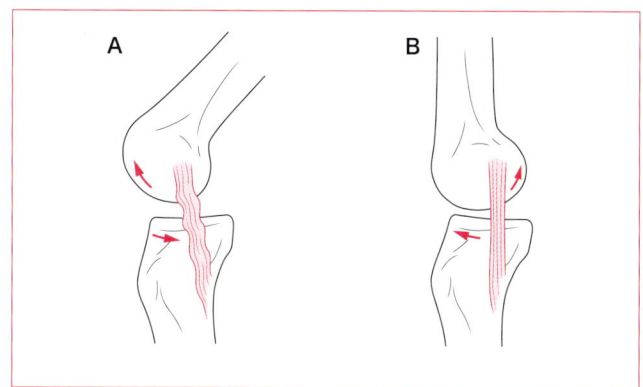

図8 膝関節のゆるみとしまりの位置の成因
A：（ゆるみの位置）大腿骨内側顆の後方に側副靱帯が付着している．軽度屈曲位では脛骨関節面が後方に滑るため付着部同士が近接し，靱帯はゆるみ，関節面同士が密着しないゆるみの位置になる．
B：（しまりの位置）膝伸展位では付着部同士が離れ，そのため靱帯が伸長緊張し関節面同士を密着させ，しまりの位置になる．靱帯付着部のこの位置により，膝関節は強い筋力を使わずとも伸展位での安定性を確保しているのである．

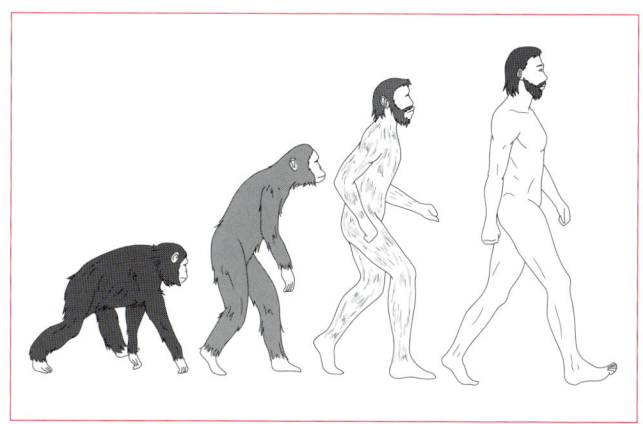

図9 現生人類の歩行と類人猿の歩行
現生人類は膝関節を接地時に伸展し，関節のしまりの位置を得ているので安定性がよく，筋力の浪費を防ぐことができる．類人猿では歩行時に膝関節を完全伸展できないため，樹上で自由に動くのには適するが，地面をまっすぐ歩行するには安定性が悪く，長距離の歩行には不向きである．人類でも高齢者になると姿勢が「類人猿類似」に変化し，荷重関節のゆるみの位置で歩行する．そのため仙腸関節機能障害を生じる危険性が高くなる．

く，立位，歩行時の荷重位での膝関節の安定性に貢献している．軽度屈曲位は膝関節にとって最も不安定であるが，遊脚時にはリラックスできる位置である．しかし，外力には不安定で軟部組織の損傷を受けやすい[3,4]．

ゆるみ・しまりの位置は，関節構造上のメカニズムにより人体においてすでに決定されている．

膝関節では側副靱帯の大腿骨側の付着部が顆部後方にあり，膝伸展位ではこの靱帯の付着部同士が一番離れた位置にくる．靱帯の長さは一定であるから，靱帯は伸長緊張して関節面同士を密着させる．一方で軽度屈曲位では，脛骨関節面が後方に滑るため，靱帯の付着部同士は近接する．したがって靱帯は弛緩し，関節面同士の密着度は減少し，ゆるみの位置になる[3]（図8）．

このようなしまりの位置が膝関節にないと，人類は直立歩行が安定してできないことになる．もし，膝関節を直立時に安定化するこうした機構が完成しないで人類が直立したとすると，直立のための筋力をゴリラのように膨大に増強しなければならなくなり，そのためだけに多量のエネルギーを必要とする．そのため，長距離歩行は到底不可能となる．

現代の人類が10万年前に"出アフリカ"をして世界中に歩き出し，子孫が全世界に拡散した時期は，おそらくこの関節のしまりの位置の機構が完成した時期であろう（図9）．

このような関節のしまりの位置はすべての関節に存在し，膝関節，股関節，仙腸関節，脊椎においては直立不動の位置がおおよそしまりの位置といえる．それ以外の位置はすべてゆるみの位置である．

なお，副運動に関しては，後述の7）「関節の副運動と臨床」で述べる．

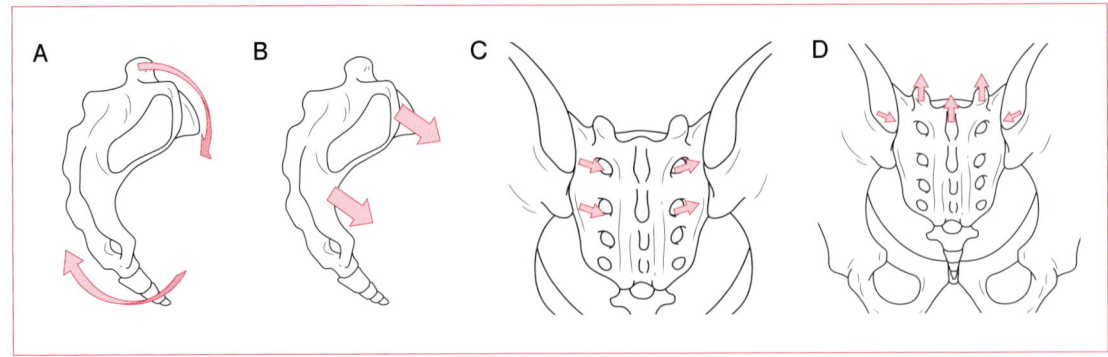

図10 仙腸関節の各種運動
A：前額面での回転運動，B：平行移動（並進），C：ねじれ運動，D：前屈（nutation）

5）仙腸関節の骨運動

5-1）前屈，後屈，回旋（図10）

　仙腸関節は仙骨と腸骨の関節面で構成される滑膜関節であるが，部分的に靱帯結合をなしている．

　50歳以降になると，仙腸関節の関節面はスムーズではなく，互いにかみ合うような溝と尾根をなすようになる．この性質は剪断力に対する関節の安定性を増す[5]．

　立位では，仙骨は腸骨にしっかりと挟まれ，かつ吊り下がった状態で脊柱の重みを支持している．主に後方の靱帯によって支えられており，仙骨は腸骨の間に深く沈むように入り込む．

　Kapandji は，前屈（nutation）を仙骨岬角の前下方への動きであると定義した．仙骨が前屈すると，左右の腸骨は接近し，坐骨結節は開く．後屈（counter-nutation）では逆の動きが起こる[6]．

　前屈と後屈の回転軸に関しては諸説あり，確定的な見解は得られていない．臨床的にみても個人差が大きく，また姿勢によっても動きの方向は変化すると考えられる．仙腸関節の回転運動だけでなく，同時に平行移動（並進）も伴うような複合運動が起こっていると思われる．

　仙腸関節は，四肢の関節とは違い，その可動性を視覚的に捉えることができない．仙骨は軟部組織の中に埋まっており，腸骨も突出したレバーのような構造を持たず，たとえ動いても，外部からの観察ではその動きが察知できない．このため，その可動性については不明な点が多く，これを解明しようと多くの研究がなされている．

　Kissling ら[7]によると，24人のボランティアの骨内にマーカーをつけて仙腸関節の動きを三次元的に計測した結果，回旋と並進の動きについて，かなりの個人差がみられた．回旋角度と並進距離の平均値は，男性で1.8°，0.7 mm，女性で1.9°，0.9 mmであった．

　その他の報告でも，回旋角度は1〜12°，並進距離は1〜3 mmと被検者によりばらつきがある．

　いずれにしても，仙腸関節には明らかに骨運動が存在し，従来信じられていたように仙腸関節が"不動関節"であるという説は正されなければならない．

5-2）立位における仙腸関節

　健常者の立位において，重心線は仙腸関節の回旋中心より前方で，股関節中心または股関節後方を通過する[8]．

　このような重心線の位置と仙腸関節・股関節の位置関係から，骨盤には2つの回旋モーメントが働く．ひとつは仙腸関節を横切る軸であり，もうひとつは股関節を横切る軸である．重力は仙

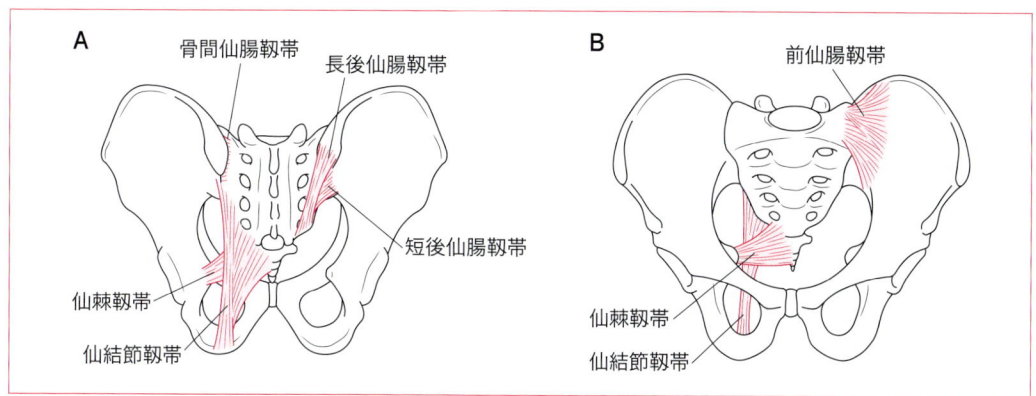

図11 仙腸関節の動きに関連する各種靱帯
A：後面の靱帯，B：前面の靱帯

腸関節を中心に仙骨を前方へ回旋させ，股関節を中心に骨盤を後方へ回旋させる．

仙骨が前方回旋することで仙骨岬角は腹側へ傾き，骨間仙腸靱帯に張力が加わる．そして仙骨の尾側端は後方へ動き，仙結節靱帯，仙棘靱帯にストレスが加わる[9]．S1は前方へ動き，S3は後方へ動く．仙結節靱帯と仙棘靱帯の緊張は仙腸関節を安定させる（図11）．

Vleeming[10]は，仙結節靱帯への張力が増すにつれて仙腸関節の摩擦が増加することを発見している．骨間仙腸靱帯と仙結節靱帯に負荷が加わることで，腸骨と仙骨の関節面が引き合わされ，摩擦力が増し，さらなる運動を防止し，より大きな靱帯への負荷を制限する．

このように，立位時では腰椎前弯を強めた位置，いわば軍隊の最敬礼のような姿勢で最も仙腸関節は安定する．関節運動学ではこれを"**仙腸関節のしまりの位置**"という（図12A）．

なお，しまりの位置を強制されるとその関節は苦痛を生じることがあるので，関節のしまりの位置は格闘技の「関節技」に利用されている．民間療法で関節のしまりの位置を患者に与えて「施術」と称して治療することがあるが，骨折などが生じる最も危険な行為である（図12B）．

5-3）仙腸関節の負荷と動き

仙腸関節のしまりの位置は，仙骨の最大後屈位である．これは理想的な抗荷重位である．仙腸関節機能障害が原因の腰痛では，仙腸関節の軟部組織が伸長緊張する前屈位か後屈位で腰痛を訴える．負荷のあまりかかっていない状態，たとえば側臥位で股関節と膝関節の軽度屈曲位では仙腸関節はゆるみの位置になり，この位置で腰痛患者の痛みは最も少なくなる．

仙腸関節機能障害をAKA-博田法の副運動技術で治療する場合，まず，このゆるみの位置を"**最大ゆるみの位置**"にする必要がある．それは側臥位で，股関節45°屈曲位，膝関節90°屈曲位で腰椎前弯の減少した位置である．すなわち仙腸関節が最も動かされやすい位置である（図13）．

5-4）歩行における仙腸関節の骨運動

正常歩行中の踵接地時，骨盤は非対称な動きをする．たとえば右踵接地時には，右寛骨は後方へ回旋し，左寛骨は前方へ回旋する．仙骨は右外側へ側屈し，右ではS1付近で，左ではS3付近で関節面の接近が起こる（図14）．仙腸関節機能障害があると患側の仙腸関節の動きが制限されるため，歩行では跛行を生じる．間欠跛行の多くは仙腸関節機能障害で生じる．

間欠跛行の下肢の痛みは仙腸関節前屈のゆるみの位置で軽快し，伸展位のしまりの位置で悪化する．

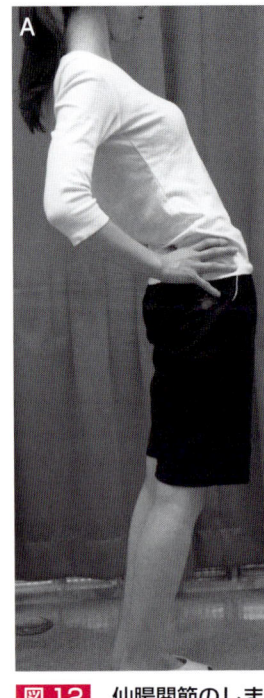
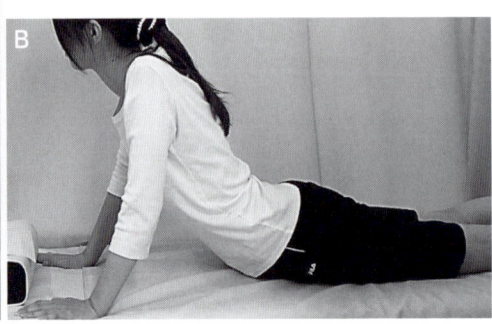

図12 仙腸関節のしまりの位置
A：(仙腸関節のしまりの位置) 腰椎前弯を最大限にした位置である．この位置は仙腸関節が最も安定しており，重量物を持ち上げるのに適している．
B：(腹臥位での最大伸展位) いわゆる "McKenzie 体操" では，仙腸関節はしまりの位置になるので骨運動も副運動も起こらず，したがって仙腸関節機能障害の治療はできない．腹臥位でも同様に仙腸関節の動きは少ないので仙腸関節機能障害の治療はできず，この位置で無理やり仙骨を圧迫すれば仙腸関節は危険な状態になる．

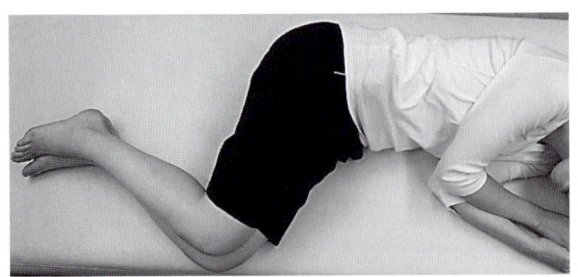

図13 仙腸関節の最大ゆるみの位置
AKA-博田法は，仙腸関節の最大ゆるみの位置で行う．股関節 45°屈曲，膝関節 90°屈曲の側臥位を基本とするが，腰椎前弯が強度な場合では股関節を 45°以上に屈曲する必要がある．

5-5）座位における仙腸関節の骨運動

　椅子に座った状態で，自分の示指で仙骨を触知し，右大腿と左大腿とを交互に前方へ突き出すように骨盤を動かすと，仙腸関節が動いているのを感じることができる（図15）．
　腰椎前弯を強くして座れば仙骨は前屈し，逆に腰椎後弯位で座れば仙骨は後屈する．座位でのみ腰痛を訴える患者は，それぞれどのような姿勢で痛みが出るかによって仙腸関節機能障害の病態を推測できる．

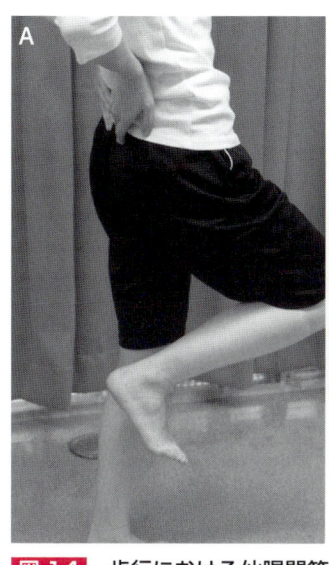 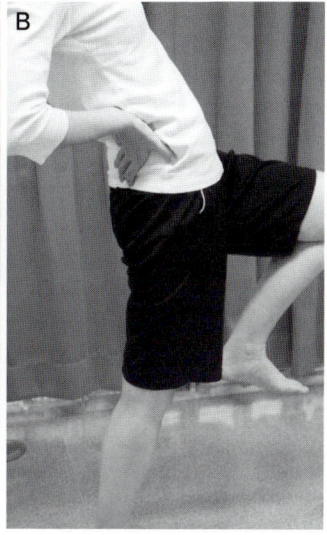

図14　歩行における仙腸関節の骨運動
A：仙腸関節を両手で触れながら歩行すると，仙腸関節の骨運動を感じることができる．
B：腰椎前弯を最大限にして歩行すると仙腸関節はしまりの位置に近づくので，この動きが減少することがわかる．

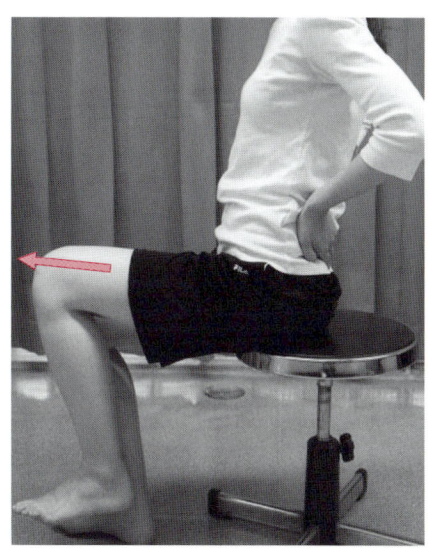

図15　座位における仙腸関節の骨運動
座位において，仙腸関節を後ろから触れて大腿を交互に突き出すと仙腸関節の動きを感じることができる．この触診技術は，仙腸関節のAKA-博田法の技術向上に必要な感覚である．

6）Wykeの関節神経学と臨床

　滑膜関節に機能異常が生じると何が起こるかということに関して，"関節神経学"を開発したWykeの研究が参考になる[11, 12]．Wykeは関節には4つの**感覚受容器**があり，それぞれ別々の役割を果たしていることを解剖学的，生理学的に研究し実証した．AKA-博田法では，そのうち**typeⅠ**と**typeⅣ**が臨床上重要である（表2）．

　typeⅠはRuffini小体に似ており，すべての四肢の関節，脊椎椎間関節，顎関節などの線維性関節包の浅層に分布している．遠位の関節よりも近位の関節に密に分布する．脊柱では頸椎に多い．線維性関節包の機械的ストレスに対して反応し，閾値が低く，順応しにくい．すなわちわず

表2 関節の感覚受容器の分類

	形態	分布	支配する神経（径）	性質
Type I	Ruffini 小体様	線維性関節包（主に表層）	小径有髄線維（6〜9μm）	閾値が低く順応が遅い静的機械受容器であり，かつ動的機械受容器
Type II	Vater-Pacinian 小体様	線維性関節包（主に深層）関節脂肪体	中径有髄線維（9〜12μm）	閾値が低く順応が速い動的機械受容器
Type III	Golgi 腱器官と相同	関節靱帯	大径有髄線維（13〜17μm）	閾値が高く順応が非常に遅い動的機械受容器
Type IVa	格子状神経叢	線維性関節包の全層（Type I および Type II 受容器は Type IVa 神経叢間に散在し，分布に密接な関連を有する），関節脂肪組織，関節に分布する血管	極小径有髄線維（2〜5μm），無髄線維（<2μm）	侵害受容器：閾値が高く順応しない
Type IVb	自由神経終末	関節靱帯		

　かな刺激に反応し，刺激が続いても反応の感度は衰えない．このため，固定されている関節を含めて，どの関節においても常に活動している．安静時の発射頻度は10〜20 Hzである．関節包に付着する筋の張力や関節内圧の変化によって起こる関節包の機械的刺激，関節の他動運動や自動運動に応じて変化する．

　博田はtype I の機能に重大な発見をしている．それはこのtype I には関節包，靱帯など軟部組織の緊張を増大する機能があることである．この発見は関節機能異常による関節周辺軟部組織がなぜ過緊張状態になっているかを説明するものである．また，博田はtype I はこの緊張を同側の関節に影響を与えるという重大な発見をした．このことは13）「関節軟部組織過緊張連鎖」で後述する．

　type II はVater-Pacinian 小体様で，すべての関節の線維性関節包の深層に存在する．近位の関節より遠位の関節に多い．閾値が低く，順応が速い．すなわちわずかな刺激に反応するが，反応の感度はすぐに低下する．このため，固定された関節ではまったく活動せず，関節運動初期の1秒，またはそれ未満の時間，短時間だけ興奮する．type II を支配する求心線維はtype I を支配するものより太く，伝導速度は20〜40 m/秒速い．

　type III はGolgi 腱器官と相同のもので，四肢や椎間関節の靱帯，膝の十字靱帯や大腿骨頭靱帯などに少数存在する．しかし，脊柱縦靱帯や棘間靱帯にはみられない．閾値が高く，順応しにくい．すなわち大きな刺激にのみ興奮し，刺激が続くかぎり興奮する．このため，関節が動かないときはまったく活動せず，極端なストレスが加わったときのみ活動する．

　type IV に分類される神経終末は，小体をなさず，格子状神経叢（type IVa）か自由神経終末（type IVb）をなす．これらの終末は求心線維のうちで最も細く，2〜5μmの極小径有髄線維か2μm未満の無髄線維である．四肢や脊椎椎間関節，顎関節などの線維性関節包，隣接する骨膜，関節の脂肪組織，血管外膜に存在する．これらは侵害受容器をなす．

　type I を刺激すると周辺軟部組織は緊張する．このtype I は反応が早く，たとえば関節周囲の圧迫，骨部，靱帯部，関節包に刺激が加わると瞬時に反応する．その反応を**"関節静的反射（arthrostatic reflex)"** という．

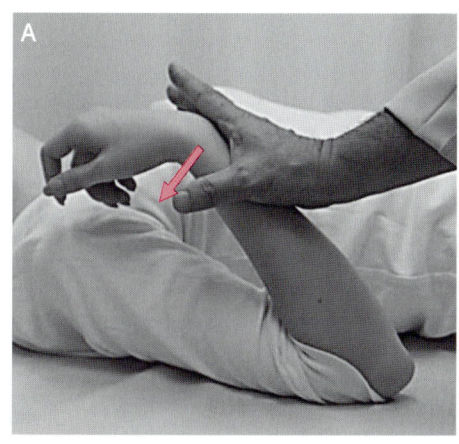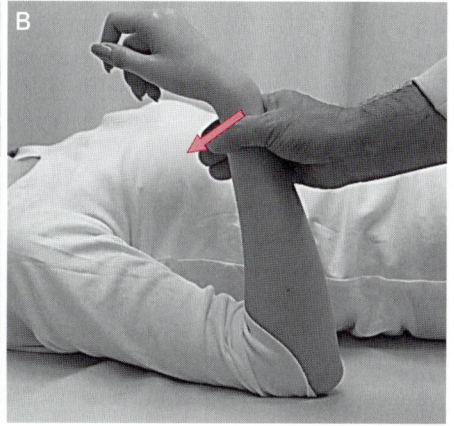

<mark>図16</mark> 肘関節の運動と関節静的反射
A：手掌により肘関節を他動屈曲すると160°まで屈曲が可能である．
B：しかし，前腕をつかんで他動屈曲しようとすると，関節静的反射が働き他動屈曲が制限される．

　たとえば簡単な実験をしてみよう．被検者の肘関節の可動域を調べる単純な運動をみてみる．背臥位で手掌を当てて肘関節を他動屈曲した場合，最大屈曲をみると通常は指先端が楽に肩峰に当たる．次に，たとえば前腕骨をつかんでから90°屈曲よりゆっくりと他動屈曲をしようとすると，関節に抵抗が生じて可動域も10°程度減少することがわかる（図16）．
　この実験は，関節静的反射が生じると周囲軟部組織が緊張して関節可動域が制限されることを示す．しかし関節を速く動かすと，この反射は消える．
　このtypeⅠの反射は機械的な反射であり，どの関節にも備わっている．関節に外的な刺激や圧迫が加わると，その関節周辺の軟部組織が緊張してその関節の防御にあたるのである．
　このような瞬時の反射はスポーツで有用な反射である．たとえば，テニスでラケット面にボールが当たると手関節にその衝撃が伝わり，手関節は瞬時に緊張状態になって，強いボールに負けずに打ち返すことができる．それまでは力を抜いてラケットをスウィングしているのであるが，ボールがラケット面に当たった瞬間だけ手関節が緊張し，その後は緊張がなくなりラケットを振り抜ける．プロのスウィングをスロービデオで見ると，時速200 kmのボールがラケットに当たった瞬間はラケットに強い衝撃による揺れが観測され，手関節は強くしまるが，それは一瞬だけで振り抜く段階ではこの緊張状態は解消されている（図17）．
　このようにして強いボールを打ち返すことを可能にするのが関節静的反射である．この反射に大脳は関与していない．そして反射はすぐに消失する．
　関節静的反射は周辺の軟部組織の緊張を生じる．たとえば，関節外傷などでその関節周辺に常時刺激が加わった状態では，関節静的反射が絶えず生じる．そして，その関節以遠の四肢に筋肉の張り，しびれ，浮腫などを生じることは臨床的にしばしばみられることである．
　肩関節に外科的侵襲を加えると関節静的反射が持続的に生じ，その遠位の上肢に軟部組織の緊張，浮腫が生じて，手根骨の関節にまで機能異常が連鎖し，ついには脳の感覚受容器の感受性までが高まると，結果として"肩手症候群"に陥るということもめずらしいことではない．
　このような関節静的反射により，腰痛や下肢痛などが長期間続くと，膝関節の拘縮や足関節の尖足位拘縮すら生じる．しかしAKA-博田法で疼痛が消去されると，これらはすぐに改善する．
　type Ⅳは**侵害受容器**をなし，関節包，靱帯，脂肪組織，関節血管外層などに分布する．type Ⅳは関節軟骨には存在しないので，関節軟骨から関節痛を直接発生することは理論上ないことに

6）Wykeの関節神経学と臨床

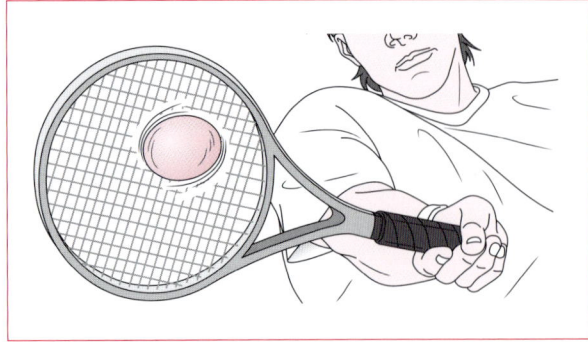

図17 関節静的反射の例

テニスのフォアハンドでは，手関節を背屈したしまりの位置で時速200 kmのボールをヒットしているが，ヒットした瞬間に関節静的反射が生じ，関節，手指の軟部組織が緊張して，スピードが強烈でもボールを打ち返すことができる．

なる．変形性関節症などにおいて股関節や膝関節の関節軟骨の退行変性や関節変形の程度が関節の痛みの強弱と一致しないのはこのためである．また，膝半月板にも type IV はない．type IV の臨床的意義については後述する．

7）関節の副運動と臨床

"関節は互いに密着して動くもの"と信じているかぎりは，関節包内の運動は理解できない．関節が固く密着しているのは運動のごく限られた"関節のしまりの位置"の瞬間のみである．股関節のような完全に球と蓋の関係のようにみられる関節でも，完全に密着しているのは完全伸展内旋位のみである．この位置では靱帯が緊張し関節面を互いに固く密着させている．そのため，この位置で転倒すると関節がしまっているので，高齢者では容易に大腿骨頸部骨折を生じる．そのほかの位置，たとえば歩行の際の遊脚時では関節周囲の軟部組織がゆるみ，運動は自由に行えるようになっている．

これが小可動関節になると互いに密着しているのは運動のなかでもごくわずかで，ほとんどの動きにおいて，それはゆるんだ位置にあり，密着していない．

こうしたしまりとゆるみは関節の機能として非常に重要で，関節にゆるみがなければ自由な運動はほとんど不可能である．関節の構造上，凸と凹の関係であっても彎曲が互いに完全に一致している関節は股関節などごくわずかであり，ほとんどの関節ではこの彎曲は一致していない．そのため関節は，始めからゆるみがないと自由に動けないようにできているのである．これは変形性関節症でも同じで，関節面の不適合があるのに運動性はある程度維持されているのはそのためである．

関節のゆるみとしまりは，関節面の構造と周辺靱帯の構造により決定されることはすでに述べた．たとえば指の中手指節（MP）関節では強固に握った位置がしまりの位置（強固な密着）であり，そのほかの位置はゆるみの位置（自由度と運動性の高い位置）となる（図18）．しまりの位置では，関節面が密着していて周辺の靱帯も緊張している．MP関節のしまりの位置では，たとえばボクシングで相手に強いダメージを加えることができる一方，中手骨頸部骨折（ボクサー骨折）も起こしやすい．ゆるみの位置では指は自由に動かせるが，突き指による靱帯損傷が起きやすい（図19）．

関節にゆるみのある状態で関節を引っ張ったり，ひねったり，揺らしたりすることで得られる動きを"関節の遊び"という[1]．関節の遊びは通常の随意運動では生じない．

AKA-博田法ではこの関節の遊びを"副運動2型"と呼んでいる．副運動2型には滑り（図20），離開，軸回旋があり，それぞれMP関節で実感することができる．

副運動2型は関節包内で生じる動きであるが，臨床的な意義として第一には関節の運動と密接

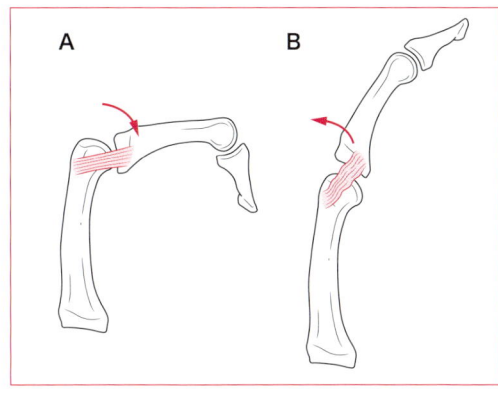

図18 MP関節のしまりとゆるみの位置（1）
A：（しまりの位置）最大屈曲位では基節骨関節面が腹側に滑り付着部同士が遠くなり、靱帯は緊張する。したがって関節面は互いに強固に密着し、安定性を増す。
B：（ゆるみの位置）MP関節の側副靱帯の付着部は背側にあり、中間位から伸展位では付着部同士が近接するため関節はゆるみ、関節可動性は良いが不安定である。

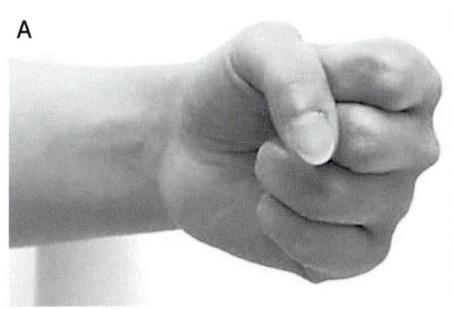 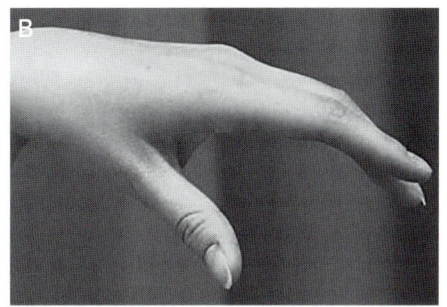

図19 MP関節のしまりの位置とゆるみの位置（2）
A：（しまりの位置）MP関節では固く握った位置がしまりの位置であり、強固なこぶしとなり、ボクシングでも使われる。しまりの位置では骨折を生じやすい。
B：（ゆるみの位置）その他の位置はすべてゆるみの位置であり、MP関節の可動性が大きい位置である。ゆるみの位置では靱帯損傷（突き指）を生じやすい。

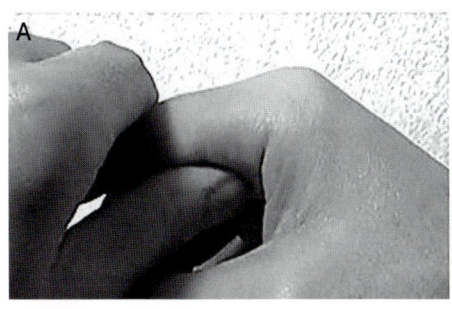 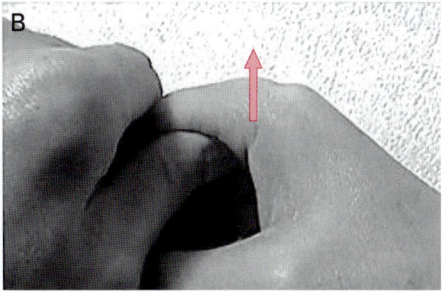

図20 MP関節の副運動2型
MP関節の副運動2型は滑りで実感できる。軽く基節を支え（A）、背側方向に滑らせる（B）。ただし、加える力が強すぎると関節の遊びは減少する。

な関係にあることが挙げられ、すなわち副運動2型が制限された関節では関節の運動も制限されるという関係にある。第二に、副運動2型の動きは関節静的反射により支配されているということである。関節に何らかの刺激や圧力が加わると、typeⅠの機械受容器が働き、関節静的反射が生じる。この関節静的反射は、関節包、靱帯など関節周囲の軟部組織を緊張させ、ゆるみを減らし、副運動2型を消失させる。あたかもしまりの位置になったように関節の動きを制限するのである（図21）。

副運動にはもうひとつのタイプがある。それは"**副運動1型**"といい、関節の終末運動にお

7）関節の副運動と臨床

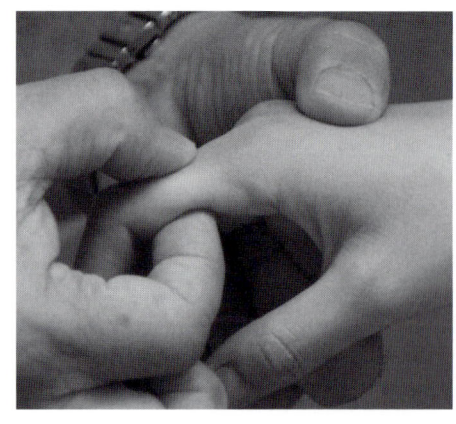

図21 副運動2型を阻害する関節静的反射
MP関節の遊び（滑り）は，指を強くつまんだ状態では関節静的反射が生じて，減少することがわかる．

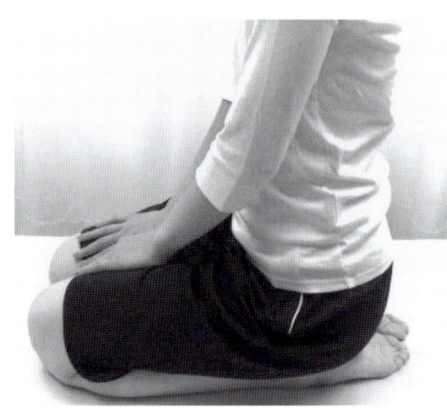

図22 正座における副運動1型
膝関節の屈曲は股関節屈曲位では150°程度である．正座が可能なのは，副運動1型で最終可動域での動きを補っているからである．

表3 副運動の種類

	位置	生じる場合	触知法	利用法
副運動1型	最終可動域	強制的な動き	エンドフィール	機能異常の診断
副運動2型	最大ゆるみの位置	他動運動	関節の直接触診	機能異常の治療

ける副運動である（表3）．これは関節の最終可動域での"動きの余裕の幅"と捉えられる．たとえば膝関節の正座は副運動1型が存在しなければ不可能である（図22）．また，高所から膝関節を屈曲して着地すると大腿骨関節面は前方移動し，関節面の破壊を防ぐが，これも副運動1型の働きである．

また，MP関節では軽く握った状態と，固く握った状態では屈曲に伴った回旋の程度が異なる．単純な屈曲では回旋は軽度である．しかし，ボールを握りつぶすように強く握るとMP関節はより大きく回旋する．これは副運動1型の働きによるものである（図23）．

この最終可動域での余裕の幅は"エンドフィール"という感覚で捉えられる．正常の関節ではエンドフィールは"柔らかく"終わるが，機能異常を生じていると関節運動は突然"抵抗をもって"終わる．

副運動1型も関節静的反射に支配されている．膝関節の他動屈曲運動では，手掌を使ってゆるやかに行ったときと，指で強くつまんでゆっくり行ったときでは可動域が明らかに異なる．後者ではエンドフィールの柔らかさが消失し，関節運動は抵抗とともに急停止し可動制限が起きる．

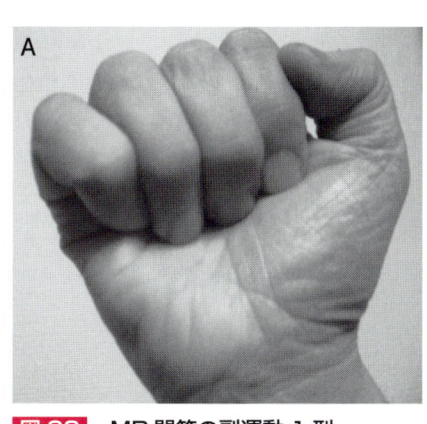
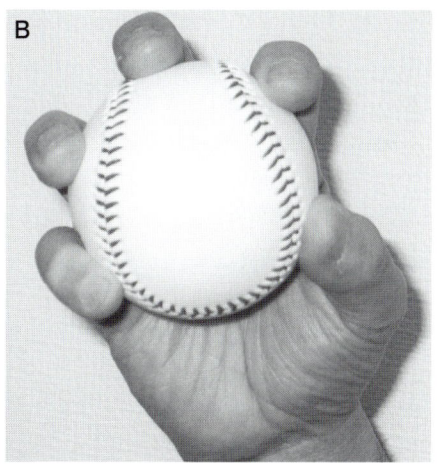

図23 MP関節の副運動1型
A：通常の屈曲ではMP関節では屈曲に伴う回旋は比較的小さい．
B：さらに強く屈曲するとMP関節はより大きく回旋する．この余分な動きが副運動1型である．この運動の存在により野球のボールを握るときにグリップがさまざまな位置に変化し，多種類の変化球が投げられるのである．

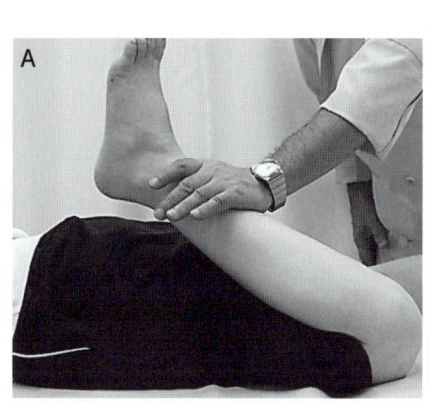
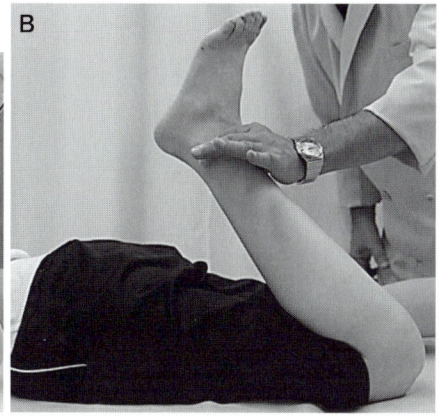

図24 膝関節の副運動1型
膝関節を腹臥位で他動屈曲する．手掌を使って最終可動域の130°まで屈曲するとエンドフィールは柔らかであるが（**A**），脛骨部を指でつまんで屈曲しようとするとエンドフィールは抵抗となり，屈曲域が狭まる（**B**）．このエンドフィールの感覚は副運動1型を知るうえで非常に重要で，この感覚がわからなければ仙腸関節機能障害の診断がまったくできなくなる．なお，膝関節は背臥位と腹臥位とで可動域が異なるが，その理由は14）「膝関節可動域の体位による違い」で後述する．

すなわち関節周囲を強く刺激すれば関節静的反射が生じ，関節軟部組織は緊張し，その結果，副運動1型は制限されるわけである（図24）．

このエンドフィールは仙腸関節機能障害の診断に用いられ，特に後述するSLRなどでのエンドフィールの評価に用いられる（第2章参照）．この感覚を覚えずに粗雑に関節運動を診ていると，仙腸関節機能障害はまったく理解不能となる．

8）仙腸関節の副運動とその障害

仙腸関節の副運動2型には**滑り**と**離開**がある．この副運動の程度には個人差があり，正常値は

ない．感覚的に感じられるのは 0.5～3 mm の範囲であり，正常な仙腸関節や軽度の仙腸関節機能異常では副運動は柔らかく感じられるが，仙腸関節機能障害で強い炎症を伴っている場合は副運動に抵抗があり，副運動の幅は狭まる．

　炎症がある場合，副運動の程度はその炎症の時期により変化する．たとえば，単純性仙腸関節炎の始まりの時期は副運動の動きは強い抵抗を示し，感覚のうえからは動きの評価が困難になる．初期の炎症がやや鎮静化すると副運動は回復するが，仙腸関節の動きは"ねばい"動きを呈する．炎症が治まると仙腸関節の副運動は柔らかになる．

　しかし，度重なる炎症で仙腸関節が拘縮している場合は，当然のことながら副運動の範囲は極めて狭くなる．

9）関節機能異常と副運動

　何らかの原因で関節に機能異常を生じると，どのような現象が生じるのであろうか．まず，その関節の可動域が減少する．関節の運動が円滑に起こるためには，関節の副運動が正常でなければならない．副運動が制限されると関節の可動域も制限される．

　したがって，関節機能異常を診断するには，まず関節可動域の制限を診断すればよいことになる．そのうえで，その関節の副運動を評価する．副運動が制限されていることが判明すれば，その関節に機能異常が発生していることが推定できる．

　仙腸関節においてその副運動の制限を直接定量的に判断することは，AKA-博田法の熟練者以外では難しい．そのため，仙腸関節機能障害により影響された近隣の関節の副運動を評価することで仙腸関節の副運動の障害を推定する（第2章参照）．

　治療においても，関節の運動障害に対して伝統的な運動療法で骨運動を改善しようという試みは古代から現在まで行われてきた．しかし，骨運動を改善するには副運動から改善しないとかえって痛みを増加させる．例えていえば，故障した継手を力ずくで曲げ伸ばしするより，引っかかりのある継手部分を直接調整するほうが安全で確実である．それが副運動2型の技術に例えられる．

10）関節機能異常と痛みの発生

　関節機能異常からどのように疼痛が生じるかを考えるうえでは博田の理論がある．

　関節機能異常では関節に運動障害が起きていて，副運動の制限が生じている．しかし，関節軟骨には侵害受容器が存在しないのであるから，関節軟骨が疼痛の発生源になることはない．では，関節包，靱帯の伸長が疼痛発生源となるのだろうか．しかし，生理的状態で関節を引っ張り，ひねっても疼痛を発生しない．

　このように生理的状態では type Ⅳ の侵害受容器は反応しない．しかし，関節機能異常に陥ると type Ⅰ の感覚受容器が刺激されて関節静的反射が亢進し，周辺軟部組織は過緊張になる．その過緊張が高閾値の type Ⅳ の侵害受容器の感受性を高め，疼痛を感じるようになる．

　軟部組織の過緊張状態を是正する従来からのマッサージ，局所のブロック注射，温熱などを加えると関節静的反射が減少するため，一時的に疼痛が減弱する．

11）仙腸関節機能障害の症状

　AKA-博田法により仙腸関節機能障害が治療可能になり，いままで不明であった疼痛性疾患の原因の多くが仙腸関節にあることがわかってきた．

　AKA-博田法を仙腸関節に行ったときに消失する症状から逆に検討した結果，仙腸関節から出

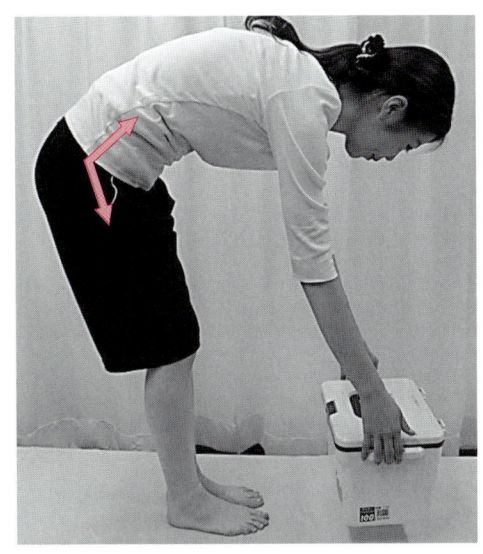

図25 中腰姿勢での危険
中腰で重量物を持ち上げる姿勢は仙腸関節がゆるみの位置にあり,非常に不安定である.この状態では仙腸関節機能異常を生じやすい.

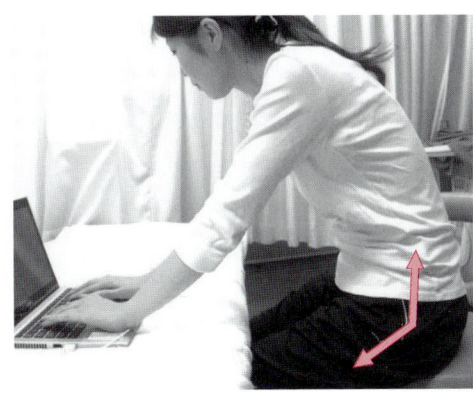

図26 座位姿勢での危険
座位での後弯姿勢で長時間の仕事をすると仙腸関節がゆるみの位置になり,わずかな体位変換で仙腸関節機能異常を生じることがある.

現する症状には,①腰仙部痛と体幹の運動障害,②下肢への放散痛(関連痛),下肢のしびれ,③下肢の関節痛,④下肢冷感,浮腫,筋肉の張り,などがあることがわかった.

そのほかにも,他の小可動関節に二次的な関節機能異常を生じ,そこからさらにさまざまな四肢の関節痛やしびれなどを起こすこともわかった.

12) 仙腸関節機能障害の成因
12-1) 一次性の仙腸関節機能障害

仙腸関節がゆるみの位置の状態で不意な動きが加わった場合,仙腸関節は捻挫状態になる.大可動関節ではそのような動きがあっても関節面の可動性が良いのでそれを吸収できるが,小可動関節である仙腸関節ではそのような動きを吸収できず,関節面同士の位置関係が引っかかった状態のまま固着することがある.これが"仙腸関節機能異常"である.仙腸関節には主動作筋が付着していないので,自らこの状態から脱するのは非常に困難である.

中腰姿勢で重量物を持ち上げるときの急性腰痛はそのようにして生じる(図25).

同じ姿勢を長時間続けたとき,たとえば中腰姿勢で仕事を長く続けると関節軟部組織が過緊張し,仙腸関節の関節面の動きを阻害する(図26).その場合は急に立ち上がっただけで仙腸関節機能異常を起こすことがある.座位姿勢を長時間続ける仕事をしなければならない職業人に腰

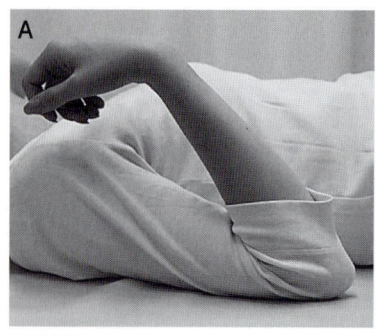 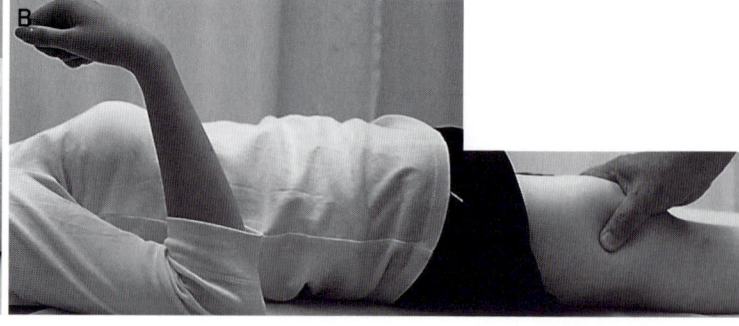

図27 関節軟部組織過緊張連鎖の実験

肘関節が90°から自然屈曲できる状態にして自然屈曲させてみる．自・他動運動なしでは150°程度まで自然屈曲する（A）．次に術者は同側の関節，たとえば膝関節を強くつかんでみる．そして肘関節の自然屈曲をさせると140°程度に制限される（B）．

痛が多いのはそのためである．この場合は軽度の仙腸関節炎を伴うことがある．

12-2）二次性の仙腸関節機能障害

①変形性膝関節症で膝関節の伸展障害を生じると膝関節がゆるみの位置になるだけでなく，仙腸関節も常に踵接地時にゆるみの位置になりやすく，仙腸関節機能障害を生じやすい．
②変形性脊椎症で後弯が強くなると椎間関節から仙腸関節までの機能障害を起こしやすい．
③脊椎に固定術を行うと隣接椎間関節に負荷がかかり，仙腸関節にも機能障害が生じやすい．
④下肢長差のある場合は側弯と骨盤の傾斜，ねじれから仙腸関節機能障害を生じやすい．

　これらの二次性仙腸関節機能障害は，後述する**関節軟部組織過緊張連鎖**によるものである．

12-3）仙腸関節の炎症

　後述する．

13）関節軟部組織過緊張連鎖：同側の関節に副運動障害は連鎖する

　1つの関節に関節静的反射を起こす実験をしてみる．背臥位でたとえば右側の肘関節を90°屈曲し，重力で屈曲が起こるようにしてみる．自動運動を介さないときは前腕が150°くらいまで自然屈曲するはずである．それ以上の屈曲には自動運動または他動運動が必要である．次に同側の足部あるいは膝部のどこでも関節付近を強くつかんでみる．すると肘関節の自然重力による屈曲は140°くらいで停止することがわかる（図27）．

　これが"関節軟部組織過緊張連鎖"である．1つの関節に過緊張を起こさせると同側の関節に過緊張が連鎖するのである．

　仙腸関節機能異常が発生すると，仙腸関節の関節静的反射が亢進し，副運動が障害される．この機能異常は同側のあらゆる関節に連鎖する．これを"仙腸関節からの関節軟部組織過緊張連鎖"という．この法則は博田の発見した関節運動学上の最も重要な法則のひとつであり，この法則の発見によりさまざまな関節原性疼痛のメカニズムが説明できるようになった．

　仙腸関節機能障害では，同側の股関節，膝関節，足関節，椎間関節，肋椎関節，さらにその他の小可動関節に関節機能異常が波及する（図28）．反対側では仙腸関節にのみ波及する．

14）膝関節可動域の体位による違い

　仙腸関節の機能異常が起きなくても，仙腸関節のしまりの位置では同側の関節に過緊張が連鎖する．たとえば膝関節の屈曲角度は，腹臥位で130°，背臥位で150°というように体位により違

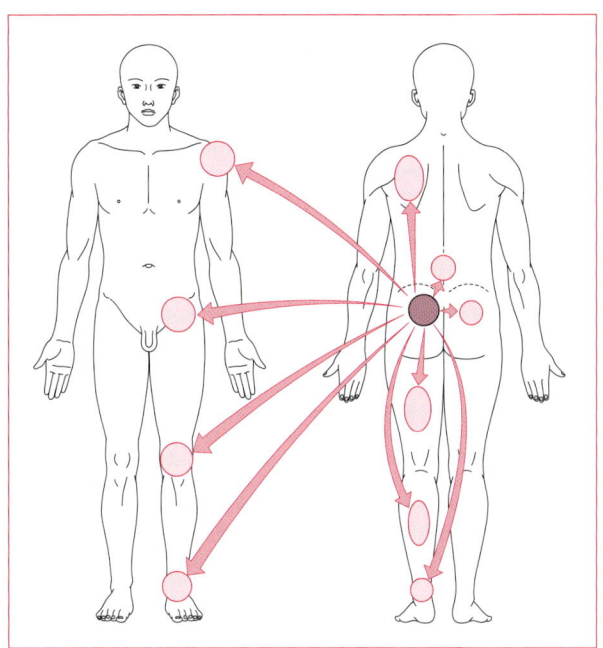

図28 仙腸関節からの関節軟部組織過緊張連鎖

仙腸関節機能障害では同側の各関節に副運動の障害が連鎖する．反対側の関節には連鎖しないが，反対側の仙腸関節には連鎖する．たとえば，仙腸関節のSLRは大抵の場合，健側も制限されているが，患側を先にAKA-博田法で治療すると健側のSLRも改善する．

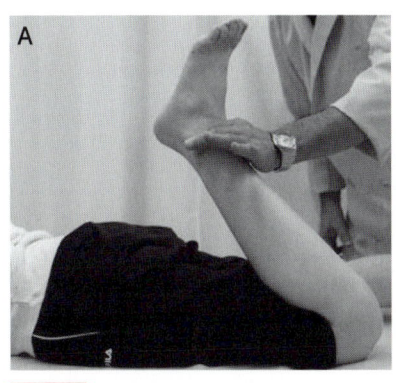
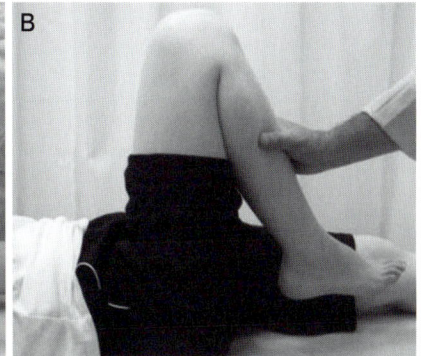

図29 膝関節屈曲角度の体位による違い

腹臥位（A）では130°，背臥位（B）では150°である．この違いが生じるのは，腹臥位では仙腸関節がしまりの位置に近く，膝関節を屈曲していくと腰椎前弯が増加してさらに仙腸関節がしまりの位置に近づくため，仙腸関節周辺の靱帯が伸長し，その結果，typeⅠの感覚受容器が働き，周辺軟部組織が緊張するためである．この緊張が膝関節周辺の軟部組織に連鎖し，副運動を制限させているのである．

いがある（図29）．

　従来この違いは二関節筋である大腿四頭筋のゆるみと緊張のためと説明されていたが，ゆるみと緊張がなぜ生じるのかに関しては，次のように説明できる．

　背臥位での膝関節の屈曲では，仙腸関節，股関節はゆるみの位置になり，周囲の筋肉には緊張が起きない．一方，腹臥位では，仙腸関節，股関節はしまりの位置に近づく．膝関節をさらに屈

14）膝関節可動域の体位による違い

曲すると腰椎は前弯が増強され，仙腸関節はしまりの位置にさらに近づく．しまりの位置では仙腸関節の靱帯が伸長されるので，それによりtype Iの感覚受容器が働き，周囲の軟部組織，特に大腿部の筋および筋膜が緊張する．これだけでも膝関節の屈曲は制限される．さらに，この緊張は膝関節軟部組織の緊張を起こし，type Iの感覚受容器に働き，副運動を制限する．そのため，腹臥位では膝関節の屈曲可動域が狭くなるのである．

15）関節軟部組織過緊張連鎖の原因

関節軟部組織過緊張連鎖がなぜ生じるかについては，最近の研究から推論できる．腱膜，関節包，筋膜，靱帯，腱などは，これまで伸縮性がないため筋骨格系の制動だけの役割を持つと考えられていたが，これらの組織に筋線維芽細胞（myofibroblast）が発見され，平滑筋様の収縮をすることが判明した．筋収縮が起こらなくても半身の関節包，靱帯などに広範囲に緊張が波及し，副運動の減少をきたすのは，このためと考えられている[13-17]．

この性質を利用すると，仙腸関節機能障害の診断では，同側の他の関節の機能異常を発見すればその診断ができることになる．たとえば，SLRテストは股関節を動かすテストであるが，股関節は最も仙腸関節機能障害に連鎖しやすい近隣の関節なので，SLRテストが仙腸関節機能障害の敏感な評価法になるのである（第2章参照）．

関節軟部組織過緊張連鎖で副運動が障害された関節に，仙腸関節のAKA-博田法を行うとただちに副運動は改善する．これらは二次性の関節機能異常であるため，仙腸関節の機能異常がAKA-博田法で改善するとすべて消失するのである．

16）関節機能異常と炎症

関節には無菌性炎症を生じるものがある．たとえば，膝関節の炎症，肩関節周囲の炎症，小児や成人の単純性股関節炎などで，しばしば水腫を伴う．これらの一次性の炎症は過労などが原因とされているが，まれには特異的な炎症のことがある．一般的には炎症状態が数日から2～3ヵ月間続く．仙腸関節にも一次性の炎症が起こる．この場合も約2～3ヵ月間炎症が続く．こうした一次性の関節炎では，強い炎症の時期はAKA-博田法にあまり反応しない．

仙腸関節に一次性に強い炎症が起きたときは"単純性仙腸関節炎"と呼ばれている．小児の単純性股関節炎と同じような病態と思われる．単純性仙腸関節炎は急性発症のものと慢性発症のものがある．急性単純性仙腸関節炎は激痛で発症し，数日間の激痛ののち次第に軽快し，その後2～3ヵ月で炎症は次第に消失する．しかし，仙腸関節機能異常を合併していると慢性疼痛（特に慢性腰痛）を残す．その場合，AKA-博田法を行えば治癒に至る．

17）炎症にのみ反応する侵害受容器：silent afferents

type IVの侵害受容器は，生理的状態で関節包，靱帯を伸長しても反応しない．もちろん関節軟骨には侵害受容器が存在しないので，関節軟骨が変性や変形を起こしても関節軟骨からの痛みは発生しない．

type IVは閾値が高く，関節の侵害性機械刺激にのみ反応する．このtype IVは生理的状態の関節運動には反応しないが，関節機能異常が起こりtype Iの受容器が反応して関節静的反射が亢進すると，関節包・靱帯は過緊張状態になり，このためtype IVの感受性が高まり，痛みを感じるようになる．

このtype IVの侵害受容器の約30％は"silent afferents（沈黙の侵害受容器）"と言われ，炎症にのみ反応する特殊性を持っている．Michaelisら[18]によれば，それらは関節などの深部体性

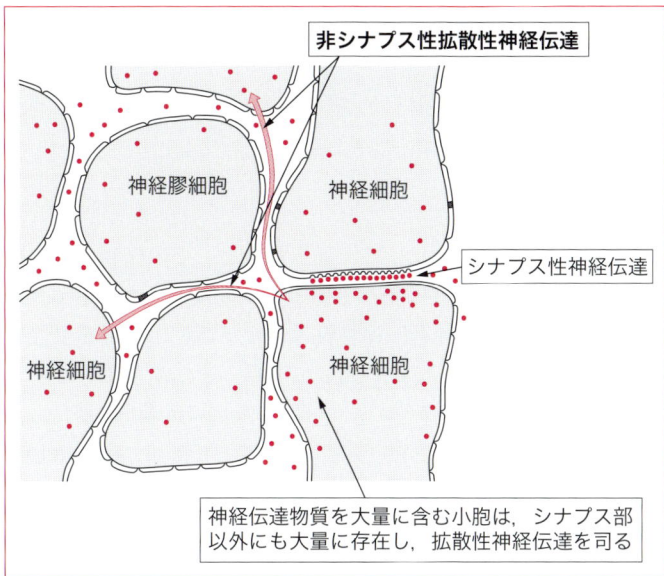

図30 非シナプス性拡散性神経伝達（NDN）
（Bach-y-Rita P : Nonsynaptic Diffusion Neurotransmission and Late Brain Reorganization, Demos Medical Publishing, p1-19, 1995 より改変）

組織に多く存在し，生理的刺激には反応しないが，炎症が起こればその刺激に対し反応する痛みの感覚神経と考えられている．また，silent afferents は炎症が起こると神経終末から**神経伝達物質（neuropeptide）**を放出し，血管拡張や腫脹を起こす．したがって，silent afferents が反応するようになると関節は機械刺激に反応するようになる．関節の炎症によってなぜ痛みを感じるかは，この侵害受容器の存在により明らかになったといえる[18,19]．

関節に圧痛が起こるのはこうした silent afferents が感受性を増しているときで，無害な関節運動，無害な触診でも痛みを起こすようになり，安静時の疼痛も生じるようになる[10]．

関節の炎症に関節機能異常が合併すると猛烈な痛みを生じる．特に仙腸関節では激烈な痛みが発生する．

18）関節痛の伝達経路

侵害受容器で生じた刺激は脳に伝達されて初めて疼痛と認識される．関節痛の伝達経路はすべてが明らかにされているわけではないが，シナプスを介して行われる**シナプス性神経伝達**，および**神経内分泌（neuroendocrine secretion）**のほかに，**非シナプス性拡散性神経伝達（nonsynaptic diffusion neurotransmission : NDN）**が比較的最近知られるようになった（図30）[20-23]．

関節の侵害受容器からの情報ではまずシナプスを介して脊髄から脳の痛覚中枢に達する速度の速い伝達系が使われ，情報伝達の開始と終了がはっきりしている．たとえば，骨折，捻挫などでは素早く情報は伝達される．シナプス性伝達では正確に侵害受容器のある部位が脳の痛覚中枢に伝達される．脳の痛覚中枢はこの最初の伝達で感受性が高くなり，その部位からの刺激が引き続き伝達されると，そのたびに痛みを感じやすくなる．

前述の NDN では silent afferents から発生した神経伝達物質やシナプスから漏出した伝達物質が中枢神経内でシナプスを介さずに伝達される．この伝達はシナプス性伝達より少し遅れて脳の痛覚中枢に拡散して達する[20]．

この両者の神経伝達が組み合わさって，関節の疼痛刺激が脳の痛覚中枢に達するのである．

AKA-博田法を行ってただちに消える痛みはシナプス性伝達による痛みと考えられている．AKA-博田法を行って3〜10分くらいたってから消える痛みはNDNが関与している痛みと考えられる．

19）関連痛の成立

最初の痛みが損傷部位の痛覚中枢にシナプスを介して伝達されると，その痛覚中枢の感受性が亢進する．その後は，その痛みを感じた痛覚中枢は痛みを感じやすくなる．少し遅れてNDNが起こり，神経伝達物質が脳の痛覚中枢に届く．神経伝達物質はシナプス性伝達で感受性の高まった痛覚中枢で痛みを感じさせるとともに，拡散してその周辺にも痛みを伝達する．これが"**関連痛**"となる．

仙腸関節機能障害では腰仙部のみならず，殿部，鼠径部，大腿部，下腿部に疼痛やしびれ感が拡散するのは，このように神経伝達物質が拡散して痛みを感じるからである．したがって，こうした関連痛は仙腸関節のAKA-博田法だけで消失する．

以前に疼痛を生じたことのある部位（骨折後，捻挫後，瘢痕部，変形性関節部）は，痛覚中枢の感受性が高まっている．"古傷が痛みやすい"というのは，この現象による．また，常に過剰に負荷のかかる部位も感受性が高まっている．

変形性膝関節症では，炎症などで以前に痛みを感じたときには，シナプス性伝達で脳の痛覚中枢における膝の部位の感受性が高まっている．あるいは過剰な負荷がかかっている変形性関節症の器質的病変の部位でも，シナプス性伝達で痛覚中枢のその部位の感受性が高まっている．仙腸関節機能障害が起きて，仙腸関節から非シナプス性に脳内で神経伝達物質が拡散し，その際，痛覚中枢の感受性の高まった部位が膝の中枢であれば，膝関節痛として感じるようになる．腰痛と膝関節痛が合併することが多いのはそのためである．股関節痛も同様に感受性の高まった痛覚中枢に神経伝達物質が到達すると股関節痛として感じる．変形性股関節症の痛みと腰痛の痛みがしばしば混同されるのはこのためである．

幻視痛では切断して消失した四肢の脳の痛覚中枢の感受性が高まっているため，仙腸関節機能障害があると，すでに切断された部位の疼痛を感じる．

これらの疼痛は仙腸関節機能障害をAKA-博田法で治療すると消失する．

このように仙腸関節のAKA-博田法だけでさまざまな部位の疼痛が消失するのは，それが仙腸関節の関連痛だからである（第5章参照）．

文　献

1) 博田節夫（編）：AKA関節運動学的アプローチ博田法，第2版，医歯薬出版，東京，2007
2) Mennell JM：Joint Pain：Diagnosis and treatment using manipulative techniques, Little Brown & Company, Boston, p1-11, 1964
3) Basmajian JV：Grant's Method of Anatomy, Williams & Wilkins, Baltimore, 1971
4) Standring S et al（eds）：Gray's Anatomy, 39th ed, Churchill Livingstone, London, p131, 2005
5) Masi AT et al：Anatomical, biomechanical, and clinical perspectives on sacroiliac joints：an integrative synthesis of biodynamic mechanisms related to ankylosing spondylitis. Movement, Stability & Lumbopelvic Pain, 2nd ed, Vleeming A et al（eds）, Churchill Livingstone, Edinburgh, p205-227, 2007
6) Kapandji IA：The Physiology of the Joints, vol 3, Churchill Livingstone, New York, p54-71, 1974
7) Kissling RO, Jacob HA：The mobility of the sacroiliac joint in healthy subjects. Bull Hosp Jt Dis **54**：158-164, 1996
8) Porterfield JA, DeRosa C：Mechanical Low Back Pain：Perspectives in functional anatomy, 2nd ed, WB Saunders, Philadelphia, p1-24, 1991

9) DonTigny RL : The DonTigny low back pain management program. J Man Manip Ther **2** : 163-168, 1994
10) Vleeming A et al : Relation between form and function in the sacroiliac joint. Spine **15** : 130-136, 1990
11) Wyke BD : Articular neurology : a review. Physiotherapy **58** : 94-99, 1972
12) Wyke BD : The neurology of joints : a review of general principles. Clin Rheum Dis **7** : 223-239, 1981
13) Schleip R et al : Active fascial contractility : Fascia may be able to contract in a smooth muscle-like manner and thereby influence musculoskeletal dynamics. Med Hypotheses **65** : 273-277, 2005
14) Schleip R et al : Fascia is able to contract in a smooth muscle-like manner and thereby influence musculoskeletal mechanics. Proceedings of the 5th World Congress of Biomechanics, Liepsch D (ed), München, p51-54, 2006
15) Tillman LJ, Hanks JE : Wound healing : injury and repair of dense connective tissue. Management of Common Musculoskeletal Disorders, 4th ed, Hertling D, Kessler RM (eds), Lippincott Williams & Wilkins, Philadelphia, p21, 2006
16) Yahia LH et al : Viscoelastic properties of the human lumbodorsal fascia. J Biomed Eng **15** : 425-429, 1993
17) Langevin HM : Connective tissue : a body-wide signaling network? Med Hypotheses **66** : 1074-1077, 2006
18) Michaelis M et al : Silent afferents : a separate class of primary afferents? Clin Exp Pharmacol Physiol **23** : 99-105, 1996
19) Schaible H : Nociceptors of the joint with particular reference to silent nociceptors. The Puzzle of Orofacial Pain : Integrating research into clinical management, Türp JC et al (eds), Karger, Basel, p18-27, 2007
20) Vizi ES : Role of high-affinity receptors and membrane transporters in nonsynaptic communication and drug action in the central nervous system. Pharmacol Rev **52** : 63-89, 2000
21) Herkenham M : Mismatches between neurotransmitter and receptor localizations in brain : observations and implications. Neuroscience **23** : 1-38, 1987
22) Bach-y-Rita P : Nonsynaptic Diffusion Neurotransmission and Late Brain Reorganization, Demos Medical Publishing, New York, p1-19, 1995
23) Lendvai B, Vizi ES : Nonsynaptic chemical transmission through nicotinic acetylcholine receptors. Physiol Rev **88** : 333-349, 2008

第2章
仙腸関節機能障害の診断

　仙腸関節機能障害では，仙腸関節の動きの障害を股関節などの副運動1型と仙腸関節の副運動2型で評価・診断する．治療として仙腸関節に副運動2型の副運動技術を行うが，同時に仙腸関節の副運動2型の評価も可能である．治療後は股関節などの副運動1型と仙腸関節の副運動2型が改善しているかを評価する．

　仙腸関節の副運動2型の評価では，正常あるいは関節機能異常，炎症（制限がありねばい動き），拘縮（制限があり硬い動き），これらの動きの改善について評価できる．

1）体幹の関節機能異常を利用した診断

　仙腸関節機能障害がある場合，体幹の前屈・後屈（屈曲・伸展）に制限が起こる．体幹の前屈・後屈を行う際は，椎間関節，股関節，仙腸関節が動き，そのどれかに機能障害があれば運動制限が起こるわけである（図1，2）．体幹の前屈では仙腸関節は前屈，体幹の後屈では仙腸関節で後屈の動きが起こる．特に仙腸関節の後屈の評価は，立位での体幹の後屈以外ではできない．

　体幹の前屈は椎間板，後屈は椎間関節の動きを表現し，痛みの原因部位を推定できるとの説が

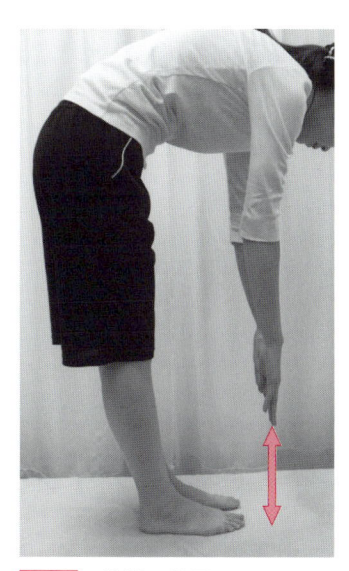

図1　体幹の前屈
前屈して，指尖床間距離（finger-floor distance：FFD）を計測する．前屈の評価はAKA-博田法の術前だけにして術後は行わないほうがよい．術後に強い前屈を行うと仙腸関節機能障害がその場で再発する恐れがある．

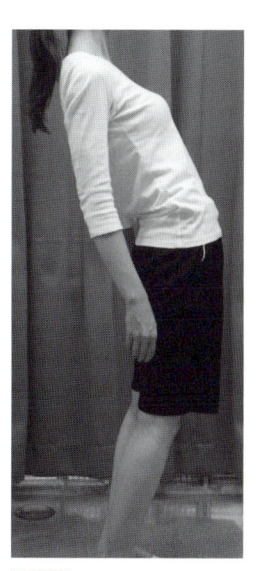

図2　体幹の後屈
後屈して，その運動の抵抗をみる．傍脊柱筋を触れるとその緊張の強さで左右の患側が判明する．仙腸関節の後屈の評価は体幹の後屈でしかできない．ほかのすべての評価が正常でも，体幹の後屈だけが制限されている仙腸関節機能障害も多い．

あるが，まったくの間違いである．仙腸関節機能障害は前屈にも後屈にも影響している．急性腰痛を起こした患者は，前屈と後屈の正常域の中間点であるやや前屈の姿勢で歩行することが多い．これは仙腸関節の動きの中間運動域が最も疼痛が少ないからである．高齢者では前屈よりも後屈が制限されるものが多いため，歩行が前屈位になりやすい．その場合は，次項で述べる股関節の二次性関節機能異常を利用した評価では正常に近いことが多いのに，後屈だけが制限されている．したがって仙腸関節機能障害の評価を誤りやすい．

　前屈が強く制限されているにもかかわらず，臥位で SLR を評価すると制限されていない場合がある．これは椎間関節の機能異常で，背景に椎体圧迫骨折が存在する可能性がある．骨折がなくても外傷性の椎間関節機能障害を示唆することもある．

2）股関節の二次性関節機能異常を利用した診断

　仙腸関節機能障害を生じると関節軟部組織過緊張連鎖により同側のすべての関節に二次性の機能異常を生じる．特に股関節は外見上の動きが大きいため，二次性の機能異常の評価に適している．

　その評価法は 3 つあり，**SLR**，**Fadirf**，**Fabere** と言われるテストである．なお，ここでいう SLR テスト（以下，SLR）は，椎間板ヘルニアで行われる神経根痛誘発テストとは手技も概念もまったく異なることを強調しなければならない．

　股関節によるこれらの評価法は，仙腸関節から起こる二次性の関節機能異常を評価するためのものであり，副運動 1 型の障害が生じているかどうかを評価するものである．副運動 1 型の障害の評価では，関節の動きの角度や範囲よりも "**動きの性状**" を評価しなければならない．また，仙腸関節機能障害を評価する際の SLR は疼痛誘発テストではないことをまず念頭に置くべきである．

3）SLR による副運動 1 型の評価

　SLR は関節機能障害の副運動 1 型のテストである．股関節を動かすときの動きの性状をみるのであって，疼痛を誘発してはならない．仙腸関節は，股関節を通してその前屈が評価される．

　"動きの性状" では関節運動の終末の動き，すなわち "エンドフィール" をみる．通常では終末時の動きが "**柔らかく**" 停止するが，関節機能異常があると突然 "**抵抗をもって**" 停止する．

　骨部を刺激すると，関節反射が亢進して副運動の制限を生じることはすでに述べた．SLR は仙腸関節機能障害に連鎖した股関節の副運動障害のテストであるから，その評価の際にさらに副運動制限が生じては，真の副運動障害は判定できない．そこで SLR の手技は，下肢ではアキレス腱部を支え，踵骨には触れないようにする．その支え方も母指と示指の間の柔らかなウェブで支え，骨への刺激が生じないようにする（図 3）．また，片手で膝蓋骨を触れるが，これは大腿筋の緊張を感じるためであり，膝関節を押さえつけてはいけない（図 4）．

　脊椎外科で教えられる SLR は踵を手で持つが，その時点ですでに関節静的反射が起こり，関節軟部組織過緊張連鎖により股関節と仙腸関節の運動が制限され，時に疼痛を誘発する．本テストは疼痛誘発のためではないので，そのようなことをしてはならない（図 5）．

　脊椎外科では足関節をさらに背屈させて筋緊張を増大させることも推奨されているが，これらの方法では疼痛は出現するかもしれないが，副運動 1 型の評価はできない（図 6）．

　疼痛を誘発するような SLR を行うと仙腸関節機能障害はその約 30% しか評価できず，ほとんどの仙腸関節機能障害を見逃すことになる．

　また，下肢の挙上の際は "**他動運動**" を原則とする．患者に力を抜いてもらって検者の手に患

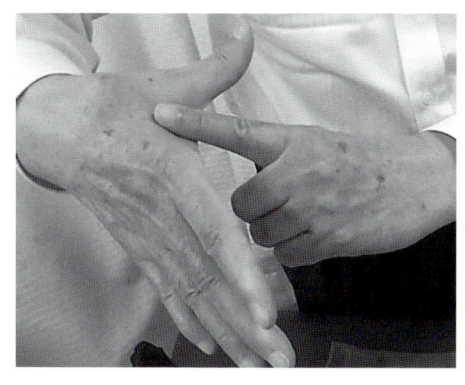

図3　SLRにおける足部の支え方
母指と示指の間の軟部組織（ウェブ）に患者のアキレス腱をのせる．

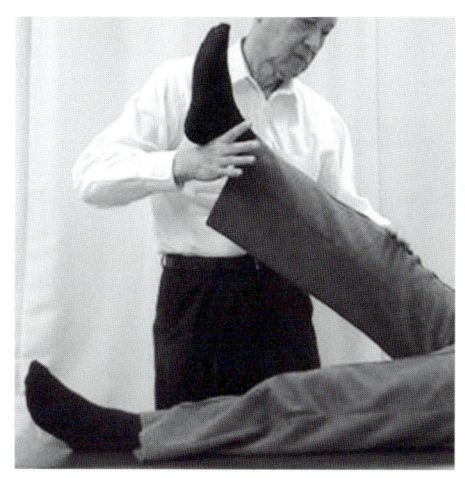

図4　SLRにおける膝の触れ方
膝蓋骨を触れるが，押さえるのではなく大腿部の筋緊張を感じること，また膝関節が屈曲し始める位置を感じるためである．それを感じた時点でSLRによる副運動1型の評価は終わる．決して疼痛を誘発するようなSLRを行ってはならない．なお，アキレス腱を支える手は下肢に垂直よりもやや斜めのほうがより下肢に刺激を加えないことになる．
術後も同様の評価を行うが，疼痛誘発を伴うSLRを術後に行うと仙腸関節機能障害がその場で再発することがあるので，疼痛誘発は禁忌である．

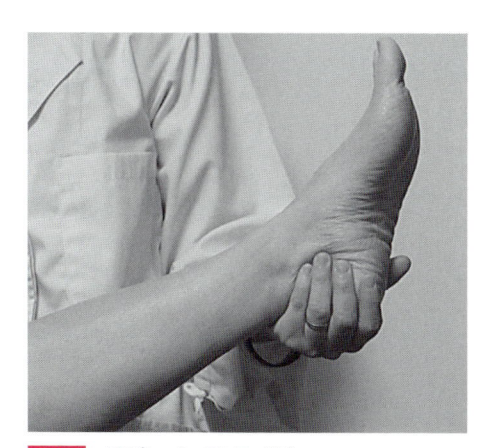

図5　間違ったSLR（1）
踵をつかんだり触れたりすると関節静的反射が起こり，股関節の副運動を障害する．

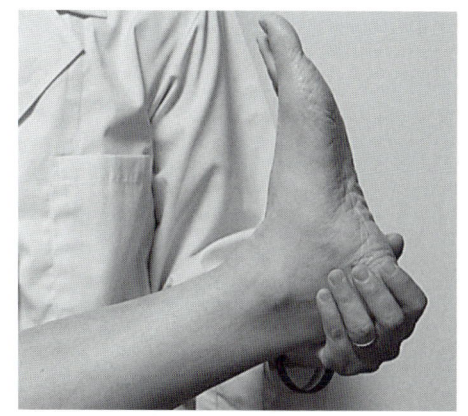

図6　間違ったSLR（2）
SLRは股関節の副運動1型のテストであるから，踵をつかんだり足関節を背屈してはいけない．股関節や仙腸関節の副運動を障害し疼痛を誘発することになり，仙腸関節の副運動の正確な評価ができなくなる．

者の脚の重みを感じながらゆっくりと挙上する．"ご自分で脚を動かさないでください"とあらかじめ伝えないと，大抵の患者は検者に"迎合"して下肢を自ら挙上してしまう．

自動運動が混ざるとSLRは評価不能になる．たとえば仙腸関節機能障害があっても，患者の意志で素早く下肢を挙上するような場合は股関節の関節静的反射が隠されているので，可動域は正常にみえる．しかし，ゆっくりと他動運動で動かすと必ず途中で可動停止や動きの引っかかりを発見できる．

ゆっくり動かすのは患者が力を抜くのを待つ意味もある．意志の疎通が困難で力の抜けない患者には10秒くらいかけて挙上するとよい．

他の施設でSLRを疼痛誘発テストとしてさんざん受けてきた患者は，疼痛を回避するつもりで素早く自動運動をしてみせる．そのような患者に力を抜かせるには何回もゆっくりと力を抜くよう指示して行わないと関節機能異常は発見できない．SLRは仙腸関節からの関節軟部組織過緊張連鎖による股関節の副運動障害をみるためのテストであるから，早く強く動かしたのでは疼痛を生じるだけで副運動がわからない．多くの検者は早く動かして疼痛を誘発し，椎間板ヘルニアの証拠を得たいと意図するが，これではヘルニアの証拠にもならず，副運動障害もわからない．

副運動障害があると，股関節の滑りの動きが悪くなり，連続したスムーズな動きが途中で断続的になる．副運動が連続した他動運動であるか断続的なものであるかを感じる練習をしておく必要があり（第1章の図24；15ページ参照），その瞬間を発見することが副運動1型の障害を感じるために大切である．

副運動1型の障害のあるときはいろいろな反応が起こる．

途中で膝関節が屈曲するのは副運動障害が起きているためであり，その手前でエンドフィールを感じるようにやり直す（図7）．これは，股関節が滑りの動きを停止したために起こる反応である．

大腿筋が緊張してくるときは，その手前がエンドフィールであり，それ以上の動きは抵抗や疼痛を生じる．

スムーズに動いていた股関節に急に自動運動が加わるのも副運動障害である．それは，自動運動を加えて動きの連続性を保とうと患者が無意識に行うものである．

骨盤が挙上してくるときは，それ以上の股関節の動きを拒否しているためで，同様の副運動障

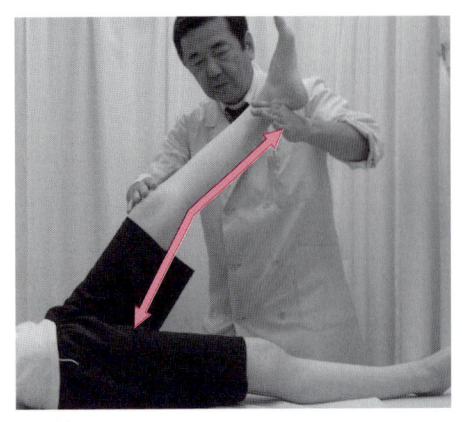

図7 SLRにおける膝関節の途中屈曲
SLRの途中で膝関節が屈曲してくる場合は，その位置の手前の動きで副運動1型の障害があることを示す．

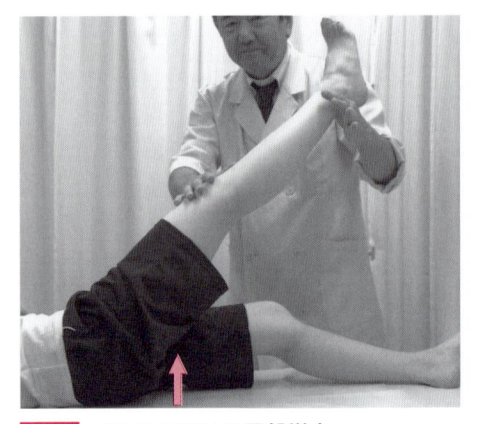

図8 SLRにおける骨盤挙上
SLRを強く早く行うと最終時に骨盤が挙上する．小児に多いが，これは副運動障害である．

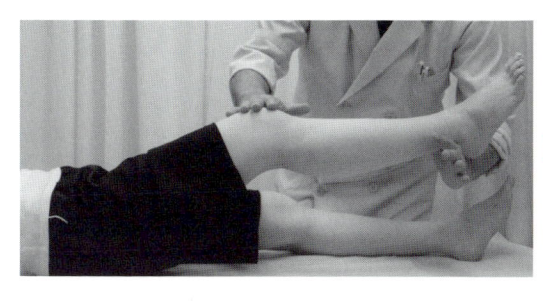

図9 20°程度でのSLRの疼痛

20°程度で強い疼痛を伴うSLRは，仙腸関節機能障害（特に仙腸関節炎）の症状である．仙腸関節は股関節20°屈曲の位置から動き始めるので，20°程度での疼痛の訴えは仙腸関節機能障害の症状である．

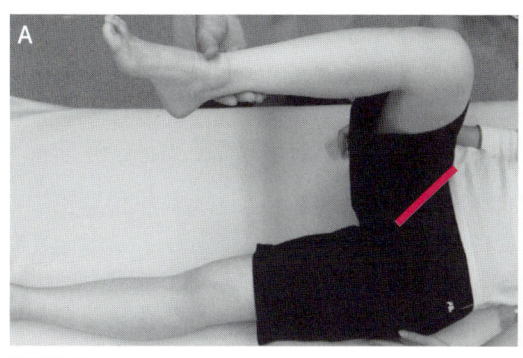

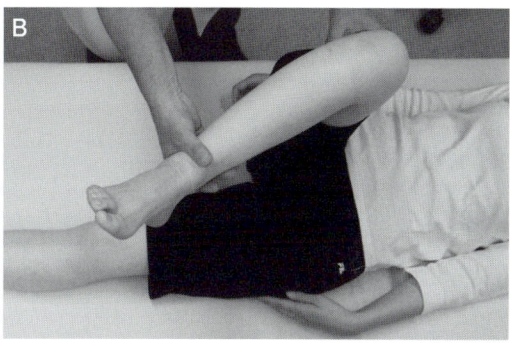

図10 Fadirf
A：膝関節90°屈曲，股関節90°屈曲の位置から開始する．下肢をつかまないことも副運動1型の評価に重要である．
B：この位置から鼠径靱帯（A図の赤線）に対し直角方向に内転内旋を加え，そのときの抵抗を評価する．

害である（図8）．

仙腸関節に炎症が強いときは，エンドフィールに達する前の20°前後でただちに疼痛を訴える（図9）．

副運動障害が強いときは挙上動作そのものが滑らかではなく，ガクガクとした動きを呈することもある．

SLRが90°付近まで可能なときも，エンドフィールで関節機能障害を発見できる．エンドフィールに左右差があるからである．

このようにSLRは副運動の異常を発見し，仙腸関節機能障害を見つけるための重要な評価法であるが，疼痛誘発を目的としていると仙腸関節機能障害をいつまでも確認できず，椎間板ヘルニア検査のドグマのなかから抜け出せない．

特に副運動1型の異常を発見しようという強い意識がないと，SLRの手技が粗雑になり，何の意味もないSLRを機械的，儀式的に行うだけになる．なお，椎間板ヘルニアの発見のためのSLRについては第5章で論じる．

4) Fadirf, Fabere

Fadirf, FabereもSLRと同じような概念の副運動1型の評価法であり，疼痛誘発を目的とはしていない．

Fadirfは"flexion-adduction-internal rotation-flexion"の略で，膝関節を90°屈曲した状態で，股関節を90°屈曲し，その位置から内転内旋を加えつつ，鼠径靱帯に対し直角方向に屈曲する．このとき，股関節の動きと同時に仙腸関節が前屈される（図10）．

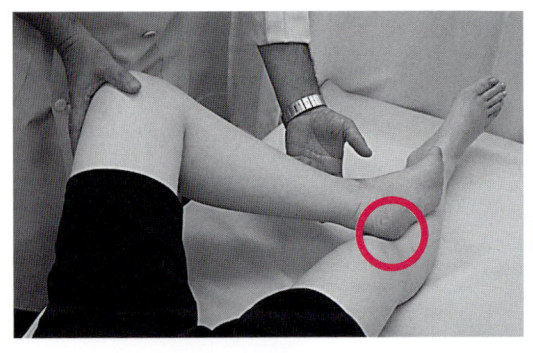

図11 Patrick テスト
股関節症の評価法としての Patrick テストは疼痛誘発のために行うので，踵を膝にのせてより強く疼痛を誘発する．これは副運動障害の発見には適さない．

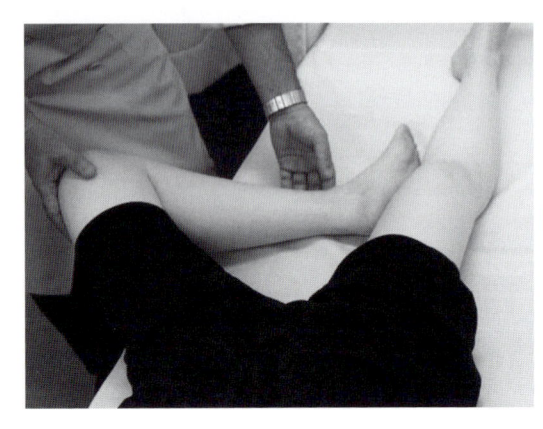

図12 Fabere（AKA-博田法における）
AKA-博田法の Fabere は，Fadirf と同じく膝関節 90°屈曲，股関節 90°屈曲の位置からゆっくりと鼠径靱帯に直角方向に外転外旋し，そのときの動きの抵抗をみる．股関節に異常がないときは仙腸関節の前屈評価になる．踵は対側の膝の内側に接して置かれ，膝の上にはのせない．

　Fabere は"flexion-abduction-external rotation-extension"の略である．股関節症のテストである Patrick テスト（fabere）と同様であるが，Patrick テストは踵を反対側の膝の上にのせて強く外旋し疼痛を誘発するテストで，副運動障害の評価よりも疼痛の発現を主目的とするため，副運動の評価は難しい（図11）．これに対し，AKA-博田法の Fabere では，踵は膝にのせず，ゆっくりと外転外旋し，踵は反対側の膝関節の内側に達するが，膝関節前面には置かず，そのときのエンドフィールの抵抗をみる．この AKA-博田法の Fabere では軟部組織の肢位による緊張を取り除くことができ，副運動1型の評価が正確にできる．この評価は仙腸関節の前屈の評価であり，Fabere では股関節に異常がなければ仙腸関節の機能障害を評価できる（図12）．

5）疼痛を生じている関節の評価

　腰痛の場合，股関節のほかに腰椎椎間関節，特に L4/5（L5/S1）椎間関節でも評価ができる（図13）．仙腸関節機能異常がある障害，腰椎椎間関節にも関節軟部組織過緊張連鎖によって副運動障害が生じているので，その副運動が減少している．この場合は副運動2型をみる．椎間関節の AKA-博田法（第3章参照）を行って評価を行い，動きが制限されていることによって仙腸関節機能障害があることを判定できる．

　膝関節に疼痛がある場合は，仙腸関節からの関連痛ではないかと考え，股関節の3つの評価（SLR, Fadirf, Fabere）以外に，膝関節に対しても副運動1型の評価をあらかじめ行い，最終可動域でのエンドフィールを評価する．最大屈曲が強い抵抗で終わり（図14），また最大伸展が強い抵抗で終わる場合（図15），それは仙腸関節機能障害による副運動1型の障害の可能性がある．

　足関節痛の場合も同様に，背屈での抵抗のある動きから副運動1型の障害があることがわかる

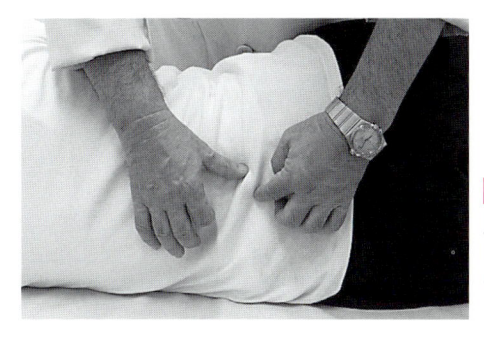

図13 椎間関節の評価
腰痛のあるときに,椎間関節の滑りを触診で評価する.椎間関節の動きに抵抗があり,動きの幅が狭いはずである.仙腸関節の副運動技術を行ってから再度触診すると抵抗がなくなっている.

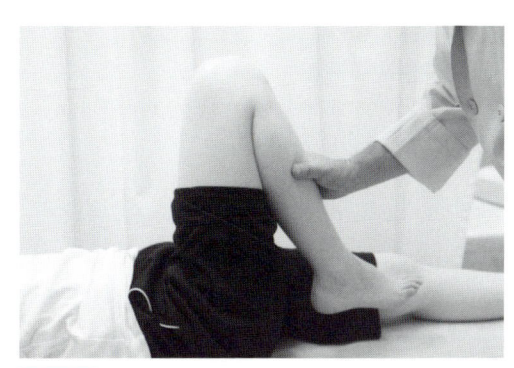

図14 膝関節屈曲時のエンドフィールの評価
膝関節をゆっくり他動運動するとき,エンドフィールに抵抗がある場合は副運動障害が示唆される.

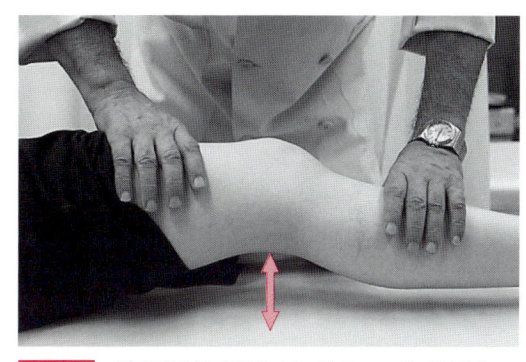

図15 膝関節伸展時のエンドフィールの評価
屈曲時同様,膝関節の最大伸展時のエンドフィールに抵抗があるときは副運動障害が示唆される.

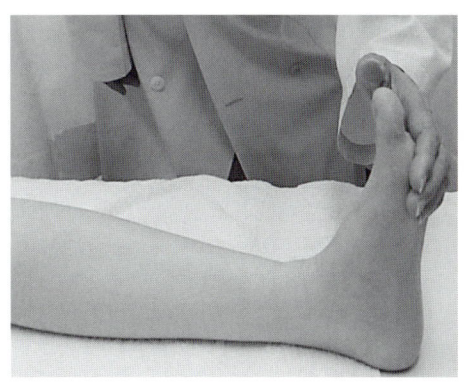

図16 足関節背屈時のエンドフィールの評価
足部の疼痛のあるときに足関節背屈の動きを評価する.左右を比べてエンドフィールをみると副運動障害が発見される.

(図16).

　頸部の痛みでは,可動域とともにC7/T1椎間関節の動き(副運動2型;第3章参照)を評価する(図17).

　上肢,肩甲部に痛みがある場合は,第1肋椎関節の動き(副運動2型;第3章参照)を評価する(図18).このほか,手足の痛みでは橈舟関節,橈月関節,距舟関節,距骨下関節の副運動を評価することもある.

　これらの関節に二次的な機能異常が副運動障害として発見できれば,仙腸関節の機能障害の存在がわかり,仙腸関節機能障害をAKA-博田法で治療し,再度,二次性のこれらの機能異常が消失しているかを評価するのである.

5)疼痛を生じている関節の評価

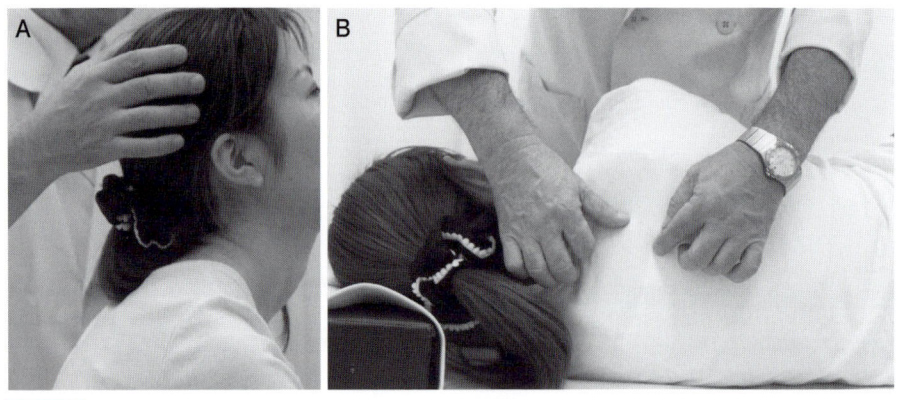

図17 頸椎のエンドフィールとC7/T1椎間関節の副運動の評価
A：頸椎は前屈，後屈，側屈，回旋などでエンドフィールをみる．通常は前屈か後屈で確認する．
B：C7/T1椎間関節の副運動を評価する．

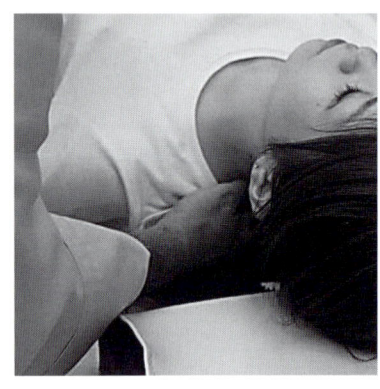

図18 第1肋椎関節の副運動の評価
上肢，肩甲部に症状があるときは，頸部の第1肋椎関節の動き（副運動2型）を評価しておく．

　あらゆる整形外科的疼痛で正確に副運動の評価ができるようになることが診断上最も重要である．そのことによって，骨折や炎症を除くほとんどすべての整形外科的疼痛には仙腸関節が関与していることがわかる．

6) 仙腸関節機能障害の分類

　博田は，仙腸関節原性の痛みを3種類に分類している[1]．すなわち，関節機能異常（joint dysfunction），単純性関節炎（simple arthritis），および関節炎特殊型（complex arthritis）である．それぞれ急性型と慢性型があるが，慢性型の診断基準を次ページに示す（**表1〜3**）．

文 献
1) 博田節夫（編）：AKA関節運動学的アプローチ博田法，第2版，医歯薬出版，東京，2007

表1　慢性仙腸関節機能異常の診断基準

- A．神経脱落症状（neurological deficit）なし
- B．痛み，感覚異常（しびれ），筋力低下が神経支配領域に一致しない
- C．初診時①～⑤のうち2つ以上に該当
    - ① SLR 制限が軽度（健側と比較）
    - ② 体幹運動制限（FFD など）が軽度
    - ③ 体幹運動痛（特に伸展時・側屈時の伸側痛）
    - ④ Fadirf，Fabere の痛み（同側または対側）
    - ⑤ SLR の痛み（同側または対側）
- D．仙腸関節の副運動の減少
- E．初診時 AKA-博田法により症状が消失または著減し，1～2回の治療で3週以内に治癒する

FFD：指尖床間距離

表2　慢性単純性仙腸関節炎の診断基準

- A．神経脱落症状（neurological deficit）なし
- B．痛み，感覚異常（しびれ），筋力低下が神経支配領域に一致しない
- C．初診時①～⑤のうち2つ以上に該当
    - ① SLR 制限が軽度（健側と比較）
    - ② 体幹運動制限（FFD など）が軽度
    - ③ 体幹運動痛（特に伸展時・側屈時の伸側痛）
    - ④ Fadirf，Fabere の痛み（同側または対側）
    - ⑤ SLR の痛み（同側または対側）
- D．初診時 AKA による部分的改善：①～⑤のうち2つ以上に該当
    - ① SLR で 10°以上の改善
    - ② FFD，体幹の伸展・側屈，Fadirf，Fabere の可動性または痛みの改善
    - ③ 痛み，しびれの減少
    - ④ 筋力の改善
    - ⑤ 動作が容易
- E．仙腸関節の副運動の減少
- F．2ヵ月以内に AKA-博田法に対する反応が良好になり，3ヵ月以内に治癒する

FFD：指尖床間距離

表3　慢性仙腸関節炎特殊型の診断基準

- A．神経脱落症状（neurological deficit）がない
- B．痛み，しびれ，感覚鈍麻，筋力低下，筋萎縮が神経支配に一致しない
- C．下記1.～3.の症状，所見のうち3つ以上
- D．下記4.の AKA-博田法に対する反応のうち1つ以上
- E．仙腸関節の副運動の減少
- F．月1，2回の AKA-博田法で改善はするが，3ヵ月以上経過しても再発を繰り返し，治癒しない

1. 痛みおよび圧痛
    - ① 安静時の痛み：運動により増強または減弱
    - ② 1ヵ月以上持続する強い痛み
    - ③ 1ヵ月以上持続する寝返り時の痛み
    - ④ 発作的な激痛
    - ⑤ 痛みの強弱が変動
    - ⑥ 広範囲の痛み
    - ⑦ 強い動作開始時の痛み
    - ⑧ 強い感覚異常（しびれ）
    - ⑨ 感覚鈍麻
    - ⑩ 体幹の多発性圧痛：棘突起，肋骨，筋など
    - ⑪ 胸部絞扼感
    - ⑫ 脱力
2. 自律神経症状
    - ① 多汗または部分的無汗
    - ② 冷感，熱感（自覚，他覚）
    - ③ 軽度の四肢の浮腫
    - ④ 軽度の関節液貯留
    - ⑤ 筋萎縮
    - ⑥ 骨萎縮
    - ⑦ 爪の変化
    - ⑧ 皮膚の変色
    - ⑨ 嘔気，嘔吐
    - ⑩ 目のかすみ，めまい
    - ⑪ 耳鳴り
3. 可動性の制限：有痛性または無痛性
    - ① 体幹屈曲（FFD），伸展の制限大
    - ② FFD と SLR の解離
    - ③ SLR の制限大
    - ④ Fabere の制限大
    - ⑤ 腰椎側弯，または後弯
    - ⑥ 頸部の可動性の制限
4. AKA-博田法に対する反応
    - ① 圧痛が強い
    - ② 力が強いと痛みは増強
    - ③ 回数が多いと痛みは増強
    - ④ 痛み，しびれの部位は変化するが消失しない
    - ⑤ 多関節の AKA-博田法が必要
    - ⑥ 直後の変化を自覚できない
    - ⑦ 痛みやしびれが1ヵ月以内に再発
    - ⑧ 可動性は改善しても1ヵ月以内に再発

6）仙腸関節機能障害の分類

第3章 仙腸関節機能障害の治療

I 治療総論

　仙腸関節機能障害の治療とは，副運動2型の動きを仙腸関節に与え，副運動を障害前の状態に改善することである．

　仙腸関節に機能障害が起こると副運動1型と2型がともに障害され，仙腸関節自身の動きが障害される．この副運動を改善すれば仙腸関節の動きが改善し，その結果として仙腸関節原性の痛みが消失するわけである．仙腸関節機能障害の発見の方法については前章で詳しく述べた．ここではAKA-博田法の治療にあたっての注意点について述べる．

　治療においては副運動の改善を第一の目的とし，疼痛の改善はその付随と考え，強くこだわらない姿勢が必要である．疼痛の改善を第一の目的にすると手技が粗雑になり，副運動の技術が向上しないからである．

　AKA-博田法による治療を始める前に，著者がこれまで経験してきたさまざまな臨床的事実から治療において留意すべき項目を総論的に述べる．

1）伝統的運動療法に対する考え方

　現在，整形外科では従来から行われている伝統的運動療法（筋力増強訓練やストレッチングなど：以下，運動療法）に大きな期待が寄せられている．それは運動療法が保険点数化されたからであり，運動療法が運動器の疼痛に対して比較的有用な治療であるという見解が学会で支持されていることによる．

　では，仙腸関節機能障害を持つ患者にこのような運動療法は有効な作用を及ぼすのだろうか．答えは否である．それは仙腸関節には主動作筋がないという理論上最大の難点による．したがって，仙腸関節の動きをこうした運動療法により的確に改善することは非常に難しく，場合によってはさらに難治性の仙腸関節機能障害に陥る可能性もある．また，仙腸関節機能障害には炎症を伴う場合が少なくない．その場合は運動をすれば必ず痛みが増強し，病状の悪化をもたらす．

　時にはまったく仙腸関節に炎症のない関節機能異常だけの場合もあって，こうした場合は整体やカイロプラクティック，ストレッチング，体操だけで治ったという例も散見される．このような炎症を伴わない仙腸関節機能異常は全体の約30％程度存在するようであり，症状の自然改善を伴う．われわれの急性腰痛に対するRCT（ランダム化比較試験）でも，従来の保存的治療だけでも約30％の患者で1～2週間程度で疼痛が消失している．この場合，症状は改善しているが，副運動障害も完全に正常化しているかは症例により異なる．

　しかし，大部分の仙腸関節機能障害に運動療法は禁忌である．基本的な治療概念から考えてみれば，疼痛の治療に原因療法を行わず，後療法であるはずの運動療法を行うというのは明らかに

本末転倒だからである．運動療法で疼痛がすぐに明らかに改善し，消失するというならそれでもよいが，数ヵ月間も運動時の疼痛をこらえて治療を受け，わずかの改善というのでは意味がない．

AKA-博田法で治療し疼痛を消失させた後で運動療法を行うならば，日常生活動作（ADL）の改善に効果がある．しかし，患者は疼痛が AKA-博田法で消失すると自由に歩いたり，旅行に行ったり，スポーツを再開したりと自然に運動を始めるので，新たに運動療法を行う必要性はほとんどない．

筋力を強化すれば疼痛が軽減するという"神話"が広く普及している．しかし，疼痛が筋力低下による ADL 障害を起こすのであって，筋力低下が疼痛を起こすのではない．たとえば，腰痛や下肢痛が数ヵ月間続くと，特に高齢者では腰部筋，背筋の筋力が弱化し，さらに跛行のため患側下肢の筋萎縮が発生し，あたかも神経根麻痺のような状態になる．ところが，AKA-博田法で疼痛が消失すると，患者は歩行が自由になり，筋萎縮はすぐに回復する．これに対し疼痛を除去することなく筋肉トレーニングを行っても疼痛消失にほとんど効果がない．すなわち筋力低下は疼痛の結果であり原因ではないからである．

慢性腰痛における運動療法にはさらに問題がある．著者は，慢性腰痛患者で運動療法（Williams 体操，McKenzie 体操，各種ストレッチングを含む）が行われたがまったく効果がなく，時には悪化したといって来院となった例を多数経験している．また，AKA-博田法で腰痛が消失した後，Williams 体操の SLR 様運動を行った途端に腰痛が再発した事例があり，著者は AKA-博田法後に患者がこれらの危険な体操は行わないように，注意事項を書いた印刷物を患者に渡している（表1）．

わが国で行われた慢性腰痛に対する運動療法の RCT の結果が報告されている．これは，1日2回の筋力増強トレーニング，ストレッチングを行う群（運動群）と，非ステロイド性抗炎症薬（NSAIDs）服用群とを比較したものである．しかし，運動群では生活の質（QOL）が改善したものの，疼痛指標（VAS）や指尖床間距離（FFD）は改善しなかった．すなわち中核症状の疼痛そのものを治癒させることはできなかったのである[1]．

慢性腰痛に対しての AKA-博田法の効果については，第4章の RCT をみれば一目瞭然であり，1ヵ月に1回の AKA-博田法を数回行うことにより慢性腰痛は消失していく．患者は努力する必要はなく，通院時間は最小で，治療経費も最小限である．

五十肩のような疼痛と運動障害に対しても同じである．発症後3ヵ月以上を経て急性症状が軽減したら運動療法に移るべきであると整形外科では勧められている．ところが仙腸関節機能障害による関連痛が慢性化した五十肩となっている場合，いくら肩に運動療法を行っても疼痛は改善するどころか悪化することが多い．大部分の患者は運動療法を放棄し，鍼治療やマッサージに移行するのである．

表1　患者手渡し用パンフレット（「AKA-博田法治療後の患者様へ」）の文面

- AKA-博田法は骨盤の仙腸関節の動きが障害を生じたときに 0.5 mm から 1.0 mm の微細な動きを加えて動きやすくなるように調整を行います．これによりさまざまな痛みが治療できます．
- 治療後1～2週間は腰を深く曲げたり，中腰で長い間仕事をしたり，重いものを持ち上げたりしないでください．
- 次の治療までは最低2週間から1ヵ月の間隔を空けてください．
- 治療後は一時的に痛みが強くなることがありますが，通常はその後軽くなります．
- もし，運動療法や体操療法などを以前から行っている場合は，痛みが完全に取れるまでやらないでください．そのほかに腰痛に良いと言われているあるゆる運動（プール歩行，ヨガ，ストレッチ，エアロビクス，筋トレなど）を AKA-博田法の治療後に行うと痛みの再発の原因になりますので，一時中止してください．完全に腰痛が治ったと主治医に言われてから再開することは構いません．

しかし，原因である仙腸関節に AKA-博田法を行うとすぐに疼痛は軽減し，それに伴う肩関節の運動障害も漸次消失し，正常化する．その後に希望すれば運動療法を行えばよいが，患者は疼痛が消失し可動域が改善すれば，スポーツや日常生活に復帰し，運動療法をあえて望むことはない．

　変形性関節症においても同様である．股関節や膝関節の運動療法が勧められているが，疼痛が筋力低下を起こしているのであって，筋力低下が疼痛を起こしているのではない．急性期を過ぎた強度の変形性関節症においても AKA-博田法を月1回行えば十分疼痛のコントロールができるため，著者は運動療法を勧めていない．

　現在行われている運動療法で疼痛が消失しないことがわかると，患者は代替医療あるいは医業類似業者にどんどん流出してしまう．現在でも関節原性疼痛患者の半数以上は医業類似行為者に通っている．AKA-博田法を行う医師が増えなければ，整形外科の保存的治療を受ける患者は運動療法の増加に反比例して減少していくことだろう．

2) AKA-博田法を行うときの手技上の留意点

　初心医師が AKA-博田法を行っても効果が出ないという場合について述べる．

　整形外科医は"副運動の障害"については整形外科学で教わっていないので，それを脱臼や骨折の整復と同じように"ずれの整復"と同じものと考える．

　"ずれ"とは整形外科的には目に見える転位のことである．AKA-博田法でも，施術前は動かなかった仙腸関節が施術後には動くようになり，自由に運動できる状態になることを患者に説明するのに，関節の"ずれ"という言葉は非常に便利である．小児の肘内障がちょうど同じ状態にあたる．関節の"ずれ"は証明できないが，簡単な操作で関節運動の回復と疼痛の消失をみる．"ずれは治りました"と説明すると患者の親はすぐに納得する．この場合の"ずれ"は関節包内の引っかかりであり，画像的には"ずれ"は証明できないのだが，説明には便利である．

　しかし，仙腸関節機能障害の治療では"ずれ"を矯正，整復しようという先入観があると失敗する．その障害では通常 0.5〜3 mm 程度存在する関節の遊びが減少しているだけであり，これを矯正しようと力を入れた途端に仙腸関節はますます動かなくなる．副運動の消失によって関節静的反射が生じているのである．その仙腸関節に対し強い力で動かそうとすれば，さらに関節静的反射が強く作動し，周辺軟部組織は緊張して仙腸関節はさらにしまり，治療は困難になる．"ずれ"が仙腸関節機能障害の原因と考えているかぎりは自然に手に力が入ってしまう．

　AKA-博田法を行って治療効果がないと感じる初心者のほとんどは，この"動かそうとするとますます動かない"，"力を抜きすぎるとやはり動かない"という二律背反に悩まされるのである．豆腐を手のひらに置いて移動することを考えるとよい．手指の力を抜かないと豆腐はつぶれる．抜きすぎると豆腐は手から落ちる．

　AKA-博田法の講習会では，手指の力を抜くように再三指導される．しかし，抜きっぱなしでは皮膚に触るだけで効果がない．豆腐を手のひらに置いて運ぶとき，どこに力が入っているかを考えるとわかりやすい．手指は豆腐を支えるだけの"ふわっ"とした柔らかさを保ち，あとは肘，肩，そして腰に力を入れて移動するのであるが，AKA-博田法の副運動技術はこの感触と同じである．

　このように AKA-博田法の成否は，関節静的反射という関節のバリアを起こさないようにして副運動2型の動きを得るための技術をいかに習得するかにかかっている．

3）画像診断をどう捉えるか

　画像診断は補助診断であると考えないと AKA-博田法を行ううえでかえって妨げになる．一般に画像診断で病名を決めて治療を行うことが多いが，画像診断による病名が先入観となり，いったん診断名がついてしまうと，それ以上の症状診断をすることを停止する．つまり思考停止状態に陥るのが医師の大部分である．すなわち画像診断で所見があれば，診察はすべて終わりで，あとはその解説だけである．これでは患者を真に診察したことにはならない．

　逆に画像診断にまったく異常のない場合で治療抵抗性のときは，患者の症状は精神的な異常によるものであろうと短絡してしまう．

　極端な場合は，間欠跛行があると聞いただけで患者にまったく触れることなく，MRI をまず撮影し，"あなたは腰部脊柱管狭窄症です．薬を飲んで治らなければ手術です" といきなり最終通告する医師が多いという．45年前，著者が整形外科医として駆け出しのころ，上級医が "あなたは変形性脊椎症です．これは死ぬまで治りません" と患者に説明していた．その後，これが "椎間板ヘルニア" に変わり，いまは "脊柱管狭窄症" である．こうした画像診断重視の状況は現在でも少しも変化していない．

　仙腸関節機能障害の診療はこのような流れとはまったく逆のものである．副運動の障害という観点から運動器の疼痛を見直すと，副運動障害が主，画像診断は従になる．副運動障害が見つかれば画像診断はいったん脇におき，副運動を改善することに全力を集中する．

　画像診断については，単純 X 線像では骨折，腫瘍があるかどうかの判断のみに力を注げばよい．MRI では，神経圧迫部位が臨床症状，神経脱落症状と神経学的に正確に一致しているかどうかを判定すればよい．

　画像診断にとらわれると無用な先入観が働き，副運動障害の発見に集中できず，その後の AKA-博田法による副運動障害の治療にも集中できない．むしろ画像診断に合わせた評価を無意識に下してしまうことさえあり，誤診に至る．

4）手技の順序

　仙腸関節機能障害を発見すれば，AKA-博田法で仙腸関節を治療する．その手技の順序には，**表2** の2つがあり，実際の治療では，患側から B を行い，健側の A または B，患側の A で終わる．

　"強" と "弱" は指先の力の表現でない．"強" は関節の遊びの限界を超えた伸張であり，腰を使って "弱" の延長として関節を伸張する．力を指先に入れると，いくら力を込めても関節は静的反射を生じるため動かない．このことは，本章のⅡ「治療技術」で後述する．

　治療で骨を触れると痛がる場合，その手技をやめてほかの手技で治療する．たとえば上部離開が痛いと訴えるときは，下部離開から始める．下部離開で仙腸関節が動き始めれば，上部離開に戻る．そのときは痛みを訴えなくなる．骨部の圧痛がなくならない場合は，仙腸関節の炎症と考えて，A のみを行って B は行わない．

表2　仙腸関節の AKA-博田法の手順

A：上方滑り―上部離開（弱）―下部離開（弱）―上方（または下方）滑り
B：上方滑り―上部離開（強）―下部離開（強）―上部離開（弱）―下部離開（弱）―上方（または下方）滑り

5）AKA-博田法の治療回数と治療間隔

　同じ方向への手技は3回までとする．熟練者では強弱と方向を微妙に調整し副運動を改善でき

るが，初心者では同じ方向への回数が多くなると副運動はさらに減少してしまう．

治療は通常は月1回がよく，最短でも2週間は空けること．それより短い間隔でAKA-博田法を行うとかえって付加的な炎症を起こし，治癒までの期間が長引いてしまう．多くの患者は1週間ごとのAKA-博田法を希望するが，急性腰痛以外は1ヵ月に1回までであると初めに患者に説明する．

炎症のある仙腸関節にAKA-博田法を行うと数日間痛みが強くなることがある．あらかじめそのことを患者に説明しておくとよい．この術後の痛みを防ぐためには，最後に慎重に"弱"を行うとよい．

6）手技の選択

すべての疼痛性疾患では仙腸関節のAKA-博田法を第一に行う．下肢あるいは上肢の疼痛やしびれの場合，仙腸関節のAKA-博田法だけでは消失しないこともある．その場合は下肢では距骨下関節を，上肢では肋椎関節，胸鎖関節，時に胸肋関節，上位の椎間関節を動かしてみて動きの悪い関節を見つけ，AKA-博田法を行い，仙腸関節にAKA-博田法を再度試行した後，それらの関節の副運動が改善しているかを確認する．

仙腸関節以外の副運動障害では，一次的な障害も急性期では存在する．たとえば背中をひねった，足関節をひねった，腰をひねったなどでは，受傷直後では肋椎関節，距骨下関節，椎間関節などの単独治療だけで疼痛が消えることもある．しかし，発症から経過を経ると仙腸関節機能障害を起こし，当該部の関節の治療だけでは完全に疼痛は消失せず，再発も起こる．その場合は仙腸関節の副運動障害を評価して，副運動を治療することが必要になる．

上肢の場合，痛みの部位によりどの関節を治療すれば的確に痛みを消失させることができるかについては，博田による『AKA関節運動学的アプローチ博田法』[2]に詳細に説明されているので，この書籍を参照すれば治療時間を短縮できる．たとえば，母指，示指にしびれのある場合は，仙腸関節，第1・第2肋椎関節，胸鎖関節，T1/2・T2/3椎間関節の順にAKA-博田法を行えば，症状は消失する．

7）禁止要件

術者は，AKA-博田法直後に体幹の最大屈曲（前屈）の評価を行わないこと．これは仙腸関節機能障害がその場で再発することがあるからである．同様にAKA-博田法術後にSLRを力まかせに行うと再発することがある．

ある患者は腰痛が消失したことに喜んで，自宅で思いっきりSLR様の自動運動（Williams体操）をした途端，再び急性腰痛を起こした．こうした体操は危険であることを患者に周知させる必要がある．

日常生活では治癒と判定されるまでは，強く前屈すること，中腰姿勢を続けること，重いものを持つこと，などは禁止する．

それまで患者が行ってきた，腰痛治療と称する体操，ヨガ，ストレッチング，エアロビクス，水泳療法，伝統的運動療法などは治癒と判定されるまでは禁止する（**表1**）．当然，整体院への通院も禁止する．整体院では"骨盤のずれ"を治すという宣伝をしており，AKA-博田法で骨盤のずれが治ったから，次は整体に行こうという危険を冒す患者が多い．

"スポーツの再開は次回の診察までは慎重にすること"と患者に申し渡すが，スポーツ愛好家がその通り守ることはあまりないので注意が必要である．一例を挙げると，ゴルフのプロテスト前に腰痛になり，AKA-博田法で腰痛が消失したので，喜んですぐに猛練習を再開したが，その

後，仙腸関節炎を発症した患者がいた．

　AKA-博田法で疼痛が消失した後で，疼痛が再発したといって来院する患者がまれにみられるが，多くの場合，副運動障害は初診時より改善している．こうした例では，術後にごく軽度の副運動障害が起きても，脳の痛覚中枢の感受性が亢進しているため，症状が初めに戻ったと患者が感じるのである．その場合，AKA-博田法で容易に副運動は改善する．

8）治癒の判定

　AKA-博田法直後の判定で副運動1型が改善し，左右差が消失することが目標である．再診時に副運動1型が左右同じ動きとなり，エンドフィールが柔らかく終わり，初回AKA-博田法後に獲得した副運動の改善が維持されていることを治癒指標とする．疼痛が改善しても再診時に副運動が減少していれば，仙腸関節機能障害は治癒していない．

　1回目の再診で仙腸関節機能障害のタイプが判別できるので，治癒していなくても治癒までのおおよその期間を患者に告げることができる．

　いずれにしても，治癒の判定は疼痛ではなく副運動の評価で行うことが必要である．

II　治療技術

（注：各技術の解説冒頭に博田節夫先生ご自身による研修会会場での実技デモンストレーションの実写を掲載する）

　本項の副運動技術は，原則として右側の治療技術を説明している．特に説明がない場合，左側の手技は右側とは対称のものとなる．

A　仙腸関節の副運動技術

　仙腸関節の副運動技術はAKA-博田法の副運動技術の基本である．仙腸関節の副運動技術ができなければ，仙腸関節機能障害から派生する腰痛，殿部痛，背部痛，下肢痛，股関節痛，膝関節痛，足部痛，頸部痛，肩，肘および手部痛など，すべての関節原性の痛みの治療はできない．これらの関節原性疼痛のすべては仙腸関節機能障害から二次的に派生しているからである．そのため，仙腸関節機能障害の治療では仙腸関節の副運動技術の習得に最大限の努力を傾注すべきである．

1) 仙腸関節への2つの技術
　　大きく分けて離開法と滑り法の2種類の技術がある．

2) 離開法
　　仙腸関節の関節面を引き離す副運動技術である．仙腸関節は大きな関節であるので全面を同時に引き離すことは困難である．このため，①仙腸関節上部を引き離す方法（上部離開法；図1A），②仙腸関節下部を引き離す方法（下部離開法；図1B），に分けて用いる．

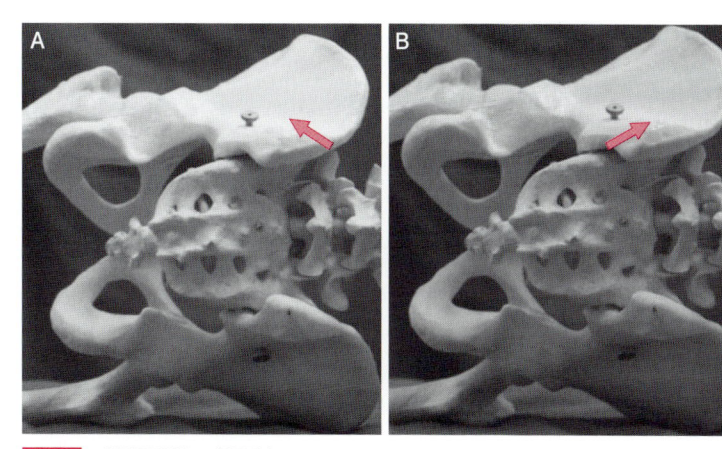

図1　仙腸関節の離開法
A：上部離開法での離開方向，B：下部離開法での離開方向

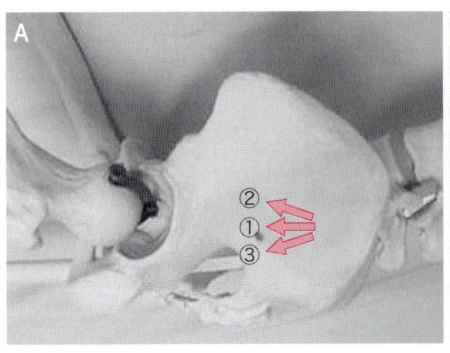

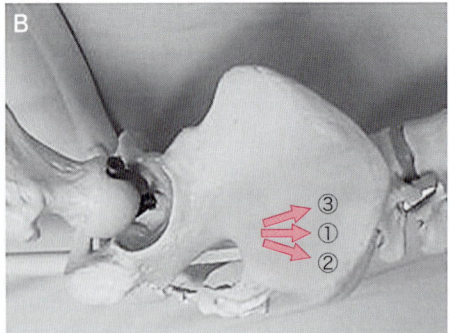

図2　離開の方向
A：（上部離開法）①まっすぐ尾側へ離開する方法，②やや背側寄りの上部を離開する方法，③やや腹側寄りの上部を離開する方法，がある．最も動きやすい方向へ動かす．
B：（下部離開法）①まっすぐ頭側へ離開する方法，②やや腹側寄りの下部を離開する方法，③やや背側寄りの下部を離開する方法，がある．最も動きやすい方向へ動かす．

　上部離開法にはさらに，①まっすぐ尾側へ向かって離開する方法，②やや背側寄りの上部を離開する方法，③やや腹側寄りの上部を離開する方法，がある（図2A）．
　下部離開法でも同様に，①まっすぐ頭側へ離開する方法，②やや腹側寄りの下部を離開する方法，③やや背側寄りの下部を離開する方法，がある（図2B）．
　治療の最初に離開を開始する際は，このうち最も動きやすい方向を探し，その方向から開始する．

3）滑り法
　滑り法には，①関節面全体を上方に滑らせる上方滑り法（仙骨を上方に滑らせる方法），②関節面全体を下方に滑らせる下方滑り法（仙骨を下方に滑らせる方法），がある（図3）．

4）操作のイメージ
　仙腸関節を動かす操作は，水に浮かんだ凹凸のある板に手をのせて，右や左，手前や向こうへと移動させる操作に似ている．この場合，板を握って動かすのではなく，手はのせるだけである．のせた手と板の間にどのような力を生じさせるかによって動く方向が決まる（図4）．腸骨あるいは仙骨という板の動きを感じながら，どの方向に動きやすく，どの方向に制限があるかを探りながら副運動を起こす．

5）操作と軟部組織の緊張
　実際の仙腸関節では，関節面の一部が固着し，周囲の関節包や靱帯の一部がつっぱった状態になっている．板を動かすイメージで，固着や周辺軟部組織の緊張のムラを消失させるように動かしていく．しかし，生体の関節を動かす場合，操作の方法によっては極めて鋭敏に周囲の筋や軟部組織の緊張が亢進し，関節運動が逆に低下する場合もある．
　したがって，そうした点に注意しながら，極めて繊細な関節操作を行う．また，場合によっては，周囲の軟部組織の緊張を起こさないような繊細さと同時に，強い力によって関節運動を起こす必要性が生じる場合もある．この場合は，操作する手を極力リラックスさせて，動かす力源を足腰の力で得る必要がある．この操作には高度な習熟を要する．

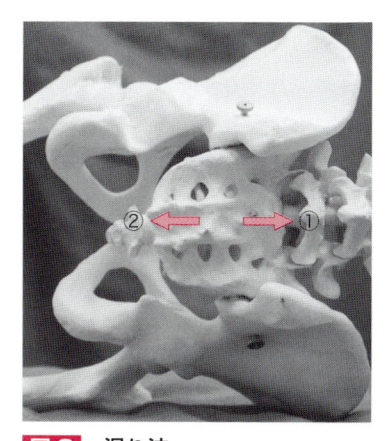

図3 滑り法
①仙骨を上方へ滑らせる上方滑り法．
②仙骨を下方に滑らせる下方滑り法．
がある．

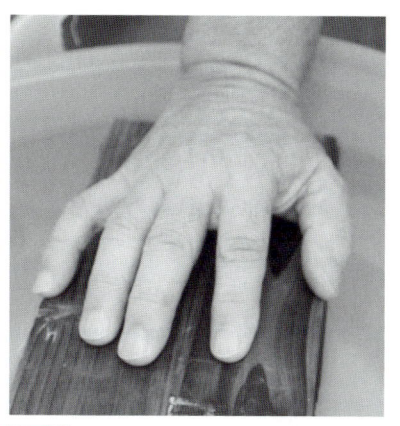

図4 仙腸関節を動かす操作感
水に浮かんだ板に手をのせて移動させる．握る，つかむという操作を避けて，"ふわっ"と動かす．

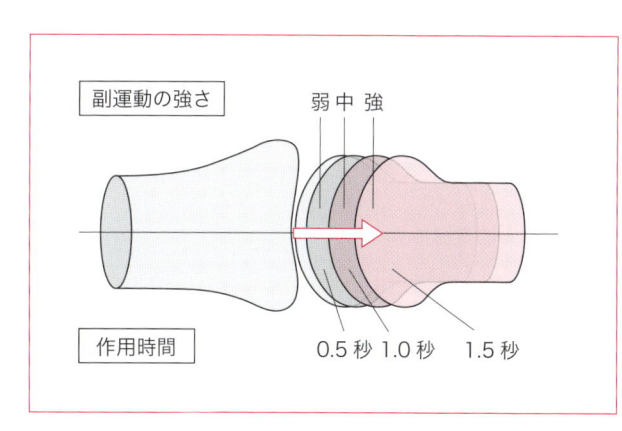

図5 副運動の強さ
"強"，"中"，"弱"がある．これは作用する力の強さではなく，動きの範囲であり，作用時間で表すことができる．"中"は関節のゆるみの限界，"強"はそれを超えて伸張を加えたもの，"弱"は"中"の範囲の1/2以下である．作用時間では，弱は0.5秒，強は1.5秒程度となる．

6）副運動を利用した技術を行う際の強さ

強さには"強"，"中"，"弱"がある．"中"は関節包・靱帯のゆるみがなくなるまでの動きの範囲のことをいう．"中"の半分以下の動きが"弱"である．"強"は，"中"の範囲を越えて関節包および靱帯を伸張する範囲の動きをいう．治療では"強"と"弱"を用いる．作用する時間は"弱"で0.5秒，"強"で1.5秒程度である（図5）．

7）用いるベッド

ベッドは標準的な診察台（幅65cm程度×高さ60cm程度）を用いる．高さは術者の体格によって変更してよい．上下に可動できるベッドがあれば，術者の疲労を軽減できる．

8）患者の姿勢

患者の姿勢はベッドの中央で真横を向くかたちでの側臥位とする（図6）．患者の骨盤の背側面がベッド面と垂直になるようにする．半背臥位や半腹臥位では操作を行いにくい．

患者の姿勢がベッドの手前に近い位置だと術者と接近しすぎることになり，術者の重心位置が踵に近くなるので操作しにくい．また，患者の膝がベッドからはみ出るかたちとなり，姿勢の保

A．仙腸関節の副運動技術

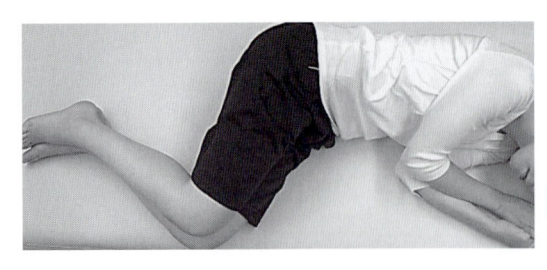

図6 患者の姿勢
ベッドの中央に側臥位で真横を向く．

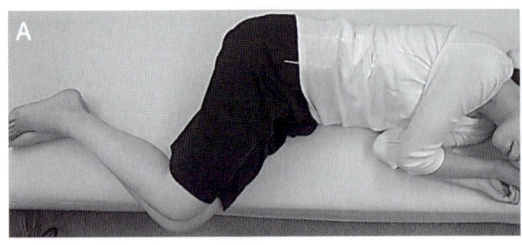

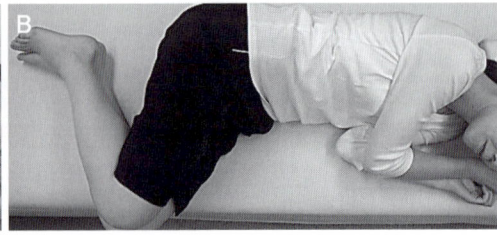

図7 患者の姿勢：悪い例
A：膝前方がベッドから突き出ると姿勢保持が不安定になり，操作が困難になる．
B：膝関節が90°以上屈曲すると，仙腸関節の動きが悪くなる．

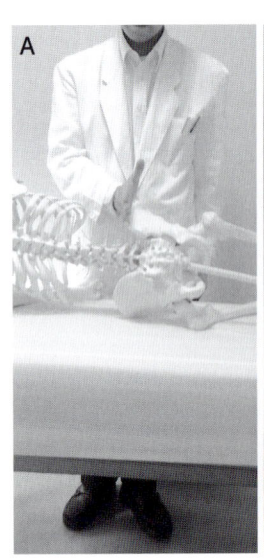

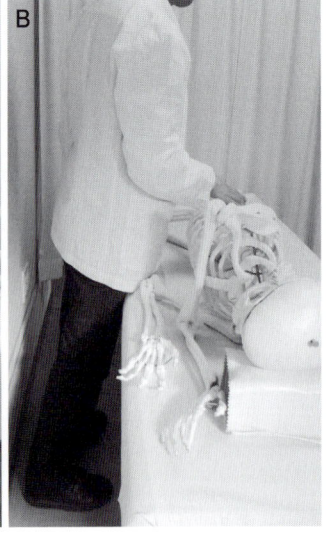

図8 基本的な術者の立ち位置
A：（正面から見たところ）患者の腸骨稜の頭側端と術者の臍が一致するように立つ．
B：（側面から見たところ）術者のつま先がベッドの下に入るぐらいの位置に立ち，大腿部とベッドが軽く触れる程度の位置関係にする．

持が不安定となる（図7A）．
　逆に，術者から遠い位置だと術者が前傾姿勢で操作する必要があり，また術者は脇を大きく開かざるを得ないため操作しにくい．
　患者の仙腸関節は最大ゆるみの位置，すなわち股関節を45°屈曲位にするが，腰椎前弯が強い患者では股関節を70°程度まで屈曲する必要がある場合もあるが，70°以上の屈曲は不可である．また，膝関節は90°程度の屈曲位としておくが，それ以上の屈曲では仙腸関節の動きが悪くなる（図7B）．
　なお，患者の着衣は日常の服装でよいが，腰のベルトはないほうがよい．初心者は骨をよく触れようと直接皮膚を触れて操作しようとする傾向があるが，これは患者に無用の緊張を起こすた

め良い結果が得られない．特に小児では緊張したり，くすぐったがるなどして，操作ができなくなることも多い．その場合は，逆にバスタオルを1〜2枚かけたりするなどの配慮が必要である．

9）術者の立ち位置

術者は患者の腹側に立つ．患者の腸骨稜の頭側端と術者の臍が一致するように立つ（図8A）．術者の両下肢がほぼ平行になるぐらいの肩幅以内の足の開きにする．この状態だと重心の左右移動が容易にできる．左右交互に足踏みできる程度の開き具合が良い．両下肢が開きすぎていると足踏みはできない．

術者のつま先がベッドの下に入るぐらいの位置に立ち，大腿部とベッドが軽く触れる程度の位置関係にする（図8B）．ベッドにもたれかかってはいけない．ベッドにもたれかかると，操作を行う際に必要な重心移動がスムーズにできなくなる．ベッドに軽く触れるのは良い．立ち位置がベッドから離れすぎると，操作に際し体が前傾姿勢となり，ベッドにもたれかかってしまう．逆にベッドにもたれかからないようにしようとして腰を引いてもいけない．

術者の腰椎は，軽度伸展位を維持するのがよい．前屈してはいけない．術者の姿を側面から見た場合，下腿から大腿，体幹にかけてが，ほぼ直線上にあるイメージで行うのがよい．

1 上部離開法（図9）

上部離開法には，腸骨を離開する方向によって3つの方法がある．

1）患者の姿勢

左側臥位．

2）術者の立ち位置

術者は患者の腹側に立つ（図10）．

3）術者の足の位置

左足をベッドに向かい垂直にし（図11），体重は主に左前足部にかけ，左足の踵は床面についている状態であるが体重はかけない．骨盤をわずかに時計回りに回旋させる．左足に重心をか

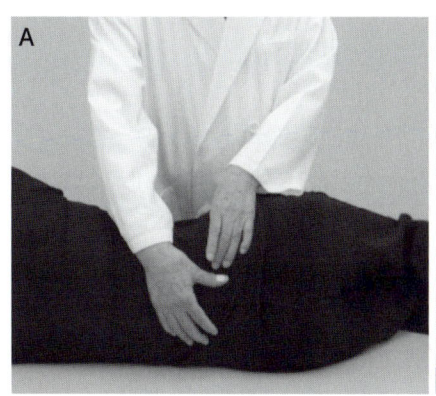

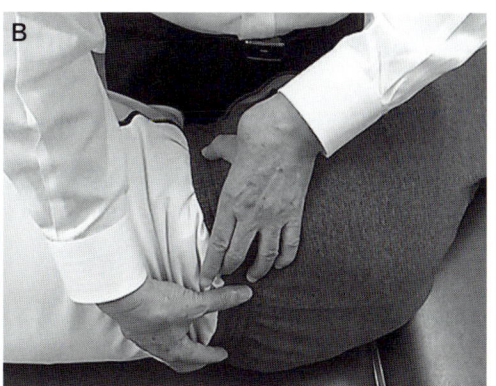

図9　上部離開法（博田による実演）
A：背側から見たところ，B：斜め上から見たところ

A．仙腸関節の副運動技術—1．上部離開法　45

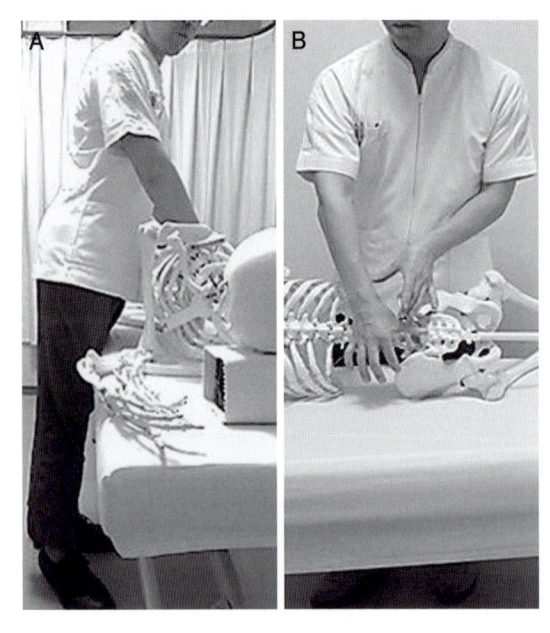

図10 術者の立ち位置
A：側面から見たところ，B：正面から見たところ

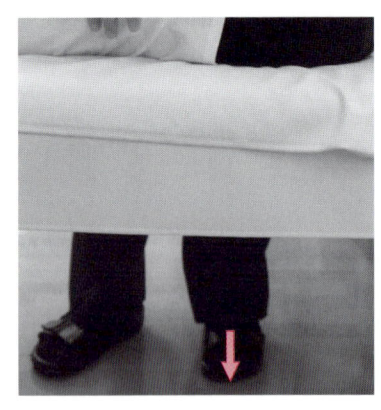

図11 術者の足の位置
操作側の足先はベッドに垂直に向ける．

けた状態で，右足の踵を床面につけたまま，右足のつま先だけ浮かして右股関節をわずかに外旋し，右前足部を時計回りに回転させた位置でつま先を下ろす．

　右仙腸関節の上部離開操作中は，骨盤をわずかに時計回りに回旋させておく必要がある．骨盤を時計回りに回旋させようとして右足を後ろに引いてはいけない．右足だけ後方にあると，以降の骨盤を使った操作ができない．

　こうした足腰のポジショニングができていないと，仙腸関節を操作する際に，直線的な副運動を起こすことが困難となり，動かしている途中で方向が変わってしまう．

　"弱"の副運動を起こす際は，つま先立ちをする必要はない．ただし，体重を踵にかけてはいけない．つま先に体重をシフトさせておく必要がある．

1-a　腸骨上半部を尾側へ向かって離開していく方法

　仙腸関節を動かすためには，力を加える部位，方向，動かすスピードなどに細かなコントロールが必要となる．ここでは，どのように離開すれば仙腸関節が動くのかを説明する．

1）手の置き方と動き

　右仙腸関節の上部離開を行う場合は，患者に左側臥位をとらせる（右腸骨が上になる）．術者は患者の腹側に立ち，左手を腸骨上にのせる．前述のように，腸骨を水に浮かべた板に見立てるとよい（図4；43ページ参照）．

　術者の左手を腸骨に貼りつかせるようにして，患者の尾側方向へ手を動かして腸骨を動かす（図12，13）．握ったり（図14），押さえつけたり，指を当てるなどは決してしないで，術者の手を柔らかく腸骨に接触させて尾側方向へ引くと，仙腸関節が動くのを感じることができる．動き始めるのを感じることができたら，動きが止まることのないように手と腸骨の接触の度合いを調整しながら，尾側へさらに引いていくとよい．

　動きが感じられなかったら，いったん操作を中止して，方向を変えてはじめからやり直す．ただし，漠然と手をのせただけでは，腸骨に左手を貼りつかせることは困難である．殿筋が存在するために，腸骨を触知できる部分が限られているからである．腸骨を触知できる部分は，上前腸骨棘から腸骨稜，上後腸骨棘にかけての弓状の部分だけである．

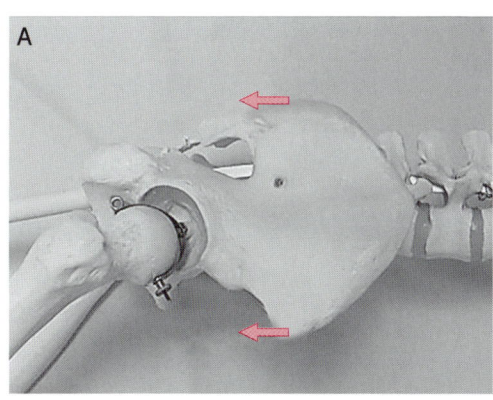

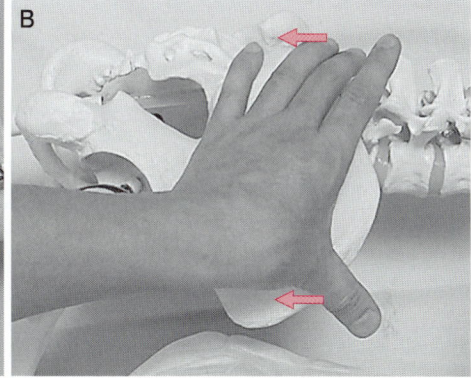

図12　まっすぐ尾側へ動かす場合の力の方向
A：力を加える方向，B：操作方法．上後腸骨棘と腸骨稜腹側半部に頭側から力を加えて尾側に動かす．このとき両者の力が同一方向を向いていないと仙腸関節は動かない．

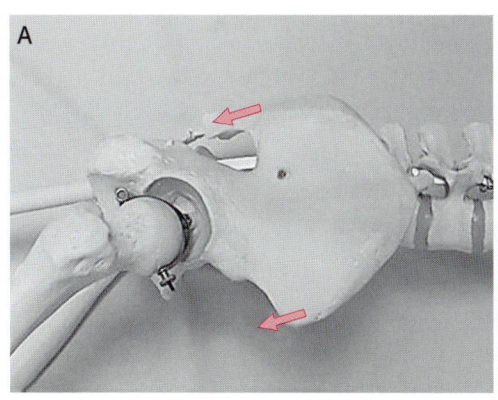

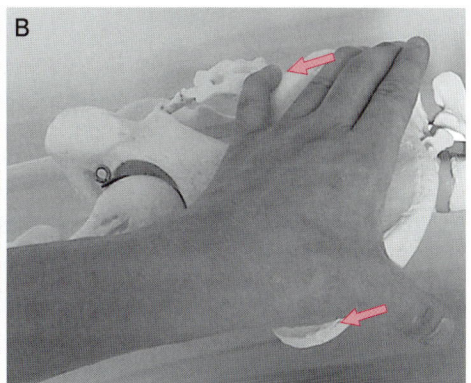

図13　やや腹側方向への成分が混じったかたちで尾側へ動かす場合の力の方向
A：力を加える方法，B：操作方法．やや腹側のほうが動きやすい場合がある．どの方向へ動きやすいかは軽く力を加えて探ってみる．確認できたら，動きやすい方向へ動かす．このとき，前腕は動かす方向に向かうようにし，肘で引っ張るように仙腸関節を動かすとよい．

A．仙腸関節の副運動技術―1．上部離開法

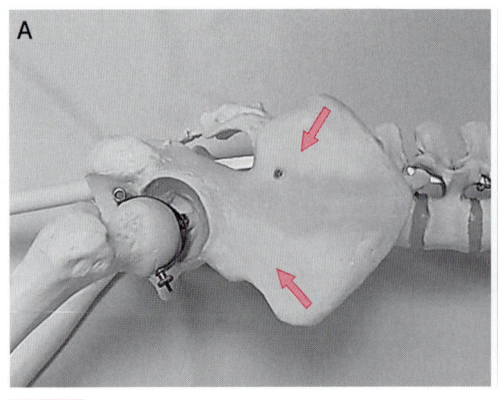

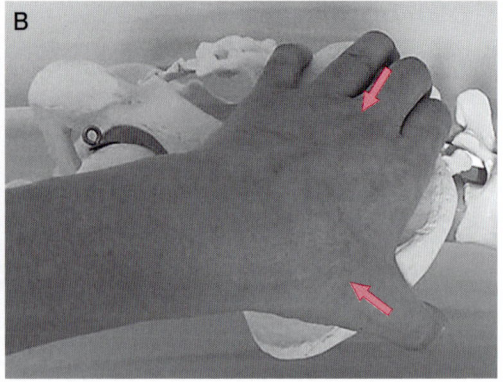

図14 誤った動かし方
A：加える力の方向が交差している誤った例．B：握る場合の力の方向．初心者は腸骨を握るようにつかんで動かそうとする．これでは加わる力のベクトルが腸骨を動かすベクトルになり得ない．

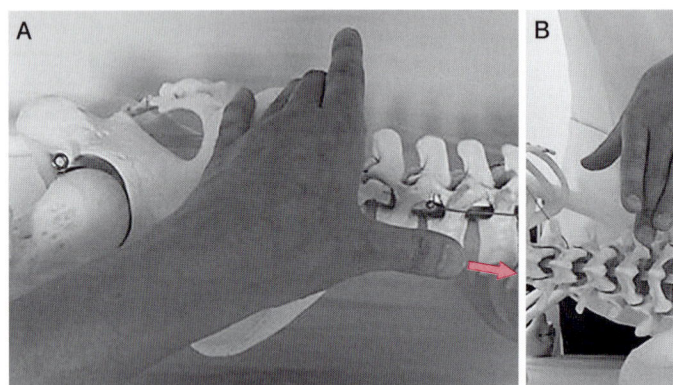

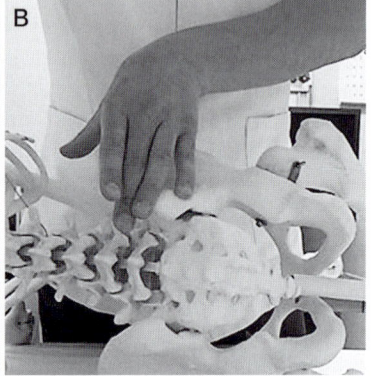

図15 指の開始の位置
A：天井側から見たところ．B：背側から見たところ．母指は頭側方向に向けておく．

2）指の密着法

　左手のどのあたりを腸骨のどこに接触させるかについて，次に詳述する．

　前述のように，術者は左前足部優位に重心をかけた状態で立つ．骨盤は時計回りに軽く回旋した状態とし，これに合わせて上半身もわずかに時計回りに回旋した状態とする．左脇を軽く開いて左上腕を自然下垂位とするが，脇の開きは20°以内にとどめる．

　左前腕を回内外の中間位とし，橈骨茎状突起を天井方向へ向けた状態で患者の右腸骨の上に術者の左手をのせる（図15）．

　術者の左環指遠位指節間（DIP）関節付近を患者の右上後腸骨棘に位置させ，左母指の中手指節（MP）関節を腸骨稜の頭側端上に浮かせた状態とする．

　手の形は母指の掌側外転の状態とする．ただし，純粋な掌側外転位ではなく，掌側外転位からわずかに橈側外転方向へ開いた状態とする．このとき，術者はリラックスして，患者の殿部に小指から小指球，左手関節尺側面にかけての全体を接触させておく（図15）．

　次に，左肘をゆっくりと前に出しながら（図16, 17），左前腕をわずかに回内する．このと

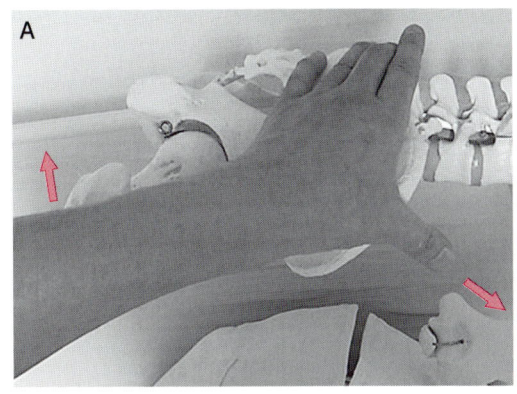

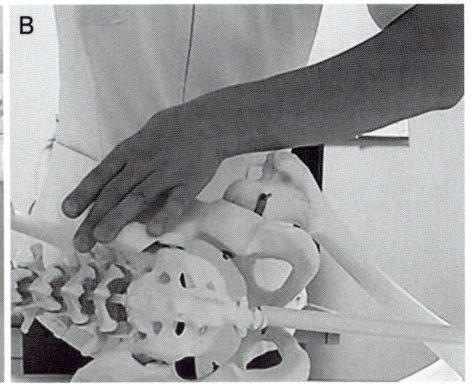

図16 環指と母指の密着法（1）
A：天井側から見たところ，B：背側から見たところ．肘を前方に出して母指橈側を腸骨稜腹側半部に密着させていく．

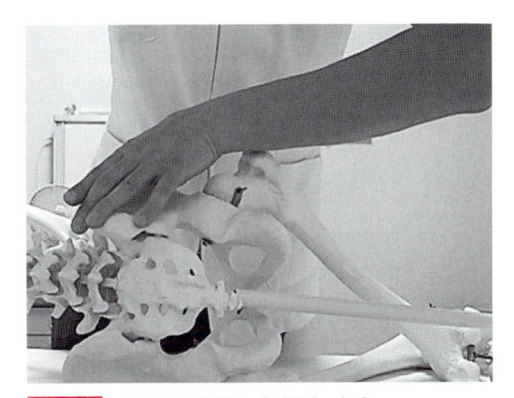

図17 環指と母指の密着法（2）
肘を前方に出していくと，環指尺側と母指橈側の両方に均等に力が加わるポジションに達する．

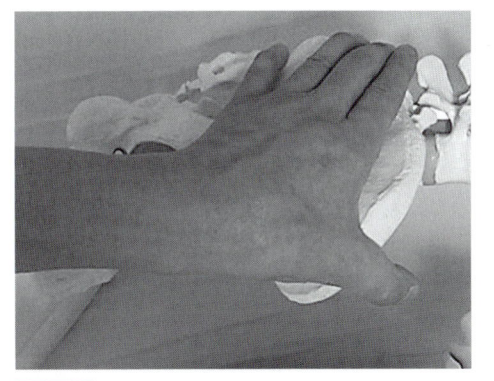

図18 環指と母指の密着法（3）
肘をそのまま前方へ押し出すようにして，母指のみで腸骨稜をやや背側方向へ動かす．

きの回内は40°程度までにとどめるようにすることが重要である．示指と母指の間を大きく開き，母指先を術者の腹側方向へ向かわせていく．この操作によって，母指基節骨の橈側面を患者の腸骨稜腹側半部に接触させる（図17, 18）．この時点で，術者の左肘は患者の体幹長軸の延長線よりやや手前か，線上に位置している．この際も，脇の開きは20°以内にとどめる．このとき，第2・第3中手骨付近の手掌は腸骨から浮いた状態を維持する．

3）1cmの戻し

以上のポジショニングができたら，手の形を変えないように注意しながら左手全体を1cm頭側へずらす（図19）．この手順でポジショニングを行う際は，軟部組織にねじるような力を加え，腸骨に引っ張るようなストレスをかけている可能性が高いため，1cmずらすことで，こうしたストレスをいったん解除する．皮膚を伸張したり，圧迫したり，ねじるようなストレスを加えると，周辺の組織が緊張し，関節は動かなくなるからである．ずらした後は，仙腸関節を尾側にまっすぐ動かしていく（図20）．

A．仙腸関節の副運動技術—1．上部離開法

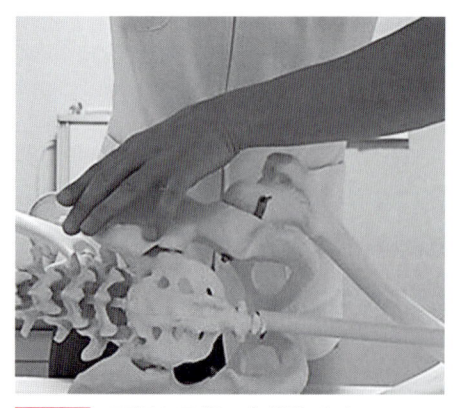

図19 環指と母指の密着法（4）
環指尺側と母指橈側のポジショニングができたら，手全体を1cm頭側にずらし，加えていた力をいったん解除する．そこからゆっくりと密着させて仙腸関節を動かす．

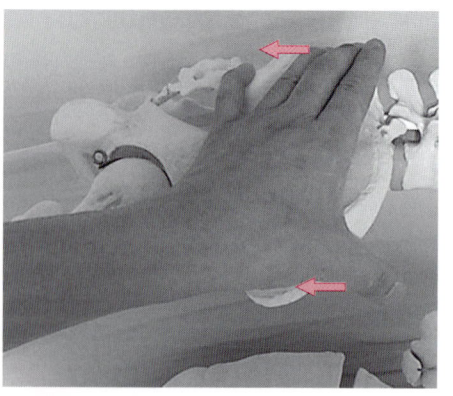

図20 環指と母指の密着法（5）
環指尺側と母指橈側の両方に均等に力を加えて，まっすぐ尾側に動かす．

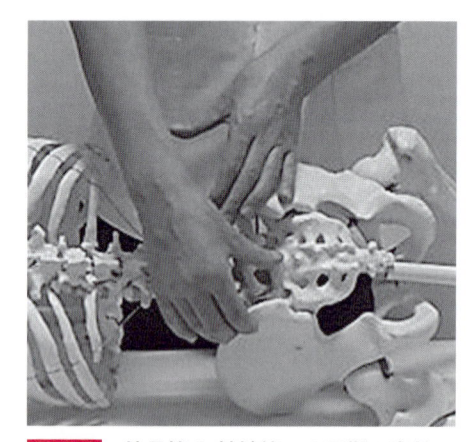

図21 仙骨第1棘結節への母指の密着
右母指は第1棘結節に触れるだけでよい．触れていると左手で腸骨を操作することによって，仙腸関節の動きを感じることができる．右母指が適切に密着できていないと，仙腸関節の動きが十分にわからないまま漫然と左手で引っ張ることになる．

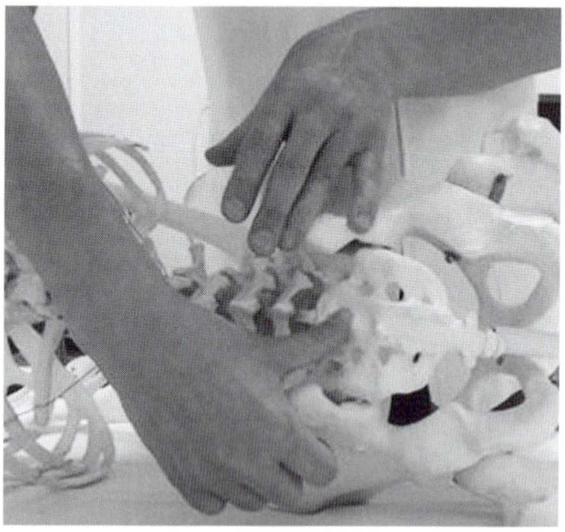

図22 仙骨第1棘結節への母指の密着：悪い例
第1棘結節を押さえすぎると仙腸関節の動きは阻害される．

4）仙骨の操作

　次に，右母指末節の橈側で仙骨第1棘結節に触れる（図21）．
　右母指で第1棘結節を触れていると，左手で腸骨を操作することによって仙腸関節が動くことを確認できる．触れるだけであり，押さえつけてはいけない（図22）．このときの右手の形は椎間関節を操作する際の右手の形に準ずる．術者の腰椎前屈や骨盤の反時計回りの回旋が起きないように注意しながら，術者は腰椎を伸展し，腰をややそらすようにしながらゆっくり右母指を第1棘結節に近づける．また，第1棘結節を触れるために体重が右下肢にシフトすることのないようにする．体重は，左前足部に80％以上のせておき，右足優位とならないようにする．

5）患者の腸骨の動き

次に，術者の左肩関節の外転力を働かせることによって，左手を尾側方向へ動かし，再び環指 DIP 関節付近の尺側を頭側から上後腸骨棘に，また母指基節骨の橈側を腸骨稜腹側半部に，それぞれ密着させていく（図20）．密着してくると術者の右母指に，患者の腸骨の動きとともに仙腸関節の動きを感じることができる．動き始めを感じたら，術者の左骨盤をゆっくりと患者の尾側方向へ動かし，術者の左半身を患者の尾側方向へ伸び上がらせるようにして，環指尺側と母指橈側の密着度を増しながら副運動を起こす．これが"弱"である．

このとき，小指球や母指球が患者の殿部軟部組織を圧迫しないように注意するが，自然に触れているのはよい．また，第2・第3中手骨部分の掌側は患者の殿部から浮いた状態を維持しておく．初心者では，自分の骨盤を動かすことにのみ注意がいき，患者の仙腸関節の動きを把握できないまま腰を振るという，"仙腸関節の動きと腰振り運動が乖離する現象"が起こりやすい．腰を振ることが目的ではなく，仙腸関節の副運動の範囲を大きくするために，必然的に術者の骨盤の動きが必要となることを理解しておく必要がある．

6）最良の動きの方向

また，わずかに副運動が起こっても，それが最良の副運動であるとは限らない．よりスムーズな動きを得るためには母指や環指の密着をより強くしたりして方向を変えてみる必要がある．わずかに肘を前方へ出して，前腕の回内を強くすると母指の密着を強めることができる（図17）．また，わずかに肘を手前に引いて，前腕を回外させると環指の密着を強くすることもできる．

ただし，動かそうとして引っ張っている最中に母指と環指の力のかけ方を変えてはいけない．引っ張っている最中は，力のかけ方や手の形は変えずに直線的に動かす．

7）術者の骨盤の動き

術者の骨盤の動きを用いずに，肩関節の外転のみで腸骨を尾側へ引こうとしても，肩関節の外転角度が大きくなるにしたがって手部に力みが生じてしまい，副運動をスムーズに誘導できなくなり，動きが止まってしまう．肩関節の外転によって仙腸関節の副運動が起こり始めたら，副運動の方向が変わらないように注意しながら骨盤の動きにつなげていき，"リラックスした手部を骨盤の動きで引く"ようなイメージで副運動の範囲を大きくする．これが"強"である．

"弱"から"強"へ移行する際は，手関節をわずかに尺屈させる．これによって，環指尺側と母指橈側の腸骨への接触が，より明確になるのを感じることができる．接触が明確になるのと同時に，仙腸関節の動きが大きく得られるので，これに合わせて骨盤を動かしていくとよい．このとき，小指球は患者の殿部から浮いた状態となっている．

"強"を行う場合も，腸骨を持つ手が滑らないようにするあまり，手に力を入れてはいけない．むしろ，腸骨に接触した手の動きが止まることのないように，環指と母指の力が加わる方向を腸骨の接線の方向へ向かわせると仙腸関節はよく動く．一度の操作で十分に離開できないときは，初めに戻って手を置き直し，再度"強"を行う．もし，動きが得られなかったら無理に動かそうとせず，別な方向へ動かすことを試みる．

このときの運動範囲は"弱"が1mm以内，"強"が2mm程度である．仙腸関節の動きの非常に良好な人では3mmに達する場合もある．

1-b 環指のみで動かす場合（やや背側寄りの上部を離開する方法）

この方向へ動く頻度は高くないが，時にはこの方向へ動かす必要性が生じる．

1）手の置き方

　　術者の左手を患者の右腸骨上に位置させる．橈骨茎状突起を天井側に向けた状態で，術者の左環指 DIP 関節の尺側面を患者の右上後腸骨棘に位置させ，左母指の MP 関節を腸骨稜の頭側端上に浮かせた状態とする．母指はわずかに橈側外転を加えた掌側外転位とする．環指の MP 関節，近位指節間（PIP）関節および DIP 関節は自然にわずかに屈曲した状態とする．

　　上後腸骨棘への密着を得るためには環指のごく軽度の屈曲力が必要になるが，強い力は必要ではない．小指が環指のすぐ隣にあると，環指尺側が上後腸骨棘に密着するのを妨げることになるので，小指はわずかに外転しておく．母指の掌側外転の角度を変えないように注意しながら，術者の左前腕を少し回内して，母指先が患者の体にわずかに触れるぐらいまで下ろし，母指先が患者の頭側を向くようにしておく（図24A）．母指が患者の背側へ向いている場合や母指の掌側外転を維持できていない場合（図23B），母指手根中手（CM）関節が対立方向へ動いてしまっている場合（図23A）などでは，手関節の尺屈力が発揮できない．このため環指尺側を上後腸骨棘に頭側から密着させることができない．

　　母指と環指の位置関係は開いた状態にしておく．術者の示指は患者の腸骨稜からやや背側方向に遊離させた状態にしておく．左手の手背が患者の背側方向よりやや尾側を向くように位置させる．手関節が掌屈すると，腸骨を腹側へ引く力が増すので仙腸関節の動きが悪くなる．

2）肘の方向と荷重

　　次に，術者の左肘を患者の大腿骨上に位置させるようにする（図24A）．天井側から見て，患者の大腿と術者の前腕が平行になるが，このとき，左脇を開いて肩を外転させることによって左肘を大腿骨上に位置させてはいけない（図24B）．左足先に重心をかけ，軽くつま先立ちするようにして，左肘の位置が患者の大腿骨上に来るように，体の位置をコントロールするのが正しい．荷重は，左足に 80％ 以上のせるようにする．以降は踵に体重をのせないように左足先で体重を支えながら操作を行う．

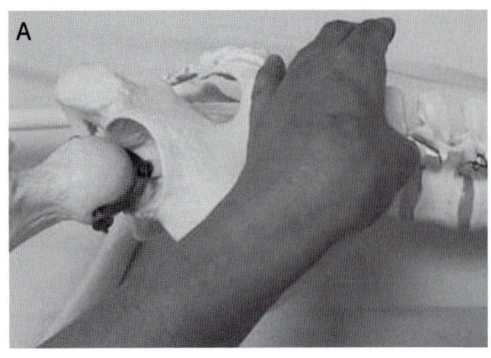

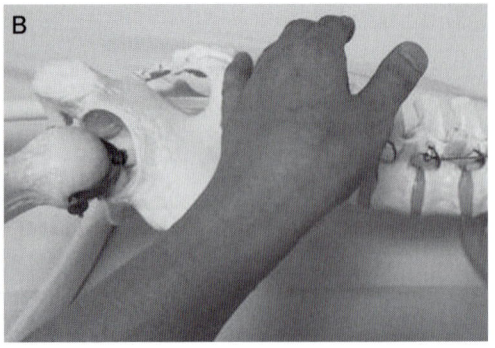

図23 手の置き方：悪い例
A：母指の中手骨が対立位になると，環指尺側が上後腸骨棘に十分密着しなくなる．
B：母指の掌側外転が維持されずに母指と示指の間が狭くなると，環指尺側が上後腸骨棘に十分に密着しなくなる．

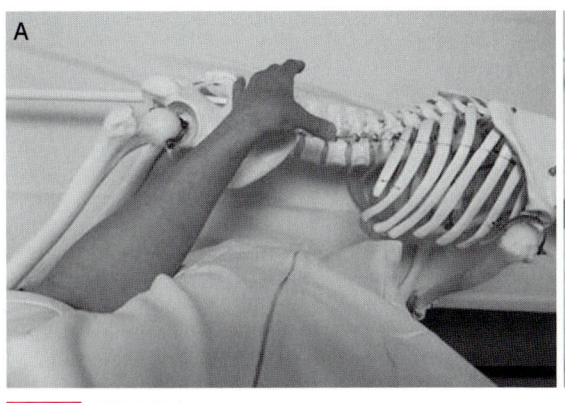

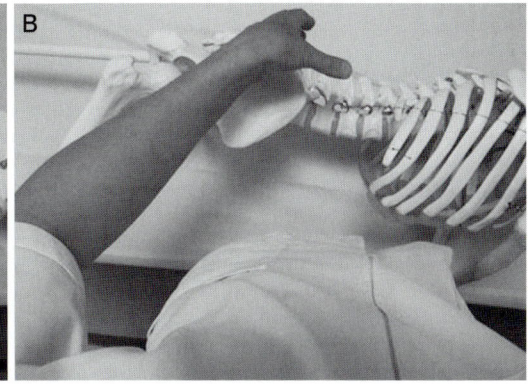

図24 肘の方向
A：前腕の方向を患者の大腿骨の方向と一致させる．このとき，肘が体側に位置するように体全体を近づけることで，手部のリラックスを得やすくなる．準備ができたら，手の力を抜いたまま下肢のコントロールで動かすことが可能となる．
B：（悪い例）体と肘が離れていると，動かそうとするときに手部に過剰な力が必要となり，力のコントロールが難しくなる．

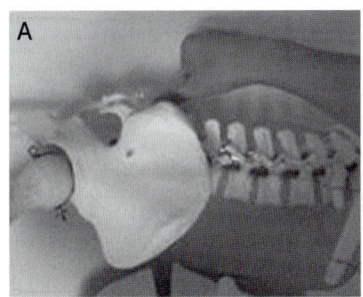

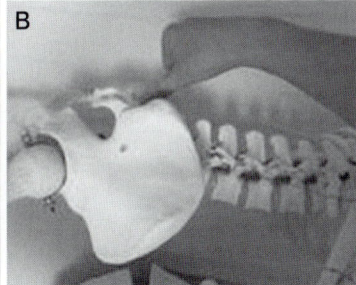

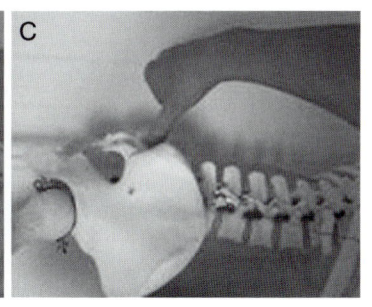

図25 仙骨第1棘結節への母指の密着
第1棘結節への右母指の密着方向は柔軟に変化させる必要がある．A～C図のようにさまざまな密着方向によって，仙腸関節の動きやすさが変化する．不必要な力が入って術者がリラックスしていないと，こうしたコントロールはできない．

3）1 cm 戻す

以上のポジショニングが得られたら，左手を患者の頭側に1 cmずらす．この際，手の形は変えないように注意する．

4）仙骨を触れる

腰椎が前屈しないように注意しながら，術者の右母指末節の橈側で患者の仙骨第1棘結節に触れる（図21，25，29）．

5）環指の操作

次に，ゆっくりと左手関節を尺屈させ，環指DIP関節付近の尺側を上後腸骨棘頭側の軟部組織に食い込ませていく（図26）．

この際，小指球が患者の皮膚から離れ，手首が少し上がる．環指尺側を密着させようとして不必要に力が入ってしまい，環指MP関節・PIP関節・DIP関節の屈曲，手関節の掌屈，前腕回内などが起きてしまうことがある．MP関節が屈曲すると，環指は外転力を発揮できなくなる．ま

A．仙腸関節の副運動技術—1．上部離開法

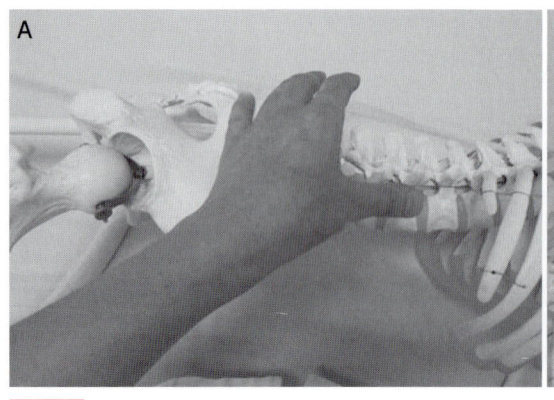

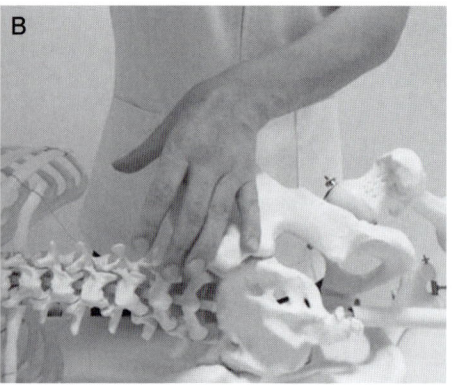

図26 指の開始の位置
A：天井側から見たところ，B：背側から見たところ

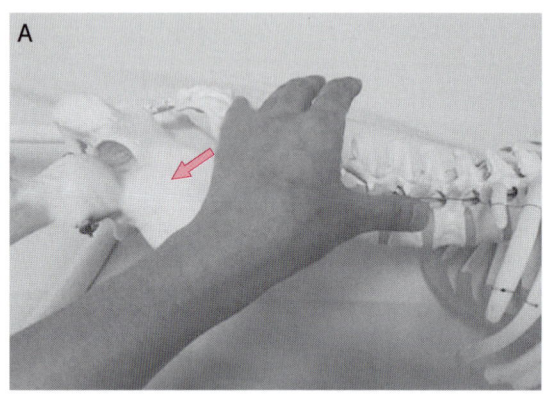

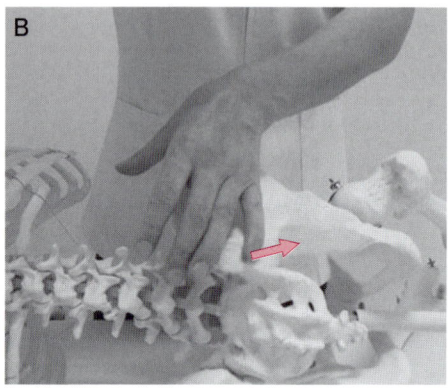

図27 やや背側寄りの上部を離開する場合の動きの方向
A：天井側から見たところ，B：背側から見たところ

た，環指 MP 関節・PIP 関節・DIP 関節の屈曲，および手関節の掌屈が起こると，上後腸骨棘を尾側に引くよりも腹側へ引っ張ることになってしまう．前腕が回内しすぎても環指尺側は上後腸骨棘に密着しなくなる．また，母指の掌側外転を維持できずに内転してくると，環指の密着力が得られなくなる．以上の理由から，左示指は自然な伸展位としておく．

　また，環指尺側を密着させるためには，術者の左三角筋後部線維や上腕三頭筋などの力を要する．これらの筋を働かせることで上後腸骨棘に環指が密着してくれば，仙腸関節が動き始める．スムーズな副運動を触知できるようであれば，そのまま骨盤の動きを起こして，患者の膝の方向（術者の肘の方向）に向かって上後腸骨棘を引いていく（図27）．

　動きの方向にはバリエーションがあり，わずかに天井方向へ引き上げるように力を加えながら前腕の方向へ引くなど，最良の方向を探しながら動かす．初心者では，動きがわからないで天井方向へ引こうとする場合が見受けられるが，この場合は，環指尺側が上後腸骨棘に密着しないまま滑ってしまう（図28，29）．

　以上の手順で"弱"になる．

6）仙骨の触診で動きを感じる

　　仙腸関節が動いている場合は，左環指尺側が密着している上後腸骨棘と右母指で触診している

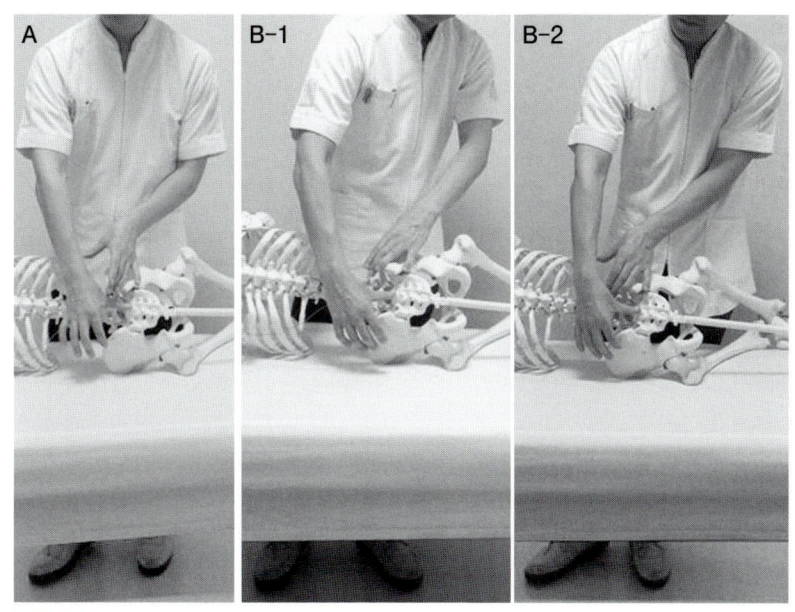

図28　術者の体の使い方
A：左足優位に体重を支えて，左半身の軸をまっすぐにするように立つ．骨盤は軽く時計回りに回旋している．左上腕は自然下垂位で，脇は閉じた状態にする．
B-1：（悪い例1）骨盤，体幹を左に回旋させて腸骨を引こうとしている．左足部も外旋位にあり，この状態では腸骨を操作することができない．
B-2：（悪い例2）体が左方に移動し，腸骨を引こうとする体勢になっているようだが，肩が内転している．この状態では体だけは引っ張ろうとしているが，手の部分では引っ張っていない．

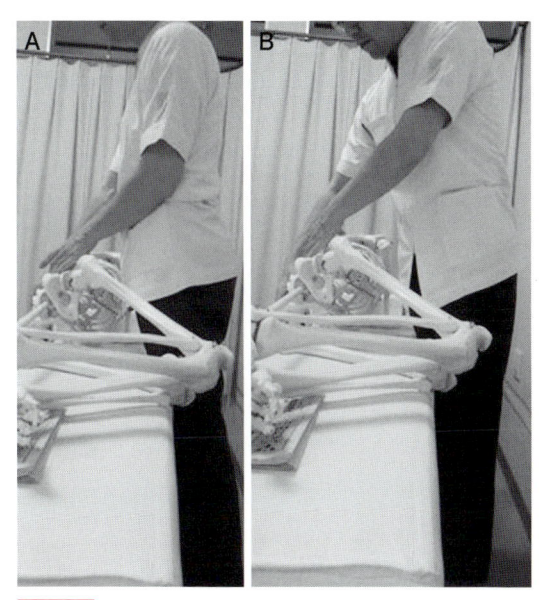

図29　術者の姿勢
A：右母指で仙骨第1結節を触れる際，術者の腰椎が前屈，体幹が前傾してはいけない．姿勢が崩れると仙腸関節を動かせなくなる．骨盤は軽度右回旋した状態を維持する必要がある．
B：（悪い例）このように骨盤が左回旋してはいけない．

A．仙腸関節の副運動技術—1．上部離開法　55

仙骨第1棘結節の位置関係が変化するのを感じることができる．スムーズな動きが感じられたなら，そのまま動きの範囲を延長していき，"強"に移行する．

"強"は，骨盤の動きをさらに大きくしていくと得られる．このときは，仙骨に触れていた母指の密着度を増し，仙腸関節のより大きな動きが得られるようにする．仙骨の押さえ方が悪いとかえって仙腸関節の動きを阻害することになる．動きに合わせて仙骨側の密着度を変化させながら，腸骨を引いて"強"の動きを得る．

7）仙腸関節の動きが止まったとき

仙腸関節の動きが途中で止まるように感じられたならば，腸骨に対する手の密着力をゆるめるようにして，さらに引くとよい．基本的には，動きが悪く感じられたなら手の力を抜くことに努める．動きが止まるように感じる場合は，術者の操作方法が悪いために，仙腸関節周囲の軟部組織や筋の緊張が亢進している場合が多く，手の力を抜いて滑らせることで緊張が解除され，再度仙腸関節が動き始める場合もある．

しかし，この方向へ動く頻度は基本的に高くないため，動きが感じられない場合は，無理に動かそうとせず，動かす方向を変えてみる．

1-c　母指のみで動かす場合（やや腹側寄りの上部を離開する方法）

1）術者の立ち位置と手の置き方

最初の立ち位置は，環指のみで動かす場合と同様である．左足をベッドに向かい垂直にし，主に左前足部で体重を支えて操作する．

橈骨茎状突起を天井側に向けた状態で，術者の左環指DIP関節尺側付近を患者の右上後腸骨棘に位置させ，腸骨稜の頭側端上に左母指のMP関節を浮かせた状態とする．手の形は母指の掌側外転の状態にする（図30）．

2）肘と肩の移動

このポジションから，術者の左肩関節をゆっくりと屈曲させる．ただし，術者の体幹と左上腕の開きは20°を超えてはいけない．左肘を前方へ出し，左前腕を患者の体幹長軸の延長線上付近に位置させる．これとともに左前腕の回内を若干起こしつつ，掌側外転の角度を変えないように注意して，左母指先を術者の腹部方向へ向けながら下ろし，母指基節骨の橈側を腸骨稜腹側半部へ接触させていく．

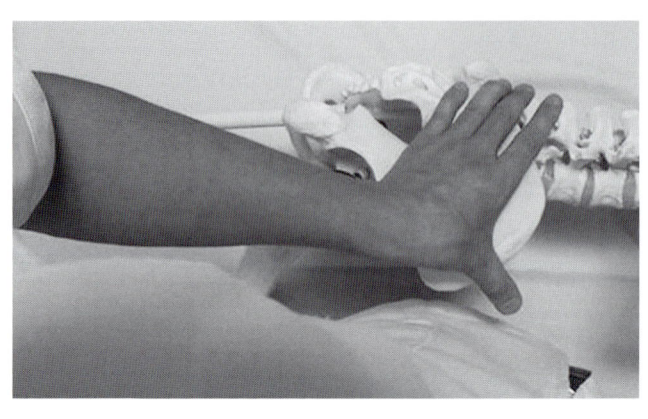

図30　手の置き方
母指と環指の両方で動かす方法から，さらに左骨盤を前方に移動させ，母指の密着を強くする．環指は上後腸骨棘からはずしてよいが，ポジションは保っておく．この方向へ動く頻度は高くない．

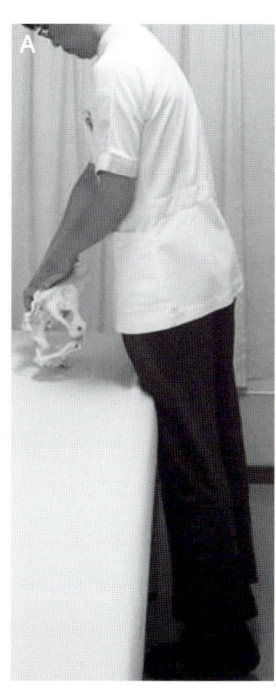

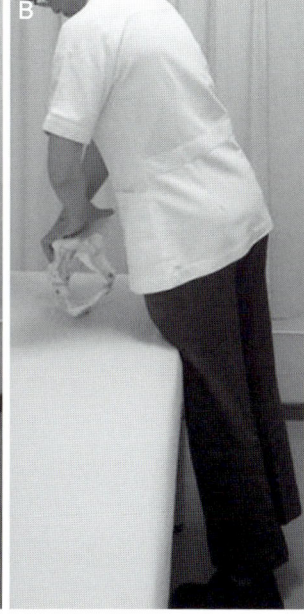

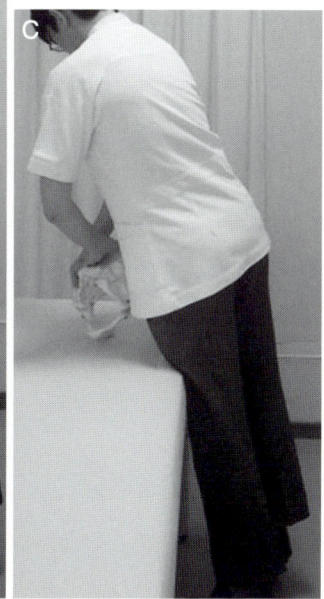

図31 術者の姿勢：離開時
A：環指のみで動かす場合，B：環指と母指の両方で動かす場合，C：母指のみで動かす場合．動かす方向によって姿勢を変える必要がある．いずれの場合も左下腿から体幹左半分にかけてのラインが崩れないようにすること．母指を使う場合は，左骨盤を前方に押し出すようにして，肘を前方に出して母指を密着させる．肘を前方に出しすぎても，脇が開きすぎてもいけない．

3）1 cm 戻す

以上のポジショニングが得られたら，術者の左手を1 cm 頭側へずらす．

4）仙骨を触れる

次に，術者の右母指末節の橈側で患者の仙骨第1棘結節を触れる．

5）重心移動，密着，動き

以上のポジショニングができたら，軽く左前足部に重心を移動させながらつま先立ちとなり，わずかに術者の左骨盤を術者から向かって前方に押し出す（図31）．

この骨盤に動きに伴って左母指橈側が腸骨稜腹側半部に密着する．そして，密着とともに仙腸関節が動き始める．これが"弱"である．"強"を行うには，さらに術者の左骨盤を前方へ移動させていく．これが，上部離開のうち最も背側方向へ動かす場合であるが，この方向へ動く頻度は高くない．

上部離開法では，以上で述べた3方向のうち最も軽く動く方向を探し，その方向へ動かす．これらを行ったうえで動きが悪ければ，次の下部離開法を試みる．

A．仙腸関節の副運動技術―1．上部離開法

2 下部離開法（図32）

下部離開法には，腸骨を離開する方向によって3つの方法がある（図33〜35）．

2-a 腸骨下半部を頭側へ向かって離開していく方法（図33）

下部離開法のなかでは，この方向へ動く頻度が最も高い．やはり，水に浮いた板に手をのせた状態で板を動かすのと同様に，患者の右腸骨に術者の右手をのせて腸骨を動かす．腸骨で接触可能な部位は，上前腸骨棘から腸骨稜，上後腸骨棘にかけての部分である．この部分に術者の母指と環指をのせるかたちで操作を行う．

1) 術者の立ち位置

患者は左側臥位となる．術者は患者の腸骨稜の頭側端が術者の臍付近に位置するように立つ（図36A）．

2) 術者の足の位置

術者の右足部をベッドに向かい垂直にし，左前足部を反時計回りに回旋させた方向へ向ける．上部離開と左右が逆の状態になる．上半身はわずかに反時計回りに回旋した状態になる．

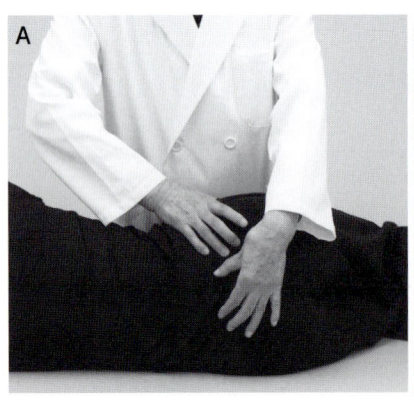

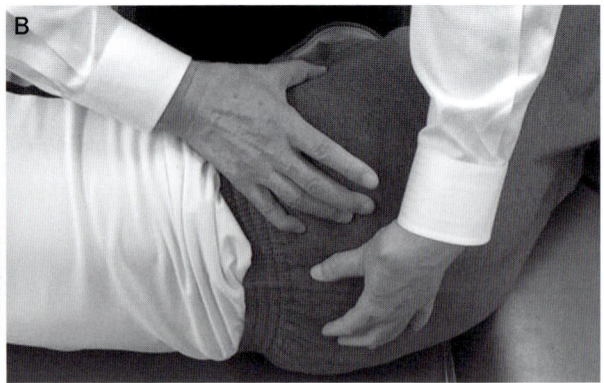

図32 下部離開法（博田による実演）
A：背側から見たところ，B：斜め上から見たところ

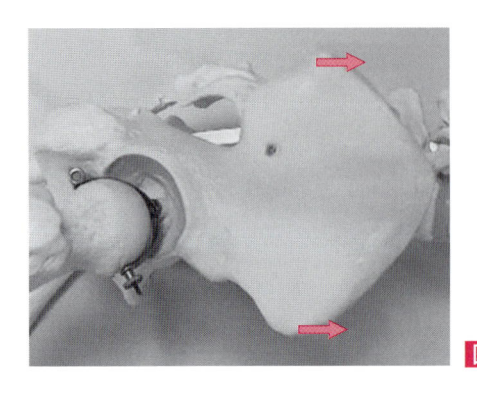

図33 腸骨下半部を頭側にまっすぐ離開する場合の方向

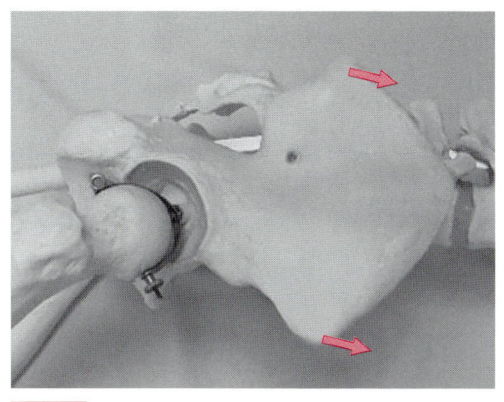

図34 腸骨下半部をわずかに腹側に離開する場合の方向

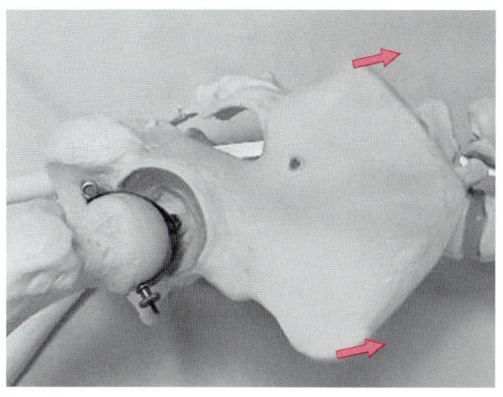

図35 腸骨下半部をわずかに背側に離開する場合の方向

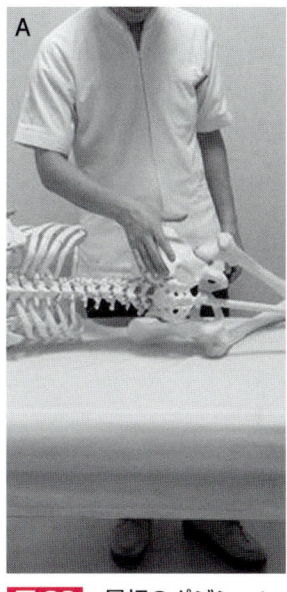

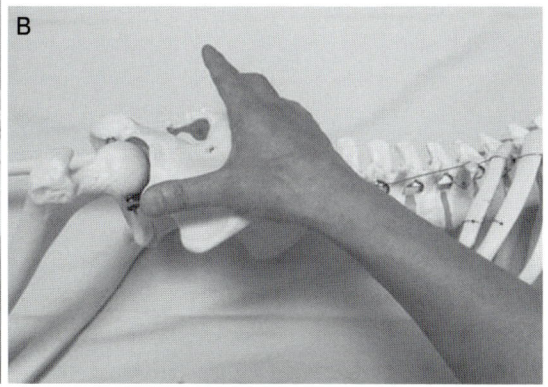

図36 最初のポジション
A:(術者の立ち位置)体重は右前足部で支え,右下腿から体幹の右半分にかけてのラインをまっすぐに保つ.
B:(手の置き方)環指のDIP関節尺側部を上後腸骨棘の尾側に位置させる.母指と手掌は浮かせた状態にしておく.

3) 手の置き方

　術者の右手を患者の腸骨上にのせる.術者の右脇は軽く開いた状態とし,右上腕は自然下垂位とする.右肘の位置は患者の体幹長軸の延長線上よりやや手前に位置した状態となる.右前腕は回内外の中間位とし,橈骨茎状突起が天井を向いた状態とする.

4) 手の形

　術者の右環指DIP関節付近の尺側が患者の右上後腸骨棘に位置するように置き,術者の右小

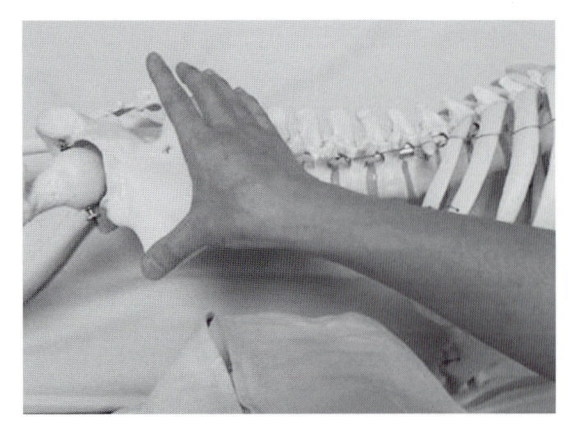

図37 母指の密着法
図36の位置から前腕をわずかに回内しながら，母指を下げる．右骨盤を前方へ移動させて，肘を前方に出すと，母指橈側が上前腸骨棘に密着してくる．

指から小指球にかけての尺側が患者の皮膚に触れるようにする．母指と手掌は浮いた状態にする．母指は掌側外転位からわずかに橈側外転の方向に開いた状態とし，母指末節の橈側は患者の右上前腸骨棘付近の皮膚に軽く触れる程度に浮かせておく（図36B）．

5）肘の位置

母指の掌側外転角度を変えないように注意しながら，右肘をゆっくり前方へ出し，わずかに前腕を回内（回内角度は45°までにとどめる）させると，母指橈側の上前腸骨棘付近への密着度が増す（図37）．

肘を前方に出していくときに右手関節は自然に背屈する．手関節の力が抜けていないと，この背屈は起こらず，手関節が中間位のままで肘を前方へ出すことになり，この場合は環指の向きが変わって上後腸骨棘から外れてしまう．すると，頭側への離開を起こせなくなる．

6）指の位置

小指と環指の間を開き，小指は外転させておく．こうすることによって示指から小指までのMP関節が屈曲しなくなる．初心者ではMP関節が無意識に屈曲している場合が多く，屈曲すると環指尺側が上後腸骨棘に尾側から密着しなくなるので，それを防ぐことができる．

また，第2・第3中手骨の掌側は患者の皮膚から浮いた状態を維持しておく．これが下がると，環指尺側が上後腸骨棘に尾側から当たらなくなる．また，母指も橈側外転してしまうことになるので，掌側外転も維持できなくなり，上前腸骨棘への密着力が得られなくなる．

この状態で，手の形を変えないようにしながら1cm尾側へずらす．

7）仙骨を触れる

腰椎と骨盤の姿勢が崩れないよう注意しながら，左母指末節の橈側で仙骨第3棘結節に触れる．

8）密着し動きをみる

次に，右肩関節をわずかに外転させると，環指尺側と母指橈側がそれぞれ上後腸骨棘と上前腸骨棘に尾側から密着してくる．すると，左母指で仙腸関節の動きを感じることができる．スムーズな動きを感じたら，右肘の方向へ右骨盤をゆっくり動かすと副運動が起こる．これが"弱"である．肘の方向や母指や環指の当て方によって，仙腸関節の動きが微妙に変化するので，よりスムーズな動きが得られるように方向をコントロールする．

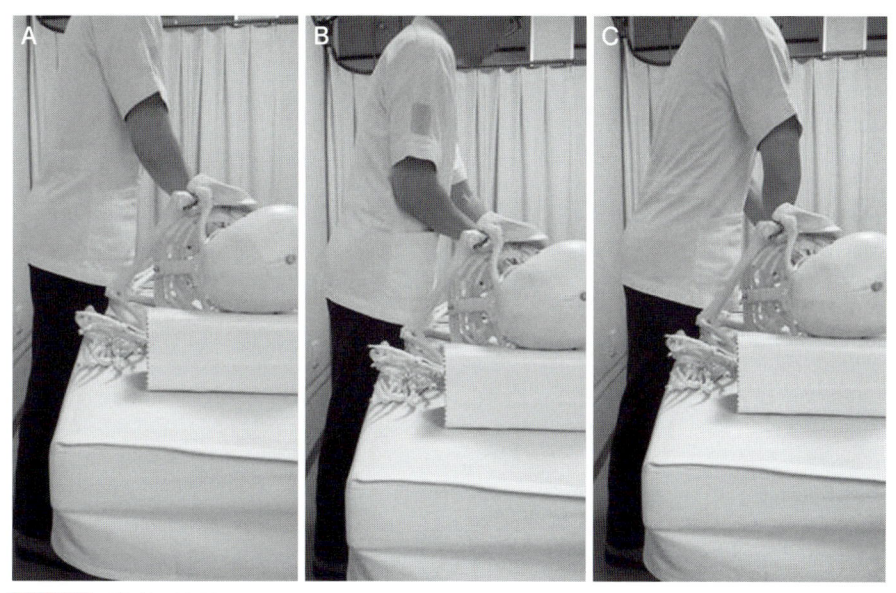

図38 術者の姿勢
A：腸骨に手をのせただけの状態，B：脇を閉めて環指のみで仙腸関節を動かしている状態，
C：環指と母指の両方で腸骨を頭側に動かしている状態

　ただし，仙腸関節を動かしている途中で向きを変えてはいけない．スムーズな動きが得られない場合は，最初のポジションに戻って，わずかに前腕を回外させて環指の上後腸骨棘への密着を強くするか，あるいはわずかに右肘を前方へ出して母指の上前腸骨棘への密着を強くするなどして，密着のしかたや方向を変えたうえでやり直す．

9）"強"へ移行

　スムーズな動きが得られたならば，環指のDIP関節をわずかに屈曲させて，上後腸骨棘尾側の軟部組織に環指先を沈めるようにする．この状態から手関節を尺屈させると，環指尺側と母指橈側の腸骨への密着が明確になるのを感じることができる．密着してくると仙腸関節の動きが大きくなってくるので，このタイミングでさらに骨盤で術者の右肘を押すようにすると"強"になる（図38）．このとき，術者の右小指球は患者の殿部から浮いている．

　"弱"から"強"の始めにかけて，左母指は仙骨に触れて仙腸関節の動きを感じるだけにしておく．"強"の途中から，仙骨側の密着度を増し，仙腸関節の動きが大きく得られるようにコントロールする．一般的には，この方向に動く場合が多い．

2-b　環指のみで動かす場合（やや背側寄りの下部を離開する方法）（図34）

1）患者の姿勢

　左側臥位．

2）術者の立ち位置

　腸骨下半部を頭側に向かって離開していく場合と同様である．

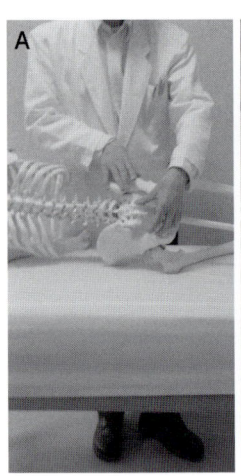

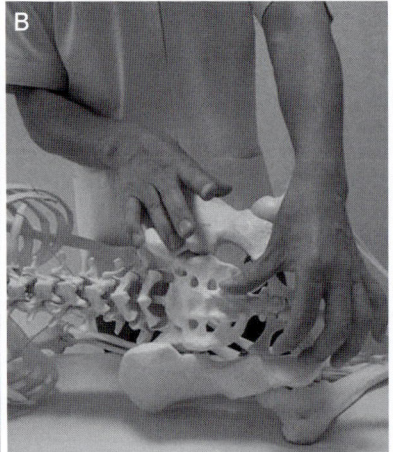

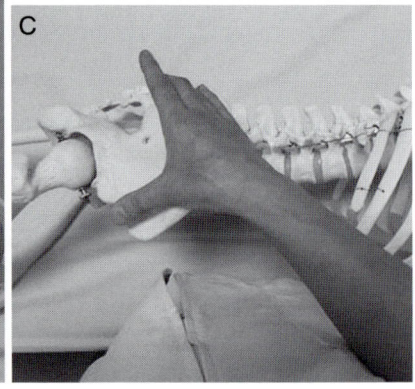

図39 術者の姿勢，手の置き方

A：（術者の姿勢）右前足部で体重を支え，右骨盤をやや前方へ出す．骨盤はやや左回旋している．右脇を閉め，前腕は回外位．環指の DIP 関節尺側部を上後腸骨棘に密着させる．環指と小指の間は開いておく．左母指は仙骨第 3 棘結節に触れておく．右骨盤を右斜め後方へ移動させ，仙腸関節を動かす．
B：（手の置き方；背側から見たところ）上後腸骨棘の尾側から右環指尺側を密着させる．このとき，示指から環指にかけては開いておく．指が開いていると指の屈曲方向への力が抜ける．屈曲力が入ると動かす方向とは別のベクトルが働いてしまい仙腸関節の動きを阻害する．
C：（手の置き方；天井側から見たところ）最初のポジションから，脇を閉めて前腕を回外すると，環指尺側が上後腸骨棘に密着する．母指と示指の間は開いた状態にしておく．閉じると密着力が低下する．

3）手の置き方（図39A, B）

次に，術者の右前腕を回内外の中間位とし，橈骨茎状突起が天井側を向くようにした状態で，右環指 DIP 関節付近の尺側を患者の右上後腸骨棘に置く．右小指から小指球にかけての尺側全体を患者の皮膚に沿うように置く．手掌の部分は浮いた状態にする．右母指末節の橈側を患者の上前腸骨棘付近の皮膚に軽く触れる程度に浮かせておく．術者の右手関節は掌背屈の中間位とし，術者の右肘は患者の体幹長軸の延長線上より少し手前に位置させる．

4）脇を閉める（図39C）

この位置から右脇をゆっくりと閉める．すると自然に右前腕が回外し，右環指 DIP 関節付近の尺側が上後腸骨棘に接触する．脇を閉め，肘を体側へ押しつけたこのポジションでは，右手の力が抜けやすい．手の形を維持したまま，いったん右手を 1cm 尾側へずらす．

5）仙骨を触れる

術者の腰椎の伸展を維持したまま，ゆっくりと左手を下ろし，左母指末節の橈側で患者の仙骨第 3 棘結節に触れる．

6）密着と動き

術者の右前腕を右肘の方向へゆっくりと引いていき，右環指 DIP 関節付近の尺側を上後腸骨棘に尾側から密着させていく．この動きは，術者の右肩の外転力を働かせることと右斜め後方へ右骨盤を移動させることで起こす．もし，仙腸関節が動いていれば，上後腸骨棘と第 3 棘結節の位置関係が変化するのを感じることができる．スムーズに動く"弱"を感知できれば，そのまま"強"へ移行する．しかし，この方向へ動く頻度は低い．

2-c 母指のみで動かす場合（やや腹側寄りの下部を離開する方法）（図35）

1）患者の姿勢
左側臥位．

2）術者の立ち位置
腸骨下半部を頭側に向かって離開していく場合と同様である．

3）手の置き方（図40A，41）
術者は右肩関節を軽く屈曲させて脇を開き，右上腕を自然下垂位とする．患者の右上後腸骨棘に環指 DIP 関節付近の尺側を置く．小指から小指球にかけての尺側を患者の皮膚に沿うように置く．このとき，術者の右手関節は掌背屈の中間位で，肘の位置は患者の体幹長軸の延長線上より少し手前に位置させる．前腕は回内外の中間位で，橈骨茎状突起は天井方向を向く．手掌部分は浮いた状態にする．母指は掌側外転位からわずかに橈側外転方向へ開いた状態とし，母指末節の橈側を上前腸骨棘付近の皮膚に軽く触れる程度として浮かせておく．

4）術者の足の位置と肘の方向（図40B，40C，43A）
右足で軽くつま先立ちをするようにしながら，骨盤の右半分を前方へ出すようにして骨盤を反時計回りに少し回旋する．これに伴って，右肘を前方へ出すようにして患者の体幹上に位置させる．このとき，右脇が開きすぎてはいけない．術者の体幹と右上腕の開きは20°以内にすることが大切である．また，右肘を前方に出すために前傾姿勢になってはいけない．

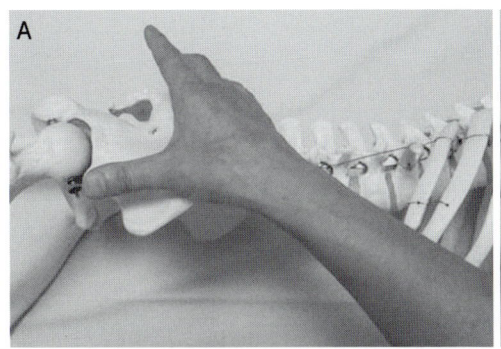

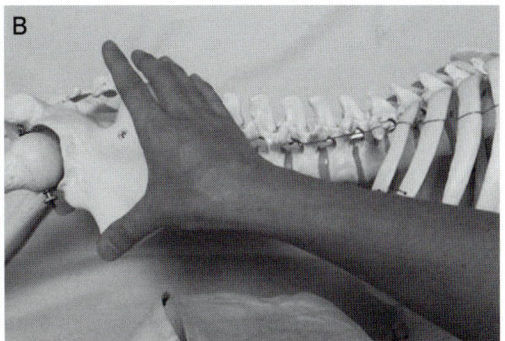

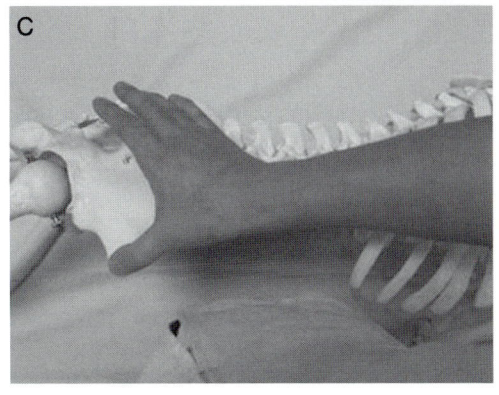

図40　手の置き方
A：上後腸骨棘に環指尺側をのせただけの最初のポジション
B：次に右骨盤を前方に移動させて肘を前方に出し，前腕をわずかに回内しながら，母指を掌側外転させて開いていく．これによって母指橈側が上前腸骨棘に尾側から接触する．
C：B図のポジションで動きにくい場合は，さらに右骨盤を前方へ移動させ，肘を前方に出し，母指のみで腸骨を頭側に動かす．このときは環指が上後腸骨棘から外れ，小指が上後腸骨棘の上にある．右脇は開きすぎないことが大切だが，母指のみを使って背側方向へ動く頻度は低い．

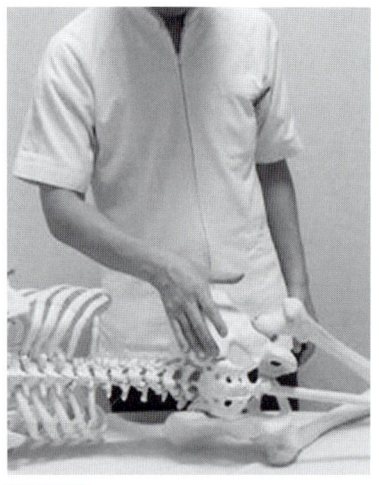

図41 術者の姿勢：最初のポジション

図42 術者の姿勢：悪い例
左母指で仙骨第3棘結節に触れる際，腰椎が前屈して，姿勢が崩れてしまっている．

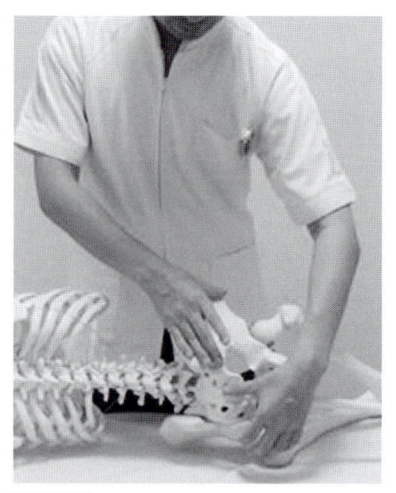

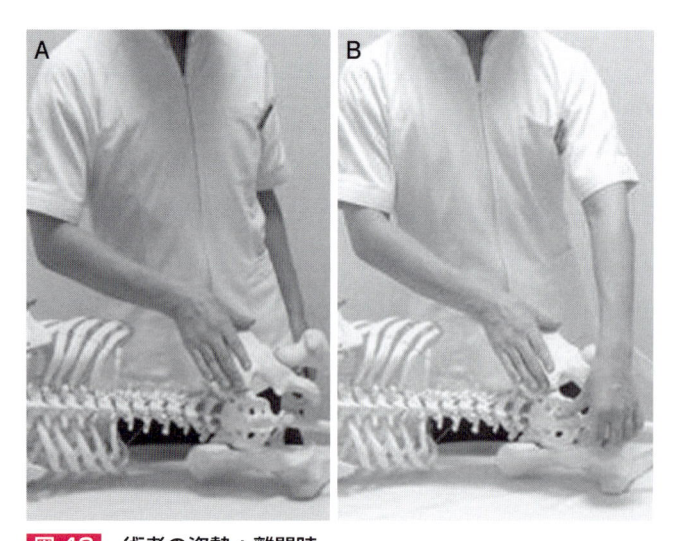

図43 術者の姿勢：離開時
A：図41の姿勢から右肘を前方に出して，前腕をわずかに回内し，母指を掌側外転させて母指橈側で上前腸骨棘に尾側から触れていく．
B：A図の姿勢から左母指で第3棘結節に触れる．このとき，図42のように腰椎が前屈して姿勢を崩さないように注意する．

　右肘を前方に出すとともに右前腕をわずかに回内させ（回内角度は45°までにとどめる），右母指の掌側外転方向への開きを維持したまま，母指末節橈側の上前腸骨棘付近への接触を強めていく．ここまでできたら，術者の右手を患者の尾側に1cmずらす．

5）仙骨を触れる

　次に，左母指末節の橈側で仙骨第3棘結節に触れるが，このときも，腰椎前屈や骨盤の時計回りの回旋が起きないように注意する（図42，43B）．

6) 密　着

　　そこから術者の右骨盤を前方へ押し出すようにして，術者の右肘を患者の背側へ押していくと，右母指橈側が上前腸骨棘に尾側から密着する．右母指IP関節を軽く屈曲させるとより安定した密着が得られる．このとき，右小指は最大に外転させてDIP関節を屈曲させ，上後腸骨棘に密着させるか，上後腸骨棘付近の軟部組織に沈めて安定させる．すると，母指の安定した密着が得られる．小指を外転すると示指と中指に屈曲力が入るのを防ぐことができるため，つまみ動作を起こさなくできる．示指と中指が屈曲すると母指の掌側外転は得られなくなる．

　　示指と中指のMP関節掌側部は患者の皮膚に触れないように浮かせておき，PIP関節とDIP関節も強く屈曲させないようにして浮かせておく．環指と小指のMP関節も軽度の屈曲にとどめ，強く屈曲させないようにする．

7) "弱" から "強"

　　右母指で上前腸骨棘を患者の頭側方向へ引く．この動きは，仙骨第3棘結節に置いた左母指で感じることができる．"弱"は左母指で第3棘結節に触れる程度の力加減で，"強"では第3棘結節への密着力を軽く増していくが，仙骨を固定するほどの力を加えるとかえって動きは悪くなる．ただし，この方向へ動く頻度は高くない．

　　下部離開法では，以上の3方向のうち "弱" が最も動きやすい方向から離開を始める．

③ 滑り法：上方滑り法と下方滑り法

　　滑り法では，利き手で腸骨を，非利き手で仙骨を操作する．ここでは術者が右利きの場合について述べる．

③-a　右仙腸関節への滑り法（図44）

1) 患者の姿勢
　　左側臥位．

2) 術者の立ち位置
　　術者は患者の腹側に，患者の腸骨稜の頭側端が術者の臍と一致するように立つ．
　　体重支持は右足優位に行う．このときの操作は，右手で腸骨を操作することに力点がおかれるため，体重の支持は右足優位に行われる．どの関節の操作をするときにも共通していることであるが，手の操作を主に行う側の足で体重を優位に支えると，細かなコントロールを行いやすい．

3) 手の置き方
　　術者は右環指と右小指を揃える．これら2指のPIP関節とDIP関節を伸展位とし，MP関節を屈曲位にして，環指DIP関節付近の尺側を患者の右上後腸骨棘の尾側に位置させる．環指の中節骨中央寄り遠位部を上後腸骨棘に密着させて，それよりも近位部を密着させないようにする．このときの環指は，垂直よりもやや傾かせる（図45）．

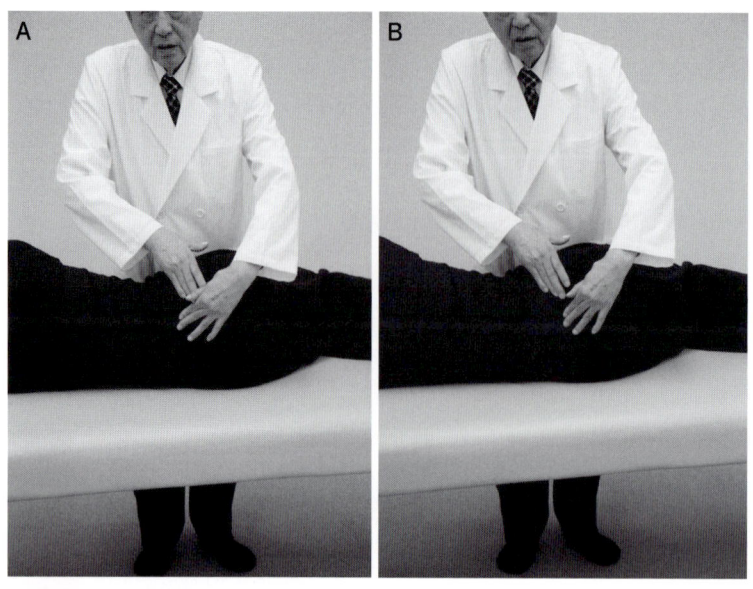

図44 右仙腸関節への滑り法（博田による実演）
A：上方滑り法，B：下方滑り法

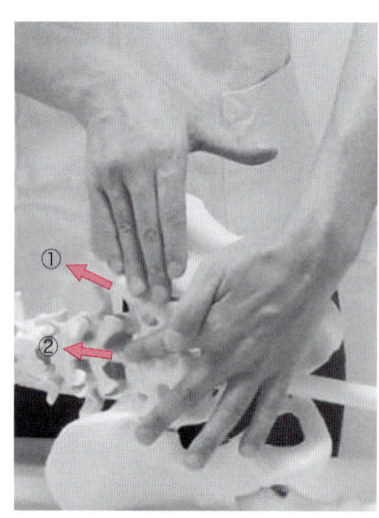

図45 手の置き方
①上後腸骨棘を動かす方向，②第1棘結節を動かす方向

4）肘と肩の位置と密着

　　術者の右肘を患者の体幹長軸より手前に位置させる．術者の右上腕は自然下垂位として，右脇は軽く閉じた状態とする．術者の肩関節をゆっくりと右手前方向（前腕の方向）へ外転・伸展させるように動かすと，環指DIP関節付近の尺側が上後腸骨棘の尾側に密着してくる．

5）腸骨を動かす

　　密着してきたら，術者の骨盤の動きを使って仙骨の傾きの方向へ上後腸骨棘を動かす（図46）．
　このとき，小指は環指に対して頭側かつ腹側に位置させておく．したがって，小指が伸展位になって浮いた状態になってはいけない．仙骨の傾きが少ない場合は，環指を動かす方向は腹側への成分が少なく頭側寄りになるため，小指はやや浮いた状態でよい．

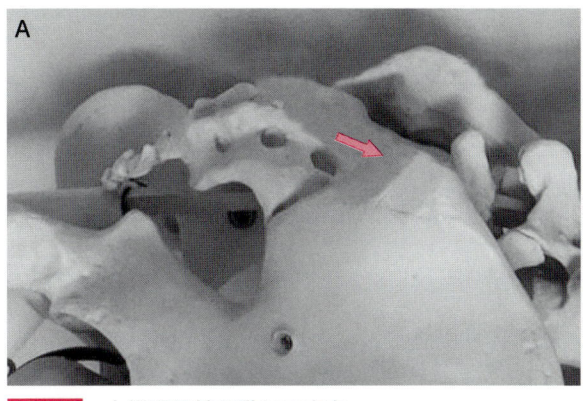

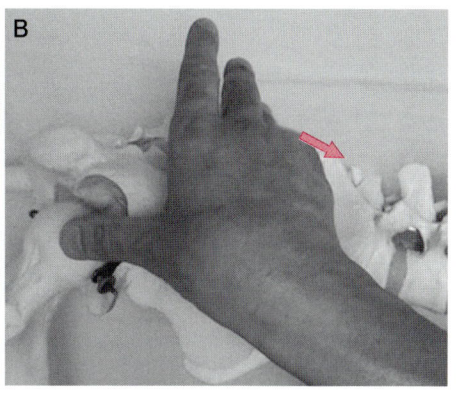

図46 上後腸骨棘を動かす方向
A：仙骨の傾きの方向（矢印）へ動かすと最もよく動く場合が多い．
B：右環指で右上後腸骨棘を動かす．

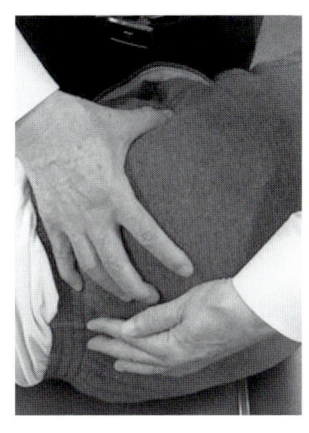

図47 腸骨を回旋して右仙腸関節をゆるませる方法（博田による実演）
右環指尺側で上後腸骨棘を頭側方向へ押しながら，右母指で上前腸骨棘を尾側方向へ押す．

6) 腸骨を滑らす

　方向をわずかに変えながら最もスムーズに動く方向を探し，動きを感じたら左示指末節の指腹で仙骨第1棘結節を頭側へ押して上方滑りを起こすか，尾側へ押して下方滑りを起こす．このとき，左示指のPIP関節とDIP関節は伸展しておく．

　もし，この操作で仙腸関節の動きが得られなければ，右環指尺側で上後腸骨棘を頭側へ押しながら，右母指で上前腸骨棘を尾側方向へ押すことによって仙腸関節の動きが得られる場合がある（図47）．

　動きが起これば，仙骨を左示指で操作して滑りを起こす．左示指の操作方向は，矢状面の方向へベクトルを向けたり若干斜め方向へ力を加えたりして，最も動きの良い方向へ動かす（図48）．必ず，先に腸骨側を操作して，動きを感じてから仙骨側の操作を行う．仙骨側の操作開始が少しでも早いと，仙腸関節は動かない．先に腸骨側を操作することで仙腸関節がゆるむので，ゆるんだときに初めて仙骨を操作する．仙腸関節がゆるんでいないタイミングで仙骨を押しても仙腸関節は動かない．

　また，上方滑りと下方滑りとで動く範囲に差があるのが普通である．たとえば，上方滑りの範囲が広い症例では下方滑りの動く範囲が狭いことが多い．両方の滑り法を終える際は，両者を合

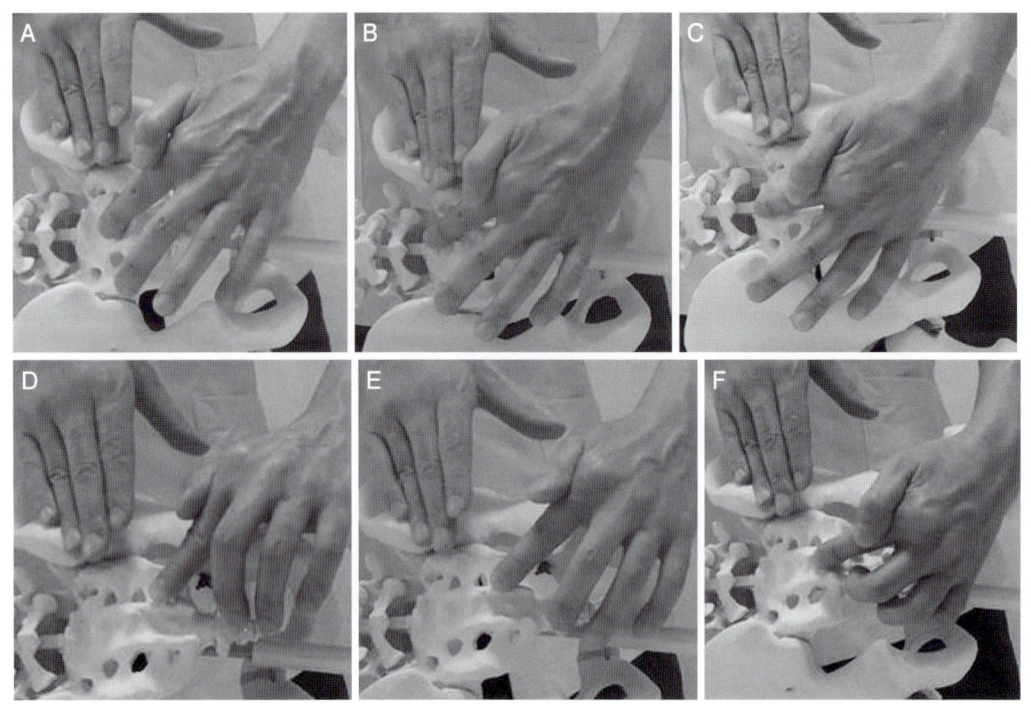

図48 左示指で仙骨を押す方向のバリエーション

わせた動きの範囲の中間で終えると良い．最も良いのは，上方滑りの"弱"を行って終わることである．

この操作で滑りがスムーズに起こせない場合は，離開方向への操作を行うか，対側仙腸関節の動きを改善してから，再度，滑り法を行う．

3-b　左仙腸関節への滑り法（図49）

上方滑り法，下方滑り法とも，腸骨の操作方法はまったく同じで，仙骨第1棘結節を上方に動かすことで仙骨を上方へ滑らせるか，仙骨第3棘結節を下方に動かすことで仙骨を下方に滑らせるかの違いである．

1）患者の姿勢
左側臥位．

2）術者の立ち位置
術者は患者の腹側に，術者の臍が患者の腸骨稜の頭側端に位置するように立つ．重心を右前方へ移し，右足優位に体重を支えて，患者の左上後腸骨棘を右手で触診しやすい姿勢にする．右上腕は自然下垂位とし，右肩関節は軽度屈曲外転位とする．

3）手の置き方
右環指と右小指を揃える．これら2指のPIP関節とDIP関節を伸展し，MP関節を屈曲位に

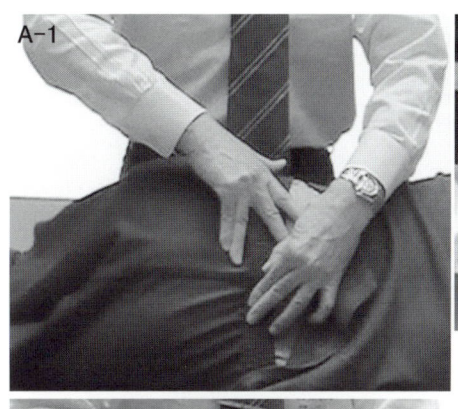

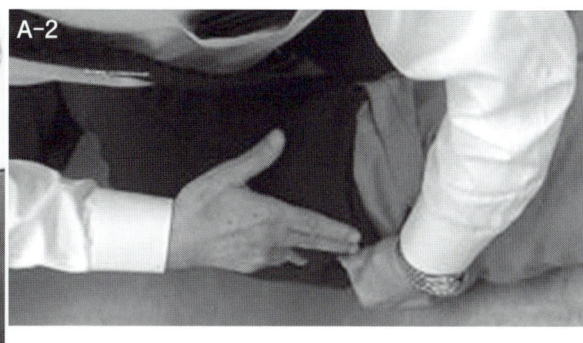

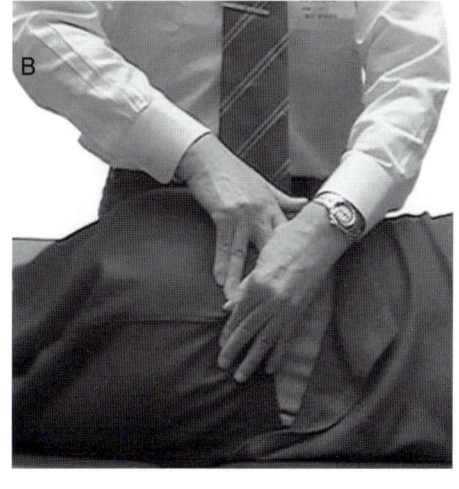

図49 左仙腸関節への滑り法（博田による実演）
A：上方滑り法，B：下方滑り法

する．この状態で，術者の右環指橈側が患者の左上後腸骨棘の少し尾側に位置するように置く（図50, 51）．

4）肘と肩の位置と密着

術者の右肩関節を伸展させるように力を入れて，環指を患者の軟部組織に沈める．このとき肘を前方に出した状態を維持したまま，肩を伸展させる．肘を引いてしまうと，環指のPIP関節付近が患者の骨盤に触れ，患者の骨盤全体を引っ張るような力を加えることになり，仙腸関節は動かなくなる．

次に，肩関節を軽く内転させ（内転させながら同時にわずかに内旋させる；外旋させると動きは悪くなる），患者の左上後腸骨棘へ環指DIP関節付近の橈側を尾側からゆっくりと当てていく．患者の皮膚に接触するのは環指中節骨の中央から遠位となる．小指は環指尺側に揃えておく．環指のみで腸骨を操作することはできない．小指を添えることで，環指の安定した密着が得られる．母指，示指，中指は力を抜いた状態で浮かせておく．この時点では，右足優位に体重を支えている．環指を密着させていく方向は仙骨の傾きの方向を目安とする（図52）．

密着したら，脇の開き具合や方向が変化しないように注意しながら，術者の骨盤を動かすことで左上後腸骨棘を動かす．密着までは右足優位の体重支持であったが，密着してからは骨盤を動かして上後腸骨棘を動かしていくので，左足に軽く体重をシフトさせていく．

腸骨が動くと仙腸関節がゆるむので，ゆるんだタイミングで仙骨を操作して滑りを起こす．仙

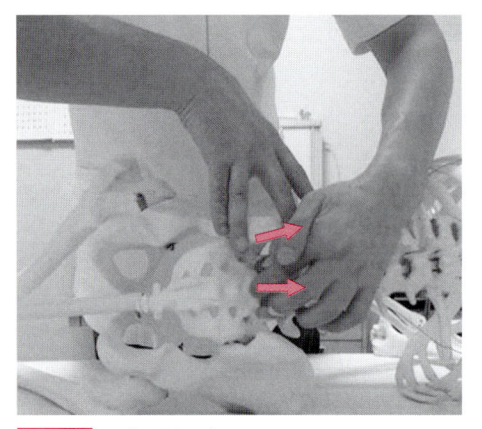

図50　手の置き方
上方滑り法の例を示す．

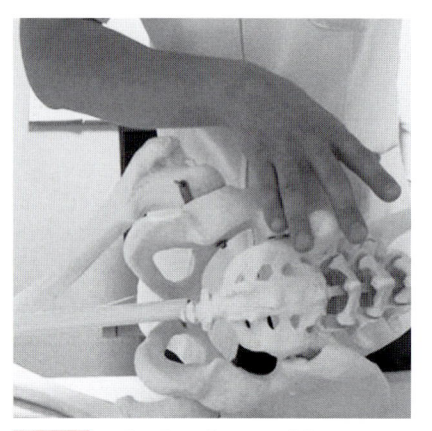

図51　手の置き方：悪い例
MP関節が伸展していると，環指尺側が上後腸骨棘に密着しない．また，右脇の開きが狭いため，環指の操作方向が仙骨の傾きの方向に向かわない．このため仙腸関節は動かない．

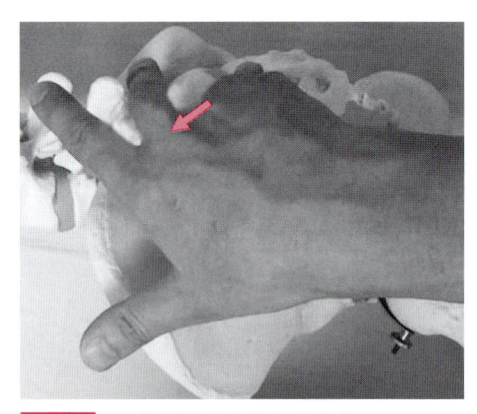

図52　上後腸骨棘を動かす方向
仙骨の傾きの方向に動かすと最もよく動く場合が多い．

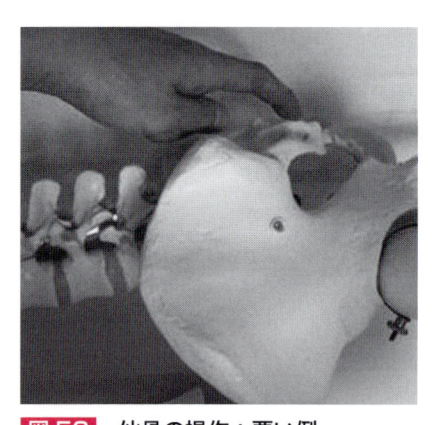

図53　仙骨の操作：悪い例
PIP関節，DIP関節を屈曲して押そうとすると，仙腸関節は動かなくなる．

　骨の操作は左示指で行う．このときの左示指は，MP関節を屈曲位とし，PIP関節は伸展位，DIP関節は過伸展位の状態とする（図53）．仙骨第1棘結節を示指末節の指腹で頭側へ押すと上方滑りを起こせる．また，仙骨第3棘結節を尾側へ押すと下方滑りを起こせる．このとき，左示指を密着させる方向によって動きやすさが異なるので，最良の動きが得られる方向を探す（図54）．

5）別　法

　以上の操作で仙腸関節の動きが得られなければ，右環指橈側で上後腸骨棘を頭側方向へ押しながら，右母指で上前腸骨棘を尾側方向へ押すことで仙腸関節の動きが得られる場合がある（図55）．動きが起これば，左示指で仙骨を操作して滑りを起こす．

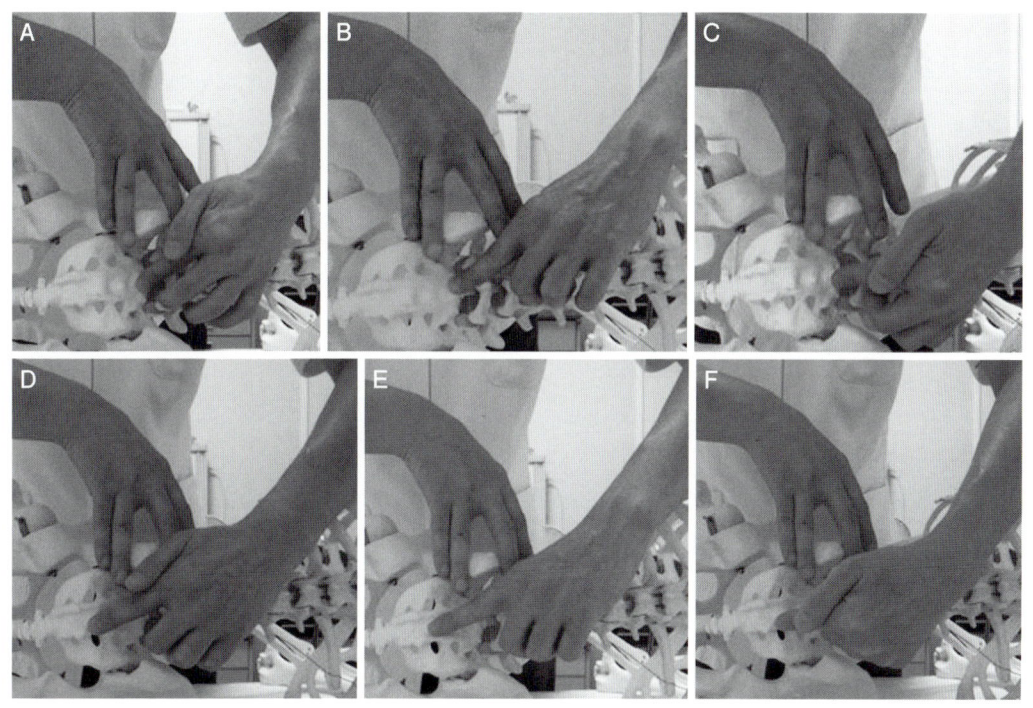

図54 左示指で仙骨を押す方向のバリエーション

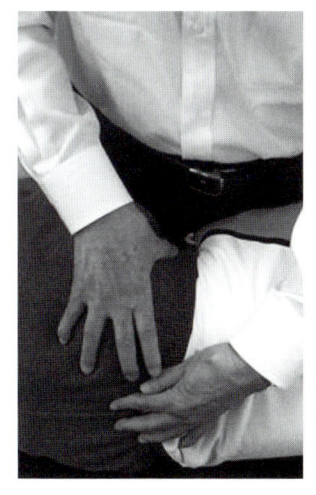

図55 腸骨を回旋して左仙腸関節をゆるませる方法（博田による実演）
腸骨側の操作の際，右環指橈側で上後腸骨棘を頭側に動かし，同時に右母指で上前腸骨棘を尾側方向へ押して回旋させるように動かすと，仙腸関節のゆるみの位置を得やすい．

　滑り法で行うのは"弱"のみである．このとき，左示指の方向は矢状面の方向へベクトルを向けたり若干斜め方向へ力を加えたりして，最も動きの良い方向へ動かす．この操作で滑りがスムーズに起こせない場合は，仙腸関節の離開方向への動きを改善させるか，または対側仙腸関節の動きを改善させてから，再度，滑りの操作を行ってみる．

A．仙腸関節の副運動技術—3．滑り法：上方滑り法と下方滑り法

4 副運動技術のポイント

離開法,滑り法について個別にその注意事項を紹介し,最後に両者に共通する留意点を解説する.

4-a 離開法のポイント

1) 腸骨を握らないこと

　離開法で腸骨を操作する際は,腸骨を握ってはいけない(図56).腸骨を握ることで仙腸関節の動きは悪くなる.

2) 仙腸関節の動きを知る

　どの程度の腸骨に対する接触が必要であるかを判断する最も重要な指標は,仙腸関節の動きである.動きが良好であるか否かで,腸骨側の操作の良し悪しを判断する.

　初心者の場合,仙腸関節の動きの良し悪しを評価しないまま,腸骨に指を引っかけることや引っ張ることに意識が集中している.

　仙腸関節の動きが良好であるか否かを判断するためには,仙骨を触知した指に動きを感じることが重要である(図57).腸骨を操作する手によっても,ある程度は仙腸関節の動きを感じることはできるが,腰椎の動きも合わさって骨盤全体が動いているものを腸骨の動きとして感じている場合もあり,仙腸関節自体は動いていない場合もある.仙骨を触知しておくことで,仙腸関節そのものの動きが起こっているのかどうかを区別することが可能となる.

3) 方向を途中で変えないこと

　右仙腸関節の下部離開法で腸骨をまっすぐ頭側へ引くときは,術者の右上腕を自然下垂位とし,右肩関節が軽度の屈曲位となって右脇が開いている必要がある.そのうえで腸骨を頭側へ引くわけだが,引いている途中で脇が閉じ,引く方向が手前に変わってしまうことがある.頭側へ引く場合は,術者の右前腕を患者の体軸方向に位置させ,右肘を術者の骨盤で押すようにして引く.右前腕の方向が途中で変わってしまうと,方向の変化とともに仙腸関節の動きも途中で止まってしまう.

　また,方向が変わらないように動かすには術者の右骨盤が前方へ回旋(骨盤全体としては反時計回りに回旋)している必要があるが(図58),骨盤の反時計回りの回旋が十分にできていな

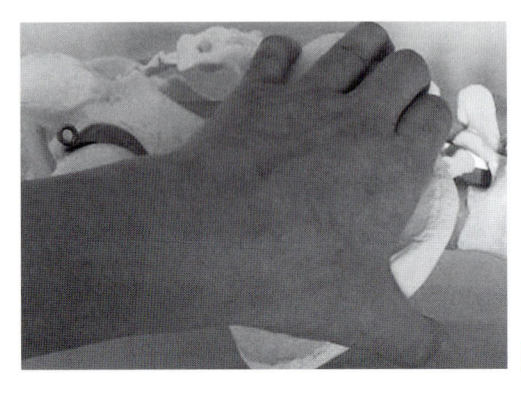

図56 腸骨を握っている例

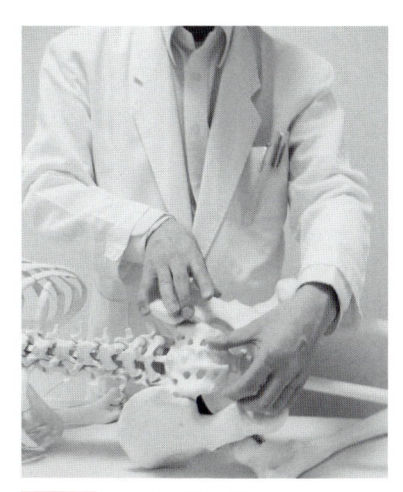

図57 仙腸関節の動き
仙骨を触知して判断する．

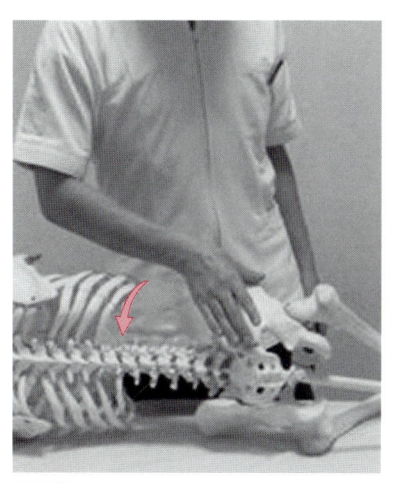

図58 下部離開法での術者の骨盤回旋

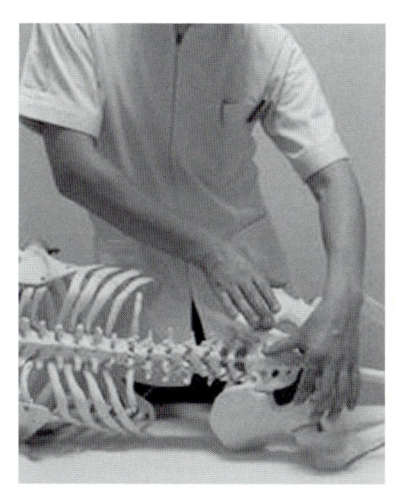

図59 右肩関節が内転してはいけない
右肩が内転する状態は腸骨を頭側に引っ張れていないことを示している．体全体が右へ傾いており，術者の脚の力がうまく腸骨の操作に結びつかない．また，右肩を挙上しているのも不必要な力が入っていることの表れである．右手指は開いているほうが良い．閉じていると指の屈曲力が働くため，本来動かすべき方向に力を加えられない．

いまま引っ張ると，引っ張っている途中で脇が閉まり，引いている途中で引く方向が変化し，副運動を起こせなくなる．

　このように脇が閉じてしまう場合は，骨盤の反時計回りの回旋ができていないことに加えて，右肩関節の外転力が発揮できていない場合が多い．右骨盤を頭側へ移動させていく際に肩関節の外転力が発揮できていない場合，肩関節は内転してしまう（図59）．肩関節の外転力と合わせて右肘関節の伸展力も発揮できていれば，環指尺側と母指橈側が，それぞれ上後腸骨棘と上前腸骨棘に尾側から密着することになる．この状態が整ったうえで骨盤を患者の頭側に移動させていくと，腸骨を頭側に動かすことにつながる．

4）手の位置が悪いとき

　こうした手順を行ってもなお腸骨に密着できない場合は，手のポジショニングができていない可能性が高い．つまり，環指尺側と母指橈側を上後腸骨棘と上前腸骨棘の尾側に置くことができていないのである．ポジショニングを曖昧にしたこうした状態では密着は不可能である．

5）副運動の改善

　しかし，以上の手順が不完全なままであっても，操作を行えば仙腸関節の動きを起こすことはある程度は可能である．たとえば，十分に密着できていなくても，腸骨付近の軟部組織を撫でるだけで，仙腸関節はわずかに動く．したがって，撫でるだけでも SLR が改善する場合がある．

　しかし，これではわずかに動いたというだけであって，副運動の改善までには至らない．また，術者の骨盤を動かすことなしに，肩を外転させるだけの操作でも腸骨は動く．しかし，肩の動きで操作するだけでは，肩の外転角度が大きくなるにしたがって手部に力みが出てしまい，副運動が途中で妨げられるので，十分な副運動の改善には至らない．それでもわずかな仙腸関節の運動は起こるので，SLR や自覚症状はある程度改善する場合が多い．しかし，このことをもって副運動の改善ができていると判断してはいけない．

6）密着を確かめる

　下部離開法において腸骨にうまく密着できているかどうかは，腸骨を操作している術者の肘を前腕の方向へ第三者が引くと確認できる．うまく密着できていれば，第三者が肘を引くことで上後腸骨棘および上前腸骨棘への密着力が増し，患者の腸骨は頭側へ引っ張られる．うまく密着できていなければ，第三者が引いても，患者の腸骨に力が伝わらない．この場合，術者の手は腸骨上を滑る，または滑らないように大胸筋に力を入れて第三者に引っ張られないように抵抗する．このことは，上部離開法でも同様である．

7）動かす方向へ密着すること

　たとえば，下部離開法で腸骨を頭側方向へ動かす場合は，上前腸骨棘と上後腸骨棘の両方を尾側から頭側方向へ動かす必要がある（図 33；58 ページ参照）．上前腸骨棘と上後腸骨棘を腹側と背側からつまんで頭側へ動かそうとしても，仙腸関節は動かない（図 60）．

　他の関節で同じような例を挙げると，示指 MP 関節の背側への滑りは基節骨底部を掌側から押せば起こすことができる．しかし，基節骨を内外側から挟んで背側への滑りを起こせるかといえば，それは困難である．

　このことから，離開法における腸骨の操作は環指尺側面と母指橈側面で行うことを基本とし，腸骨を動かそうとする方向にこれらの指の側面を向けている必要がある．指腹を使った操作では，進行方向に密着させることはできない．

　以上から，操作中は浅・深指屈筋を使ってはいけない．引っ張っている最中に第三者に環指を伸展させられたら，簡単に伸展する状態でなければならない．

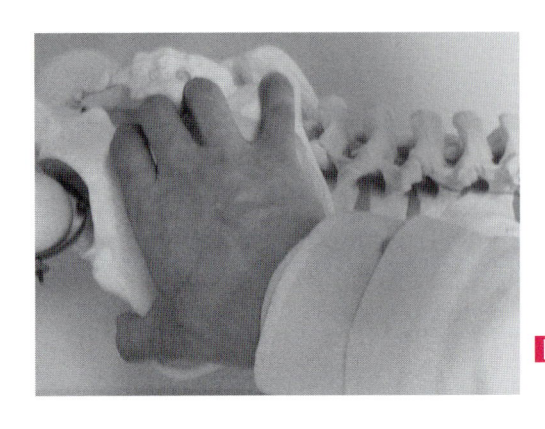

図 60　上前腸骨棘と上後腸骨棘をつまんで腸骨を動かそうとした場合

母指も環指も外転力は維持しておく必要がある．この力がなければ，腸骨を引くことはできない．このため，短母指外転筋，小指外転筋，環指と小指の間から起始する背側骨間筋を使う必要がある．また，背側骨間筋は指背腱膜に停止するため，この筋を有効に作用させるためには指伸筋を働かせている必要がある．

8）手関節の掌屈は禁忌

下部離開法における腸骨側の操作で，手関節が掌屈してしまう場合は，全指を屈曲して腸骨を天井側からわしづかみして捉えようとしている場合が多い（図61）．わしづかみにすることで，つかんでいる一本一本の指が，それぞれまったく違ったベクトルを作り出すために，仙腸関節が動くことはない．

9）手を背側に回さない

下部離開法における腸骨側の操作で，手が無意識に患者の背側へ回っている場合がある．わずかでも背側へ回る力が作用している場合は，母指指腹で腸骨を背側へ押してしまう．この力によって仙腸関節は動かなくなる．このことは，上部離開法を行う際にも同様に言えることである．

10）母指の橈側外転をしない

下部離開法における腸骨側の操作で，母指を上前腸骨棘に当てるために，前腕を回内させている場合がある（図62）．この場合，母指が橈側外転位となり，短母指外転筋がまったく働かないので，母指橈側を上前腸骨棘に密着させることはできない．さらに，このポジションでは環指も上後腸骨棘に届かない．

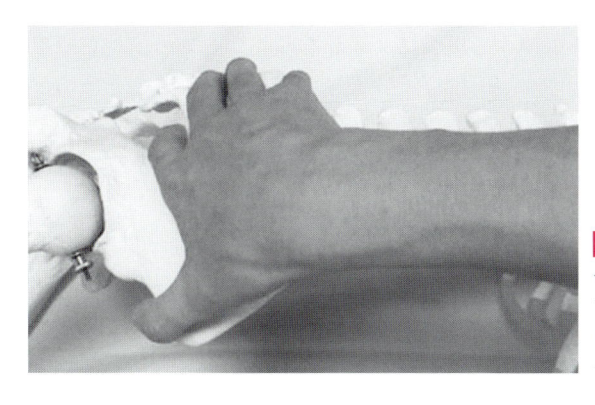

図61　腸骨をわしづかみにしてはいけない
母指，示指，中指で腸骨下部をわしづかみにしている例である．この力の加え方では仙腸関節は動かない．母指橈側と環指尺側を使う必要がある．

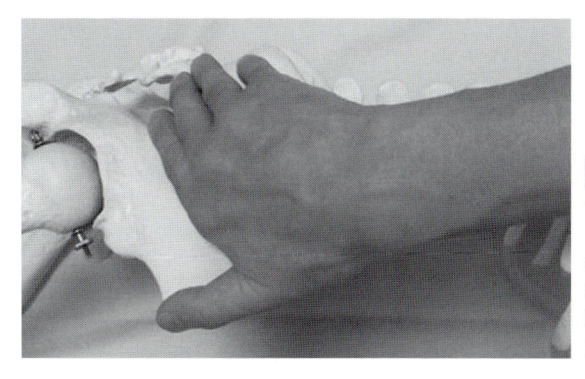

図62　前腕を回内させてはいけない
母指橈側を密着させるために前腕が回内してしまい，示指，中指，環指の橈側で腸骨を腹側に押す形となっている．たとえ，この状態で母指橈側が上前腸骨棘に接触しても，母指の掌側外転位を維持できずに橈側外転位になってしまうため，母指の密着力は発揮されない．

A．仙腸関節の副運動技術―4．副運動技術のポイント

11）仙骨での触知

離開法の技術に共通して，仙骨に触れた手で仙腸関節の動きを触知しておく必要がある．初心者では，腸骨側の操作に気をとられて，仙骨側を触診できていない場合が多い．これでは，副運動が起こっているのか，そしてその動きの質がどうであるかを十分に判断することはできない．

逆に仙骨を押しすぎている場合もある．押しすぎると仙腸関節の動きを悪くするばかりか，ベッド側の仙腸関節を押さえつけることにもなる．また，仙腸関節が動いているかどうかも感じられなくなる．仙骨に触れた手で動きの方向や度合いがわかれば，腸骨側の操作にフィードバックしてより良い動きを誘導することができる．仙骨側の動きに意識を集中させると，腸骨側を操作する手の力が抜ける．意識しなくても腸骨側の手の形を適切にとれるように，繰り返しトレーニングしておくことが必要である．

12）仙骨は強く押さない

仙腸関節の離開法の操作では，腸骨に加える力に対して純粋に反対方向の力を仙骨に加えることは不可能である．たとえば，橈月関節では橈骨と月状骨に純粋に反対方向への力を加えることで滑り運動を起こせるが，仙腸関節ではこれができない．このため，仙骨側に強い力を加えると仙腸関節の動きを阻害することになる（図63）．仙骨は触れて動きを感じる程度の触り方にすることが大切である．

13）離開法における術者の姿勢

引っ張る側の下肢から体幹にかけては，1本の針金が入っているようなイメージでまっすぐにしておくとよい．前屈しても反り返りすぎても側屈してもいけない（図64）．

14）密　着

下部離開法でやや背側寄りの下部を離開する場合は，腸骨を操作する側の前腕をやや回外させ，環指尺側を密着させていくと引きやすい（図39B；62ページ参照）．このときも，母指は上前腸骨棘付近から離れてはいけない．母指が離れると環指の密着は不十分となる．

15）示指の方向

下部離開法における腸骨側の操作で，示指が患者の尾側を向いている場合がある．これでは環指尺側が密着しないので，母指と示指を開いた状態で，示指は患者の背尾側方向を向けておく

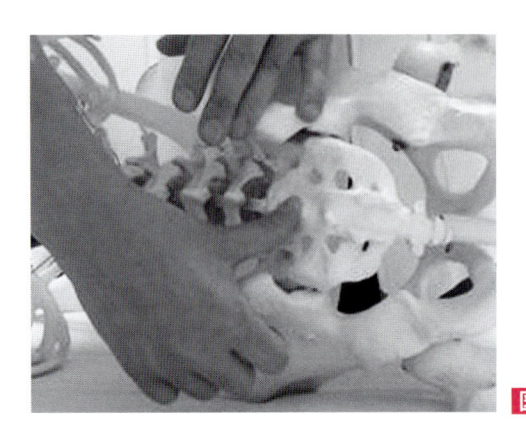

図63　仙骨を強く押すと仙腸関節の動きを阻害する

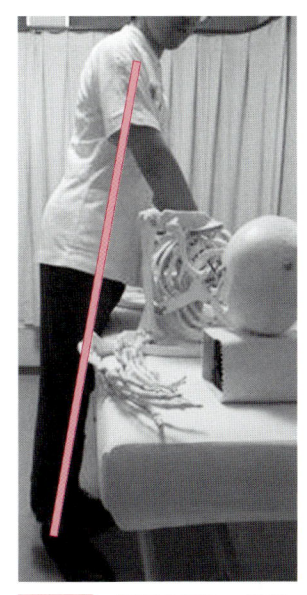

図64 術者の正しい姿勢
下肢から体幹にかけてまっすぐなイメージをつくる．

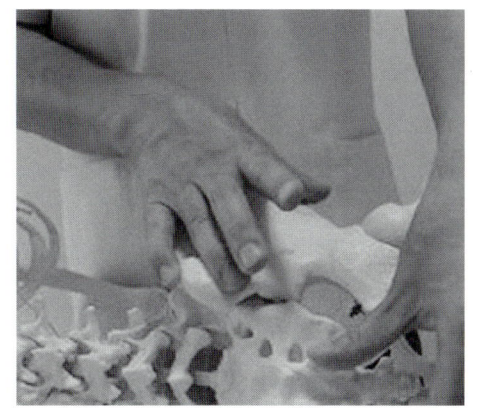

図65 下部離開法での右示指の方向
背尾側方向に向ける．尾側には向けないこと．

（図65）．こうすると，環指尺側が上後腸骨棘の尾側から頭側に向かって密着することになる．逆に，環指を上後腸骨棘の尾側から密着させる習慣があれば，自然と母指と示指の開きは維持されるが，この習慣がなければ母指と示指はいつの間にか閉じてしまう．

16）骨盤を動かす

わずかな動きをきれいに起こすには，密着位置のわずかに手前から，術者の骨盤を動かすことによりゆっくり密着させ，ゆっくりした速さのまま動かしていく．

17）ゆっくりと操作

ここまでの形を崩さないで操作するには，ゆっくり手順を踏んで行うことが重要である．速く操作すると形が崩れてしまう．形が崩れると関節は動かない．

18）副運動の経過を感じる

副運動を起こす際は，密着前，密着時，動き始め，動いていく経過を感じる必要がある．初心者では，動き始めの最も集中力の必要な部分を認知できないまま，動きの悪い方向へ無造作に引く場合が多い．

また，初心者が行う場合は，動きが感じられないと，さらに引っ張って動かそうとする傾向があるが，それ以上引っ張っても動くことはない．引っ張っても動きを感じられない場合は，まったく操作を加えていない状態に戻って，ゆっくり慎重に開始し直すほうがよい．

19）操作が速いと経過がわからない

初心者では，"何も操作していない"，"手を置いているだけ"，"まだ引っ張っていない"と思っている状態で，すでにかなり引っ張っている場合が多い．

A．仙腸関節の副運動技術—4．副運動技術のポイント

20) 中指の位置

上部，下部にかかわらず，離開法における腸骨側の操作で，環指の伸側に中指を当てて力の補助とする術者がいるが，こうすることで環指の屈曲方向への力が強くなり，環指の指腹が密着してしまうことになる．このため仙腸関節は動かなくなる．

21) 指伸展と外転

離開法における腸骨側の操作では，環指尺側と母指橈側を密着させるには手を開く必要があるが，この際，純粋な指の伸展を行うのではなく，指伸筋を働かせながら指を外転させ，指間を開く必要がある．

4-b 滑り法のポイント

1) 滑りの方向

滑り法での腸骨側の操作において，環指で腸骨を腹側へ引っ張っている場合がある．動かす方向は頭側やや腹側方向である（図66）．

上後腸骨棘を動かす方向は水平方向が最も動きやすいとは限らない．やや天井方向に動きやすい場合もあり，動きやすい方向を探しながら行う．

2) 腸骨の操作

腸骨の操作は術者の腰の動きを用いて行うが，腰を動かすタイミングが早いと腸骨は動かない．まず，肩の動きで環指を上後腸骨棘に密着させる．すると腸骨が動き始めるので，それとともに腰の動きを起こして動きを大きくする．

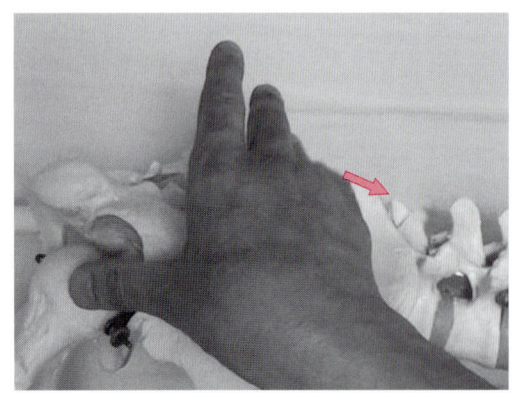

図66 滑り法での腸骨を動かす方向
頭側やや腹側方向が正しい．腹側に引っ張ってはいけない．

4-c 副運動技術の共通基本事項

1) 下半身を使う

下半身が使えていないと手の力が抜けない．手の力が抜けないかぎり密着しない．

2) ゆっくりした操作

動きに集中していると，操作は自然とゆっくりした動きになる．

3）操作中は手を見ない

　　　手を見ながら行うと，すべての操作がぎこちなくなる．

4）動く方向を試す

　　　ある方向の動きが悪いとき，または，ある方向に動かした結果が悪いときは，反対方向に動かす．指の力が抜けた"弱"であれば，3回以上行っても問題ない．

5）集中力を切らさない

　　　すべての操作において，一度動かすたびに考えながら動かす必要があるので，集中力を欠いてはいけない．

6）方向を探すのは"弱"

　　　治療開始時には，その患者に対して上部離開法および下部離開法のどの方向の"強"から開始したらよいかわからないことがある．まず，上部離開法の3方向と下部離開法の3方向の"弱"を行い，最も動きの良い方向を選んで"強"から始めると，動きが悪かった方向へも動くようになり，その方向への"強"が可能となる．副運動2型の範囲が最大になれば，次に，上下の離開法の"弱"を再び行い，さらに，滑り法の"弱"を行い，上下の滑りの中間で止めれば終了とする．

7）"強"を行うとき

　　　副運動2型の減少がなければ，"強"は不要である．

8）副運動の3種の感触

　　　副運動2型の感触には"正常"，"硬くて制限がある"，"ネバくて制限がある"の3種類があり，さらに動きの幅の大小が加わる．

9）骨の位置を知る

　　　いかに指先の力を抜くかということが重要となる．

　　　骨のある位置とかけ離れた場所で骨を探そうとして，指を屈曲して軟部組織を押さえつけている術者がいる．触診位置を明確にしておくことが重要である．

　　　また，すでに骨に触れているのに触れていることを認知できず，さらに指を屈曲して骨を探そうとする術者もいる．

10）骨を触ったとき

　　　初心者の場合，骨に触れたと感じた状態で，すでに骨に力を加えてしまっている可能性が高い．したがって，骨を触ったら一度，骨から手を離す必要がある．骨を触れないところにまで手をゆるめ，そこからゆっくり出発する．

11）チェックポイントへの意識

　　　1つの操作に意識を集中させると他のことが不完全になる．1つに意識を集中しては，他へ意識を移行させるよう心がける．チェックポイントはいくつもあるので，意識の移行，チェックを繰り返していく．

また，1つの操作に意識を集中させると，その操作に余分な力が入ってぎこちない操作になりがちである．意識を集中させずに，意識の辺縁（periphery of consciousness）を使う．修正したいポイントにわずかに意識を集中させて，うまくいっていれば意識を他へ移行させる．1つの操作に意識を集中させると，ぎこちない操作しかできなくなる．

12）始めからやり直す
　もし，修正が必要であれば，何が問題であるかが重要となる．わからなかったら，最初のポジショニングからやり直してみる．それでうまくいかなければ，もう一度やり直す．何度もやり直して，どこに原因があるのかを見つけていく．

13）リラックスと力
　リラックスしようと努力すると，かえってリラックスできなくなる．リラックスしようと努力しないことが重要である．リラックスできなければ，逆に力を入れてみる．力を入れて止めたときにリラックスできる．その感覚をつかんでいくことが重要となる．

14）必要な力とリラックス
　難しいのは，"differential relaxation（必要な力を残して，いらない力を抜くということ）"である．まず力を入れて行う．そしてリラックスできた感覚をつかむ．指や手関節の動きで操作しようとしない．できるだけ肘から上で操作し，肩を使う．また，腰から下も使うと手の力が抜けやすい．

15）痛みを治療しない
　痛みを治療しようとしないで，関節包内運動を評価するようにする．治療中は副運動2型を評価し，治療前後には副運動1型を評価する．

16）治療の終了
　副運動1型・2型が最良になり，動作が改善すれば治療を終了とする．

17）関節感覚受容器を刺激しない
　副運動技術を実施する際に重要な点は関節感覚受容器を刺激しないことである．換言すれば，関節静的反射および関節運動反射を起こさないこと，侵害受容器のtype Ⅳを刺激しないことが必須となる．患者は，副運動技術の操作を関節運動として感じることはほとんどなく，それよりも皮膚を触られている感触のほうが強く意識に上る．"触られているだけ"と感じるのは，そのためである．

18）"強"は1回
　"強"を行うのは最初だけとする．一度動き始めたら，あとは"弱"だけで治療する．

19）"そーっ"と動かす
　関節を操作するには，"寝ている赤ん坊を起こさないで抱く"ように，"そーっ"と動かさなければいけない．関節感覚受容器を反応させないためである．

20）関節軟部組織の短縮の治療

　　関節軟部組織の短縮は関節拘縮であるが，この組織の伸張には副運動技術が有効であり，従来の運動療法の伸張運動は無効である．

21）形の習得と動きの感覚

　　密着を得，動きの感覚を得るには，ここまで記した足・腰・手の位置や形の習得が必要となる．また，密着が得られるようになり動きがわかってくれば，その動きをよりスムーズに誘導するために，以上の"形"が必然であることがわかってくる．

B 付加的技術

　仙腸関節の副運動技術が完全にできていれば，体幹の付加的技術を追加して行わずとも関節原性疼痛は消失する．仙腸関節以外の副運動障害はほとんどすべて仙腸関節機能障害からの二次的障害であり，仙腸関節機能障害が改善されると二次的障害は消失するからである．

　むしろ付加的技術には診断的な意義があり，痛みのある部位の中枢部分における体幹の関節，たとえば頸部や肩などで第1肋椎関節やC7/T1椎間関節などをあらかじめ触れておき，その副運動障害を確認したのちに仙腸関節の副運動技術を行い，再度副運動技術を行って抵抗が消失しているかどうかを確認する際などに用いる．すなわち付加的技術はむしろ診断法として行うことが多い．

　しかし，仙腸関節炎特殊型では，二次的障害が仙腸関節機能障害の副運動技術だけでは改善しない．その場合は治療技術として付加的技術が必要となる．

　また，手根骨，足根骨の副運動障害は，手足部のしびれや疼痛を仙腸関節機能障害として治療しても残存することが多い．その場合は体幹の関節に副運動技術を行い，その反応をみて，さらに手根骨，足根骨の副運動技術を行う．

　なお，肩関節の副運動技術は肩の痛みには行わず，肩関節の拘縮に行う．

1 椎間関節（C7/T1椎間関節の場合）

　C7/T1椎間関節の機能障害は，後頸部，頭部，顔面，顎関節の痛みの原因になることがある．頸椎の後屈制限があるときは，仙腸関節とC7/T1椎間関節の機能障害であることが多い．その場合は，仙腸関節の副運動技術によりこの機能障害は消失するが，痛みが残存する場合はC7/T1椎間関節を治療し，さらに仙腸関節の機能が改善しているかを確かめる．なお，椎間関節の副運動技術はすべての椎間関節において同じである．

1）概　略

　左側臥位をとっている患者の椎骨（ここではC7）棘突起の根元付近を右母指でベッドに向かって押し，1つ尾側の椎骨（T1）棘突起を左示指でベッド側から天井向きに支える（図67）．

2）患者の姿勢

　左側臥位．

3）術者の立ち位置と姿勢

　術者は患者の腹側に立ち，操作する椎間関節に向かう．右C7/T1椎間関節の副運動を起こす場合は，術者の右母指末節をC7棘突起のすぐ右横に位置させる．この場合，術者の体重は右足優位で支える．体をわずかに反時計回りに回旋させて，術者の右肩は少し前方に出す．

4）棘突起の操作

　初心者では，右母指を棘突起先端部に位置させて，すぐに棘突起を押してしまう場合が多い．しかし，棘突起を押そうとせずに，まず右母指末節の橈側を，棘突起からわずかに右外側方の軟部組織に深く進入させる．椎間関節は棘突起先端より数cm深部に位置する（図68）．

医療スタッフ必携。南江堂の好評書籍

今日の治療薬 2019 解説と便覧

- 編集 浦部晶夫・島田和幸・川合眞一
- 便覧：①RMP」を追加 ②薬物動態欄を充実
- 解説：薬効性相関リスクラインを新設
- 付録：インデックスシール裏の「小児の平均体重」「1包で使える便秘症治療薬作用を掲載
- その他：巻頭ピックアップとして、額薬剤「バイオシミラー」「慢性便秘症治療薬」を解説

2019年はミントグリーン

B6判・1,472頁 2019.1. 定価 (本体4,600円＋税)

今日の臨床検査 2019-2020

- 監修 櫻林郁之介
- 編集 矢冨 裕・廣畑俊成・山田俊幸・石黒厚至
- 網羅収載されている各検査を網羅。病態別検査の分類やフローチャートによる検査ガイドなど、新たに「主要病原体検査」、新たに「性感染症」「HIV感染症」「大腸癌」などの項目を追加、検査・検査対象物質などを含めた「概説」を、各検査項目の「解説」で構成。

B6判・736頁 2019.2. 定価 (本体4,800円＋税)

本日の内科外来

- 編集 村川裕二
- "内科外来を担当する""専門医以外の内科診療にもあたる""どんな状況下で、何をすべきか" "どうしのぐか""専門医に送るヒントは何か"を、読破できる最小限のサイズで、やさしく解説した手引き書。

A5判・336頁 2018.3. 定価 (本体4,600円＋税)

乳がん薬物療法ハンドブック

- 編集 佐治重衡

96%はピッタリ間に合います！

今日の治療薬アプリ 2019 解説と便覧

ご購入はこちら
Download on the
医書.jp

4月発売

販売価格 (本体4,600円＋税)

＊書店での決済が可能です。

今日のOTC薬 解説と便覧 改訂第4版

- 監修 中島恵美
- 編集 伊藤明彦
- 解説、便覧、フローチャートの3つのアプローチに加え、「主要症状スクリーニング」から「正しい薬のOTC薬の違い (成分や使用目的)」を見開き2頁で掲載。

A5判・728頁 2018.4. 定価 (本体3,800円＋税)

総合診療専門医マニュアル

- 編集 伴信太郎・生坂政臣・橋本正良
- 初期診療で見逃してはならない重大疾患につながる症候、症状、遭遇頻度別の「疑うべき疾患」リスト、「主要疾患スクリプト」から正しい診断ヘツールが広がるテクニックを網羅。診断、主要疾患の診かたを小児から高齢者まで網羅した。

B6変型判・546頁 2017.5. 定価 (本体6,300円＋税)

がん病態栄養専門管理栄養士のためのがん栄養療法ガイドブック2019

改訂第2版

- 編集 日本病態栄養学会

今日の処方 改訂第6版

- 編集 浦部晶夫・川合眞一・島田和幸
- 各疾患ごとに、薬剤の投与例・休的投与方法など病型や症状別に、段階的に解説。今日での投与量、重症度に応じた使い方を念頭に、商品名で必要な記載にし、一般臨床医の相互処方に必要な知識を「連携医療」としても盛り込んだ。

A5判・870頁 2019.3. 定価 (本体6,500円＋税)

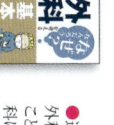

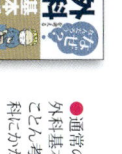

なぜなんだろう？を考える外科基本手技

- 著 稲葉毅
- 通常の教科書・手術書では語られることのない、外科手技の「なぜ？」に迫る。こどもから考える医師の本音が詰まった、外科診療に携わるすべての医師におススメの一冊。

「未経験」もわかりやすく動画を配信中！該当の図説内のQRコードよりご覧下さい。

A5判・204頁 2018.10. 定価 (本体3,200円＋税)

在宅医療のコツとピットフォール

- 編集 矢吹 拓・木村琢磨
- 在宅医療におけるピットフォール/反省事例化、経験豊富なエキスパートたちが分析、現場で役立つコンパクトな書を出しても提示する。

A5判・192頁 2018.6. 定価 (本体3,200円＋税)

栄養療法ハンドブック

- 編集 佐々木雅也

痛みの考えかた
しくみ・何を・どう効かすのように
第3弾！
●著 丸山一男
A5判・366頁 2014.4.
定価（本体 3,200円＋税）

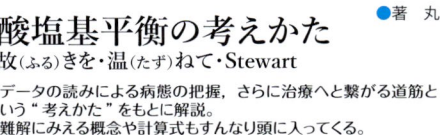

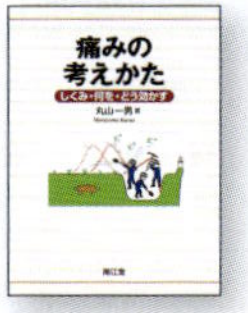

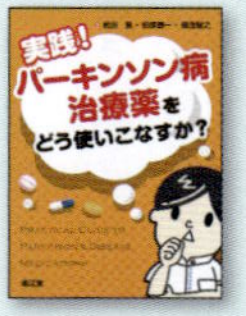

糖尿病診療をスッキリまとめました
●編集 森 保道・大西由希子
A5判・248頁 2017.12.
定価（本体 3,800円＋税）

実践！パーキンソン病治療薬をどう使いこなすか？
治療薬の基本事項から治療の実際、問題症例の解説まで、非専門医を対象に、治療のHow toを伝える。
●著 武田 篤
柏原健一
織茂智之
A5判・168頁 2018.12. 定価（本体 3,200円＋税）
多彩な統計解析機能を組み込んだ統計ソフト「EZR」の開発者自身が解説。

人工呼吸の考えかた
いつ・どうして・どのように
第2弾！
●著 丸山一男
A5判・284頁 2009.7.
定価（本体 3,200円＋税）

呼吸器診療をスッキリまとめました
むかしの頭で診ていませんか？
●編集 滝澤 始
A5判・230頁 2017.11.
定価（本体 3,800円＋税）

消化器内視鏡の登竜門
内視鏡診断のすべてがわかる虎の巻
これ一冊を読み通せば内視鏡医としてワンランクアップすることは間違いなし！
●監修 田尻久雄
●編集 井上晴洋・斎藤 豊
B5判・210頁 2018.11. 定価（本体 5,800円＋税）
正義・分類・診断基準、日常診療［病態生理］診断／治療］で構成。治療］ではCQ形式で臨床上の疑問を解説。

周術期輸液の考えかた
何を・どれだけ・どの速さ
第1弾！
●著 丸山一男
A5判・198頁 2005.2.
定価（本体 3,500円＋税）

日常の診療に役立つ、知っておくと便利な各領域の知識をスッキリまとめました。①各項目の冒頭に結論を掲載 ②一般臨床医が遭遇する可能性が高い病態に絞って解説 ③具体的にどうするのか「なぜ考えかたが変わったのか」など、要点をギュッと凝縮。「○○は専門ではないけれども○○の診る機会がある」あなたに。

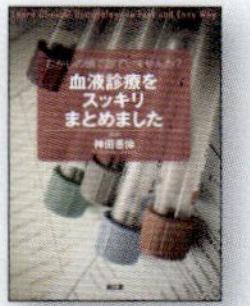

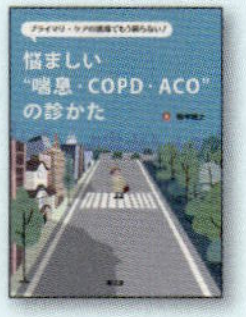

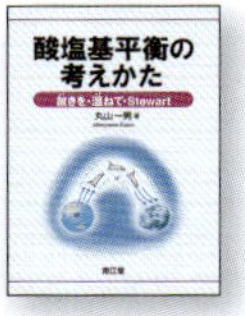

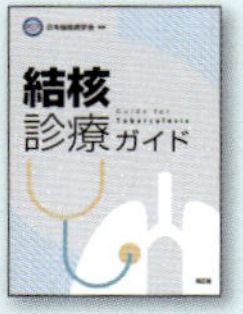

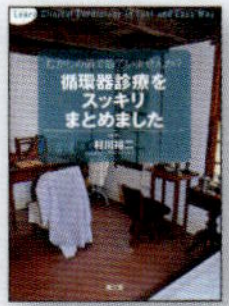

血液診療をスッキリまとめました
むかしの頭で診ていませんか？
●編集 神田善伸
A5判・210頁 2017.10.
定価（本体 3,800円＋税）

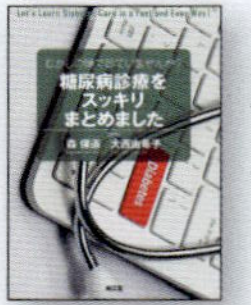

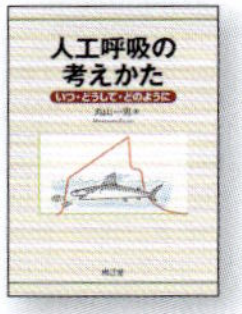

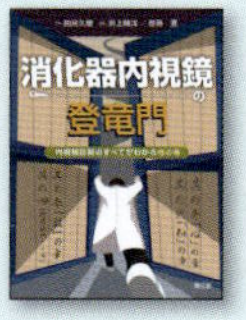

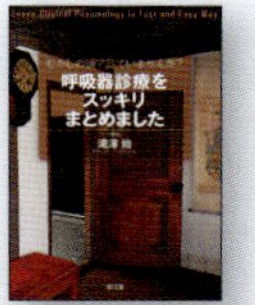

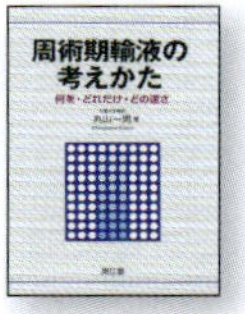

ブライマリ・ケアの現場でもう困らない！
悩ましい "喘息・COPD・ACO" の診かた
鑑別の考え方から治療薬の選択・処方のポイント、他科との連携まで、実践を凝縮した一冊。
●著 田中裕士
A5判・262頁 2018.11. 定価（本体 3,500円＋税）
ガイドライン作成はもちろん、論文執筆・日常診療においても「PICO」モデルにおいて臨床課題を解きほぐして豊富な会話形式でのCQ検索を効率的に行う方法を伝授。

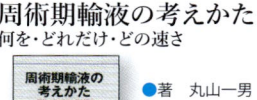

酸塩基平衡の考えかた
故（ふる）きを・温（たず）ねて・Stewart
遊び心に満ちたイラストと解説を読み進めるうちに「考えかた」が身につく。しくみと「考えかた」から世界が広がる『考えかた』シリーズ第4弾！
データの読みによる各病態の把握、さらに治療へと繋がる道筋という"考え方"をもとに解説。難解にみえる概念や計算方式もみんな頭にスッとくる。
●著 丸山一男
A5判・272頁 2019.3.
定価（本体 3,200円＋税）

循環器診療をスッキリまとめました
むかしの頭で診ていませんか？
●編集 村川裕二
A5判・248頁 2015.8.
定価（本体 3,800円＋税）

「専門ではないけれども「診る機会がある」あなたへ
むかしの頭で診ていませんか？

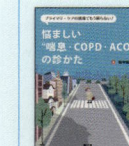

結核診療ガイド
●編集 日本結核病学会
外科治療の記載の充実、気管支鏡検査時の感染対策、救急搬送における感染症対策を追記するなど、最新の内容を反映、ブラッシュアップ。
B5判・154頁 2018.6. 定価（本体 3,000円＋税）
患者の何を見て、どのような質問をし、どのタイミングで行い、その後どう対応するか、どう記載するか。チャートと豊富な会話形式でのCQ検索で効率的にできる。

New

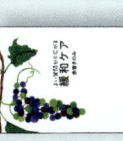

高齢者医療ハンドブック
～高齢者医療におけるダイバーシティーへの対応～

特集 臨床雑誌『内科』 2018年4月増大号 (Vol.121 No.4)

B5判・450頁 2018.11. 定価(本体8,000円+税)

高齢者医療には、疾患の重症度のみならず、機能障害や生活環境、提供される医療現場を包括的に評価した上での治療方針が必要である。各疾患の診療に関する項目のみならず、介護やリハビリテーション、終末期ケアなどのテーマも加えた、"高齢者医療の全体像が分かる"特集を目指した。

■著 神田善伸

B5判・216頁 2014.2. 定価(本体3,800円+税)

がん疼痛マネジメント

特集 雑誌『がん看護』 2018年1・2月増刊号 (Vol.23 No.2)

A4変判型・196頁 定価(本体3,300円+税)

「がん種ごとの疼痛治療」の項目を切りひらいて、一般の看護師が患者さんの対応に対して、どのようなことに留意して看護にあたればよいかについてのエッセンスをまとめた。新味や今日的な課題を含めた網羅的な(欲張りな)内容となった。(序文より抜粋)

■編集 余宮きのみ・荒尾晴惠

A5判・226頁 2014.4. 定価(本体3,000円+税)

特集 臨床雑誌『外科』 2018年4月増刊号 (Vol.80 No.5)

イラストで学ぶ解剖学的変異
～外科手術アトラス～

B5判・180頁 2018年4月 定価(本体6,500円+税)

消化器外科手術領域、乳腺域で手術の際に注意すべき解剖学的変異をとりあげた。比較的頻度の高い変異、頻度は低いが知らないと重大な合併症につながるものを選定的にとりあげた。実際の術式に即して、変異があった場合の注意点も解説。(編集にあたってより抜粋)

■編集 國土典宏

B5判・184頁 2017.10. 定価(本体2,800円+税)

特集 臨床雑誌『内科』 2018年9月増大号 (Vol.122 No.3)

もっとうまくいく!病診連携の[伝え方]
～わかりやすく伝えるための診療情報提供書作成のコツ～

B5判・350頁 2018年9月 定価(本体4,700円+税)

患者さんを専門医へコンサルトするとき、あるいは専門施設からの逆紹介を受けるときに、必要十分な情報を的確に伝えることは、読み解くことは、日頃の診療業務を超えたまた別の作業である。情報伝達の基本ツールである「診療情報提供書」にスポットを当て、その作成のコツを解説した。

■編集 上松正朗

A5判・186頁 2017.3. 定価(本体2,500円+税)

■著 余宮きのみ

A5判・246頁 2017.2. 定価(本体3,000円+税)

新 英語抄録・口頭発表、論文作成 虎の巻
忙しい若手ドクターのために

「良い商品名を引く抄録タイトルは?」「学会発表前の準備は何から手をつける?」…こんな悩みを解決!

続・あなたのプレゼン 誰も聞いてませんよ!
とことんシンプルに作り込むスライドテクニック

「あなプレ」待望の第2弾!

■著 渡部欣忍

A5判・152頁 2019.2. 定価(本体3,000円+税)

スライド作成技術の原則から具体的な修正方法までのすべてを解説。多くの実例紙の講演の紙上再現という形式で紹介されている。

あなたのプレゼン 誰も聞いてませんよ!
シンプルに伝える魔法のテクニック

実践的な研究発表のプレゼンテクニックをビジュアルに解説。

■著 渡部欣忍

B5判・112頁 2017.10. 定価(本体2,800円+税)

■編集 日本消化器病学会関連研究会 慢性便秘の診断・治療研究会

慢性便秘症診療ガイドライン 2017

■編集 小島原典子・河合富士美

Mindsが関わる医学文献検索のすすめ

〒113-8410 東京都文京区本郷三丁目42-6
(営業)TEL 03-3811-7239 FAX 03-3811-7230

www.nankodo.co.jp

南江堂 NANKODO

定価は消費税率の変更によって変動いたします。消費税は別途加算されます。

ご購入・ご注文はお近くの書店まで

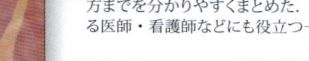

同種・同効薬の違いがわかる！*B5判

■編集 黒山政一・大谷道輝

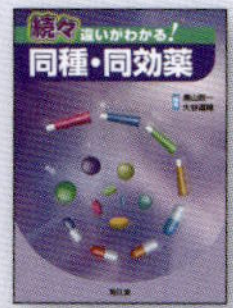

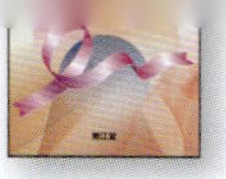

- **続々 違いがわかる！同種・同効薬**
  - 好評書第3弾、「経口抗肝炎ウイルス薬」、「咳止症治療薬」「SGLT2阻害薬」など、日常業務ですぐに役立つ12薬効群を収載。
  - 新書判・342頁 2019.1. 定価（本体4,200円＋税）

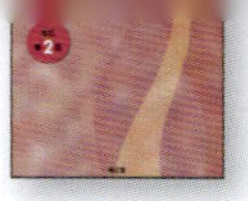

- **続 違いがわかる！同種・同効薬 （改訂第2版）**
  - 好評書第2弾、要望の多かった「外用薬」「J抗腫瘍薬」の章を新設。
  - B5判・264頁 2019.1. 定価（本体3,800円＋税）

- **続 違いがわかる！同種・同効薬をわかりやすく実践的に解説した好評シリーズ。**
  - 薬剤・ガイドラインや情報のUPDATEのほか、朝の自己注射剤製剤や配合剤情報も充実。
  - 254頁 2018.10. 定価（本体2,800円＋税）

- **はじめてわかる！同種・同効薬**
  - 研修医・若手医師を対象に、同種・同効薬の違いがわかる！同種・同効薬の臨床的ポイントをコンパクトにまとめた携帯に便利な新書判。
  - 164頁 2016.9. 定価（本体2,500円＋税）

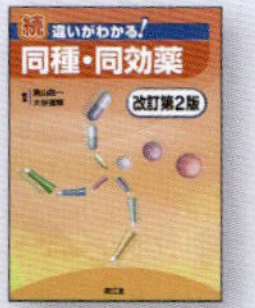

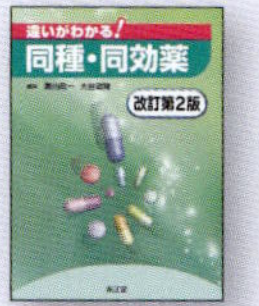

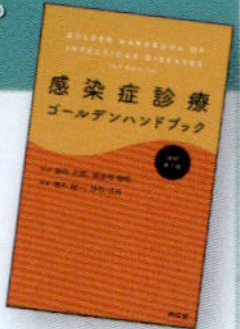

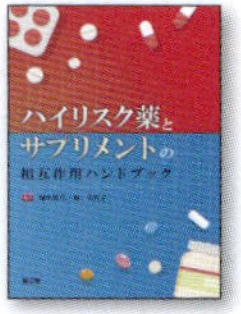

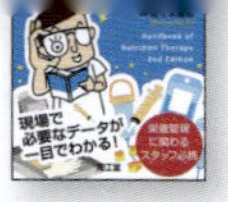

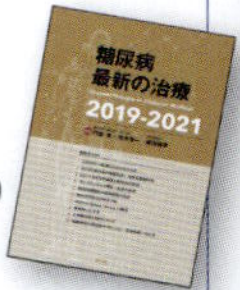

感染症診療ゴールデンハンドブック
監修 藤田次郎
編集 喜舎場朝和・椎木創一・仲村正司
376頁 2018.6. 定価（本体4,000円＋税）

神経内科ゴールデンハンドブック（改訂第2版増補）
定価（本体4,000円＋税）2018.5.

循環器内科ゴールデンハンドブック（改訂第4版）
定価（本体4,800円＋税）2018.4.

リウマチ・膠原病診療ゴールデンハンドブック
定価（本体4,000円＋税）2017.1.

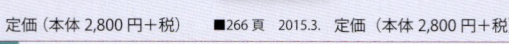

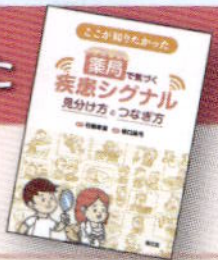

小児・新生児診療ゴールデンハンドブック（改訂第2版）
定価（本体4,500円＋税）2016.5.

糖尿病治療・療養指導ゴールデンハンドブック（改訂第2版）
定価（本体3,000円＋税）2013.2.

内分泌・代謝ゴールデンハンドブック
定価（本体3,800円＋税）2015.12.

緩和ケアゴールデンハンドブック（改訂第2版）
定価（本体3,200円＋税）2015.6.

血液内科ゴールデンハンドブック
定価（本体4,600円＋税）2016.10.

甲状腺・副甲状腺診療ゴールデンハンドブック
定価（本体3,500円＋税）2012.11.

透析療法ゴールデンハンドブック
定価（本体3,200円＋税）2007.11.

アレルギー診療ゴールデンハンドブック
定価（本体3,800円＋税）2013.6.

腎臓病診療ゴールデンハンドブック
定価（本体4,200円＋税）2009.4.

ここが知りたかった薬局ケア（増補版）
302頁 2016. 定価（本体2,900円＋税）

ここが知りたかったOTC医薬品の選び方と勧め方
318頁 2013.9. 定価（本体3,200円＋税）

ここが知りたかったパーキンソン病スーパー処方箋
164頁 2014.12. 定価（本体2,800円＋税）

ここが知りたかった感染症パーフェクト解析
専門医が教える薬局での見分け方のコツ
264頁 2018.3. 定価（本体3,200円＋税）

"ここが知りたかった"さまざまな疑問に実践的に答えた。

ここが知りたかった薬局で気づく疾患シグナル
薬剤師が答える1110の疑問
282頁 2013.9. 定価（本体3,200円＋税）

ここが知りたかった在宅ケアのお薬事情
238頁 2012.10. 定価（本体3,200円＋税）

ここが知りたかった向精神薬の服薬指導
薬剤師の処方せんから精神機能を評価するコツ
182頁 2015.6. 定価（本体2,800円＋税）

最新の治療シリーズ
年々進歩する専門領域の最新情報と治療方針を整理する。

New

- 感染症 最新の治療2018-2020
- 糖尿病 最新の治療2019-2021
- 呼吸器疾患 最新の治療2019-2021
- 眼科疾患 最新の治療2019-2021
- 神経疾患 最新の治療2018-2020
- 産科婦人科疾患 最新の治療2019-2021
- 循環器疾患 最新の治療2018-2019
- 消化器疾患 最新の治療2019-2021
- 腎疾患・透析 最新の治療2017-2019
- 皮膚疾患 最新の治療2019-2020
- 血液疾患 最新の治療2017-2019

＊720から7点のシリーズ

各B5判 定価（本体8,000円＋税）～定価（本体10,000円＋税）

※刊行時期は2019年ムーベージをご確認ください。

ハイリスク薬とサプリメントの相互作用ハンドブック

■編著 梅田悦生・堀美智子

- 約250品目のサプリメントと医薬品の相互作用を表形式で示し、サプリメントの概要や臨床現場で注意すべきことをワンポイントアドバイスとして掲載。相互作用の調べ方のヒントや、服薬指導の実際についてもわかりやすく解説。

A5判・230頁 2018.9. 定価（本体3,200円＋税）

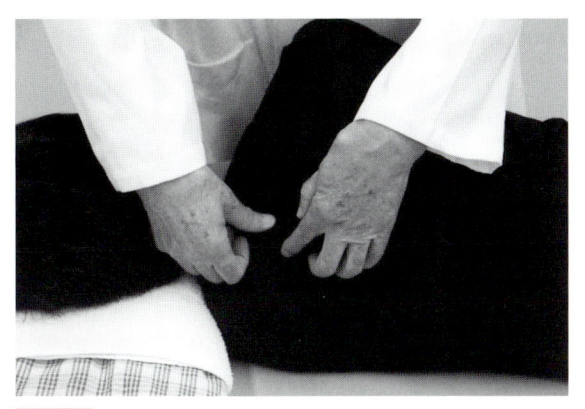

図67 椎間関節の副運動技術（博田による実演）

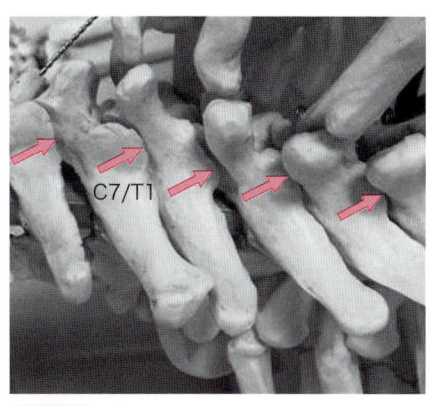

図68 椎間関節の位置
椎間関節（矢印）は棘突起先端から離れた位置にある．このため，椎間関節の副運動を起こすには，操作する母指を棘突起基部まで進入させる必要がある．

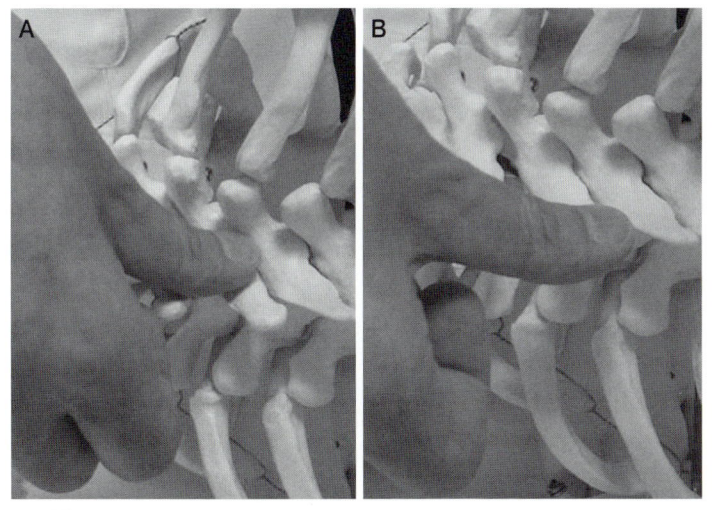

図69 椎間関節への母指の進入位置
A：椎間関節の副運動を起こすには，このように椎間関節の直近を操作できれば理想的であるが，実際は軟部組織に阻まれて進入できない．
B：実際の母指の進入位置

　副運動を起こすには，少しでも椎間関節近くを操作する必要があり（図69），このため母指は深く進入する．
　母指末節の橈側を進入させるためには，短母指外転筋を働かせて右母指を掌側外転させる．このとき，母指の爪面が天井方向を向いた状態を維持することで，棘突起を押すことなしに，母指末節の橈側を水平に進入させることができる（図70A）．爪面が患者の背側方向を向く状態では，棘突起をベッド側へ押してしまう可能性が高い（図70B）．また，右肘を前方へ出しながら，右手首も前方へ押し出すようにすると進入させやすい．

B．付加的技術—1．椎間関節（C7/T1 椎間関節の場合）

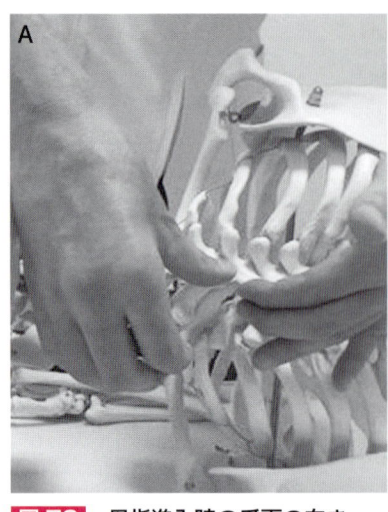

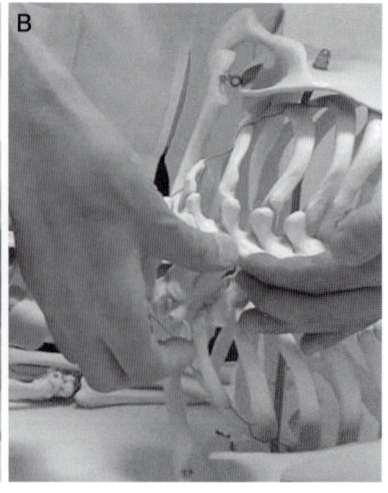

図70 母指進入時の爪面の向き
A：母指の進入は爪面が天井方向を向くようにした状態で行う．力は進入させた母指末節の橈側に加える．これによって椎間関節近くを操作することになる．
B：(悪い例) 背側から見て母指の爪面がよく見える．この状態では母指で加える力は棘突起先端部に加わることになり，椎間関節の操作にはならない．

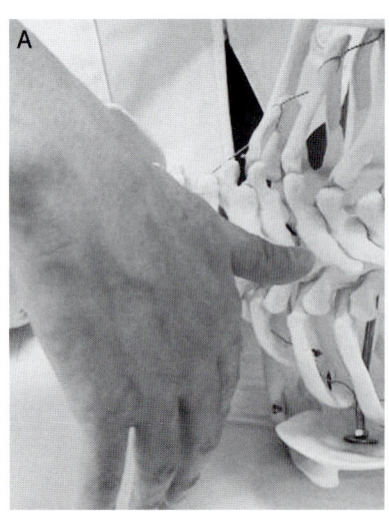

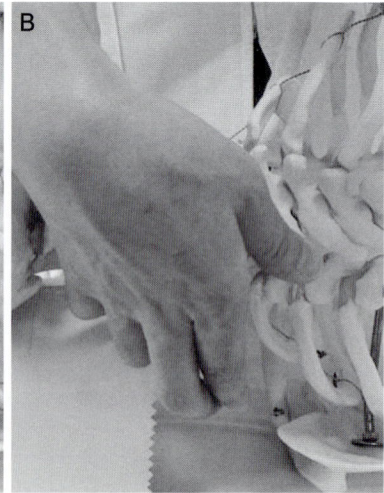

図71 手の形の悪い例
A：母指を深く進入させようとしないで，このような手の形になる術者が多い．この状態では母指が橈側外転位になっており，短母指外転筋がまったく作用せず，進入に必要な力を発揮できない．
B：母指CM関節を屈曲させている術者もいるが，この状態では棘突起先端部をベッド側に押してしまって椎間関節は動かない．

5) 進入方向

　　母指を進入させていくときに，不用意に棘突起をベッドに向かって押さないように注意する (図71)．深く進入できていない位置で棘突起を押してしまうと，椎間関節から離れた部分で棘突起を操作することになるため副運動は起こせない．

　　棘突起から母指を離した状態で，母指進入部周囲の軟部組織が柔らかく感じられるような，緊

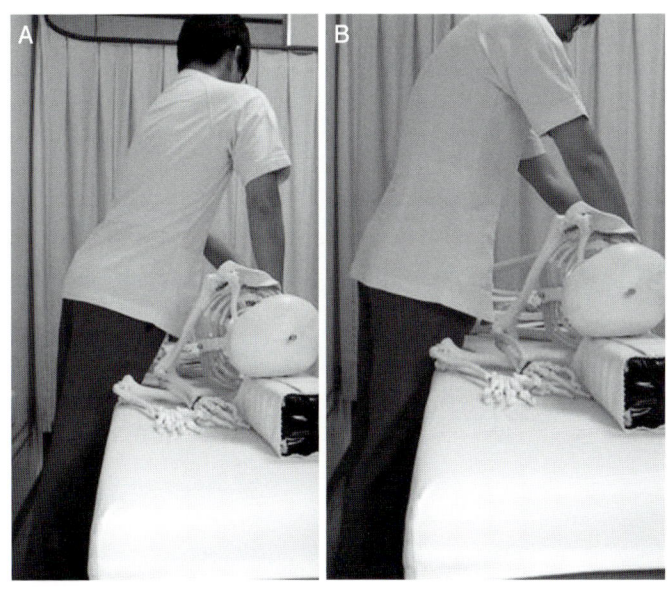

図72 術者の右肩の位置
A：操作する椎間関節の直上に右肩を位置させると，椎間関節を操作しやすくなる．
B：(**悪い例**) 操作する椎間関節よりはるか手前に右肩が位置している．この状態では右手で押す力は棘突起先端部にしか作用しない．

張を生じさせない状態を維持しながら，より深く母指を進入させる．このとき，母指先の方向へ突き立てるように母指を進入させると，母指先で患者の軟部組織を尾側方向に押してしまい，軟部組織の緊張を誘発しやすい．

　この場合，尾側へ押さないように注意が必要である．小指球を患者の背中へ近づけるようなイメージで母指橈側を軟部組織に沈めると，緊張を誘発せずに深く進入できる．

6）肘と肩の位置

　肘が手前に残っていると軟部組織を緊張させやすい．また，肘の高さが低い場合も棘突起に無意識にもたれかかっており，動きが悪くなる．肘はあまり強く屈曲しないことが大切であり，屈曲20°以内を保つ．母指を進入させるためには，肘を前方に出す必要がある．肘を自由に前方へ出せるように，術者はリラックスして操作を行う．

　また，肘だけでなく，肩の位置，前腕の回内外角度，手関節の角度などを自在にコントロールできるように術者自身がリラックスしていないと，軟部組織の緊張誘発は避けられない．術者の母指と患者の背中のなす角度が20〜30°程度になるように進入させるとよい．非常に軟部組織の厚い症例の場合は，70°ぐらいにしないと進入できない場合もある．十分な進入ができたら，術者の右肩関節は，操作する椎間関節の直上付近に位置させる（**図72**）．

7）副運動の発現

　このため，右足で伸び上がるようにしながら右肩を前方へ出す．そうしておいて，つま先立ちでさらに伸び上がると，自然に椎間関節の副運動が起こる．このとき，母指は深く進入させることに集中しておく．母指で押そうとすると，動きが悪くなりやすい．あくまでも押そうとしないで，伸び上がることが大切である．

B．付加的技術—1．椎間関節（C7/T1 椎間関節の場合）

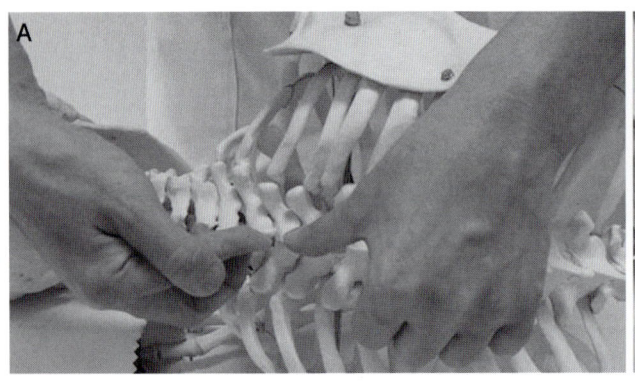

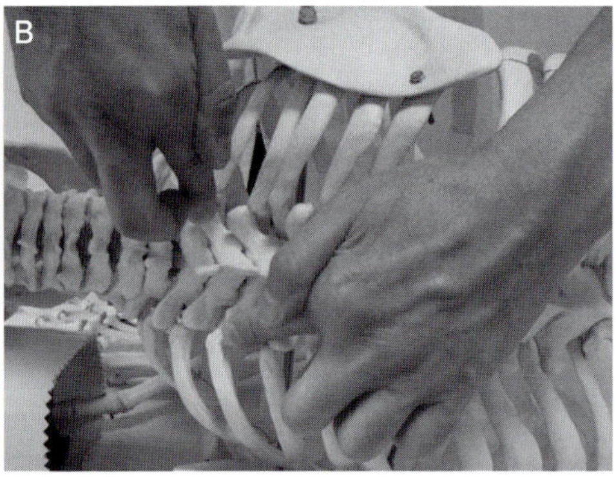

図73 椎間関節の副運動技術：別法
A：通常は頭側から進入させた母指で押すことによって操作を行うが，それでも動きが悪い場合は，尾側から進入させた母指で押してみると動く場合もある．
B：椎弓切除術の施行例など棘突起がない場合は，横突起を操作することによって椎間関節の副運動を起こすことが可能である．

8）下位棘突起

　下位棘突起は触っているだけで，操作をしないことが大切である．どの椎間関節においても基本的な操作方法は同じである．C7/T1からL5/S1椎間関節まですべて同じ方法で行う．
　この方法で動きの悪い場合は，下位棘突起をベッド側に押すほうが動きの良い場合もある（**図73A**）．
　また，椎弓切除術が施行されている症例では棘突起が存在しないため，横突起を操作することで椎間関節の副運動を起こすことが可能となる（**図73B**）．

9）椎間関節の副運動技術の適応

　仙腸関節の副運動技術後に頸部に残存する痛みで，後頭部痛，顎関節痛，後頸部の後屈痛にはC7/T1椎間関節の副運動技術を行う．
　仙腸関節の副運動技術後に残存する痛みやしびれで肩甲部，肩甲間部に残存するものには，T1/2からT5/6椎間関節の副運動技術を行う．
　腰部，腰背部，殿部の痛みは仙腸関節の副運動障害が原因なので，腰椎椎間関節の副運動技術を行うことはほとんどない．まれに外傷後，手術後の痛みに腰椎椎間関節の副運動技術を要することがある．
　上肢の痛みやしびれでは，仙腸関節，胸鎖関節，第1肋椎関節，第2胸肋関節の副運動技術が主体となるが，椎間関節はT1/2からT5/6までを試みる．

2 肋椎関節

　肋椎関節の機能異常は上肢の関連痛を生じるが，仙腸関節機能異常の改善と同時に消失する二次的な機能異常である．診断的に第1肋椎関節を触れて機能異常があるかどうかを確認し，仙腸関節機能異常が改善した後で，同部の機能異常が改善しているかどうかを再び確認する．仙腸関節炎特殊型では，仙腸関節機能異常が改善しても症状が残ることがあり，その場合は第1肋椎関節の副運動技術を行う．それ以下の肋椎関節については，背部に痛みがあるときに行うが仙腸関節機能障害の治療だけでその痛みは消失することが多い．

1) 概　略

　　肋椎関節の副運動技術は滑り法を基本として行う．胸椎横突起のすぐ外側で肋骨を頭側から尾側に向かって引き下げることで，肋横突関節に副運動の滑りを起こす．

2) 患者の姿勢

　　治療側を上にした側臥位（第1肋椎関節の副運動技術は背臥位で行うこともできる）．

2-a　第7肋椎関節（図74）

　　肋椎関節は第1，第2肋椎関節は背臥位で行い，第3肋椎関節以下は側臥位で行う．これらの肋椎関節の機能異常は仙腸関節からの二次性のものであり，仙腸関節の副運動技術の後で消失することが多い．しかし，残存する場合はこの技術が必要となる．

1) 患者の姿勢

　　左側臥位．

2) 術者の立ち位置

　　患者の背側で，操作する肋椎関節（ここでは右第7肋椎関節）に向かって立つ．軽く両膝を曲げて腰を落としたときに，右大腿がベッドに触れるように足の位置を調整する．このとき，左足は右足の左斜め前方に位置させ，左足部を第7肋椎関節の方向に向けておく．両膝を屈曲させて腰を落としたときに，左大腿部もベッドに触れる，またはベッドからわずかに離れているぐらいに位置させる．

3) 患者の右上肢の操作

　　副運動を起こすにあたって，右第7肋椎関節をゆるみの位置にする必要がある．このため，患者の右肘を第7肋椎関節の直上に位置するように，患者の右肩関節を外転させていく．

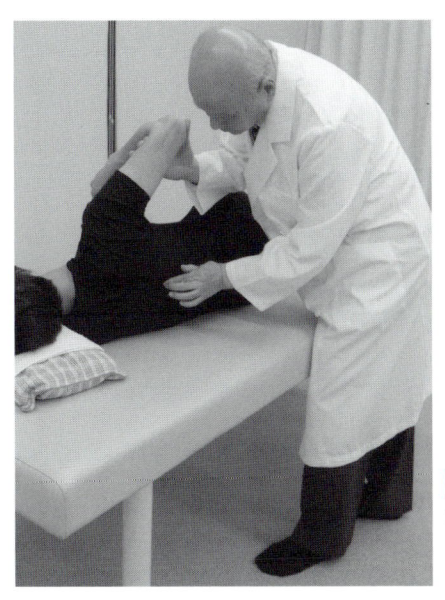

図74　第7肋椎関節の副運動技術（博田による実演）
術者の立ち位置は，左足の方向と左手の方向は一致していることが大切である．左前腕は水平に位置させる．左示指も水平に進入する．

患者の右肩関節を外転させる操作は，術者の右示指橈側面に患者の右肘屈側をのせて行う（図75）．このとき，術者の右手指を屈曲させて患者の上腕を握ってはいけない．また，右手掌で患者の上腕を圧迫してはいけない．患者の右上肢の操作は術者の右上肢だけで行うようにする．この操作を行うために術者が体幹の動きを起こしてしまうと，左手での肋椎関節の操作ができなくなる．

4）術者の左示指のポジショニング

術者は腰を落として左肘を下げて，左前腕から左示指までベッドと平行になるようにする（図75）．左示指でC7右横突起のすぐ外側の肋骨に触れる（図76）．示指のDIP関節は過伸展位，PIP関節は伸展位とし，MP関節を屈曲させ，示指と患者の背中のなす角度が60〜70°くらいになるように，MP関節の屈曲角度を調整する（図77）．左示指の力は抜いておく必要があるので，母指を示指の橈側から，中指を示指末節に背側から添えるように当てて，示指を安定させる．

5）戻　し

肋骨に触れている示指をいったん頭側に移動させ，肋間腔に位置させる．これによってポジショニングの際に生じた軟部組織の緊張を解除する．

6）副運動を起こす操作

患者の右肩関節を外転させて，患者の右肘が第7肋椎関節の直上に来れば肋椎関節は最大ゆるみの位置となる．このとき，術者の左示指に肋椎関節のゆるみを感じるので，このタイミングで術者の左肩関節を伸展させるとともに，骨盤をわずかに尾側方向へ引くことによって，左示指で肋骨を尾側に向かって引き下げる．

このとき，肋骨を腹側に向かって押さないように注意する．また，引き下げる途中で，手関節の角度が変化してしまうことが初心者においてみられるが，変化しないよう注意が必要である．

術者の手根部と患者の背中が接近して手関節の背屈角度が大きくなっている場合は，肋骨を腹

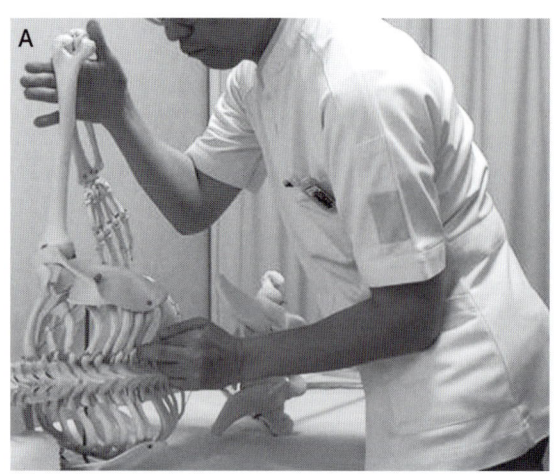

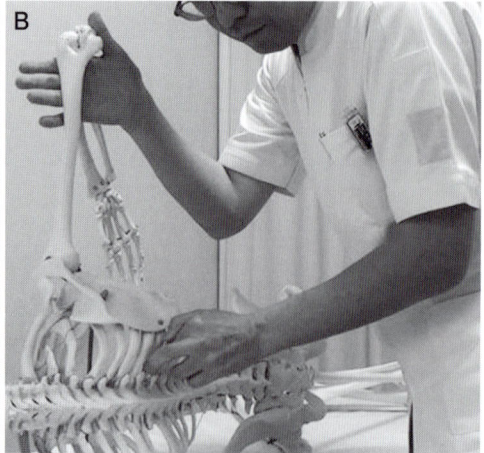

図75 術者の左示指のポジショニング
A：左示指から前腕にかけてを水平に位置させて操作する．
B：（悪い例）左肘の位置が高く，前腕が水平になっていない．また左示指も水平ではなく，示指橈側で操作している．

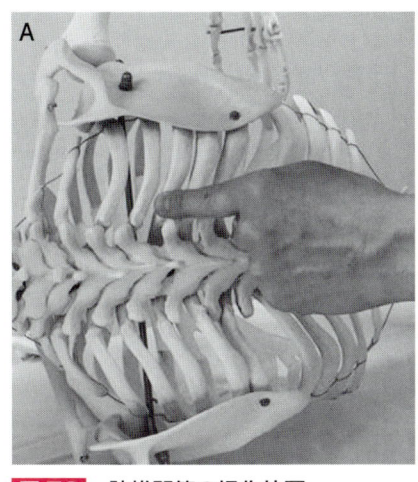

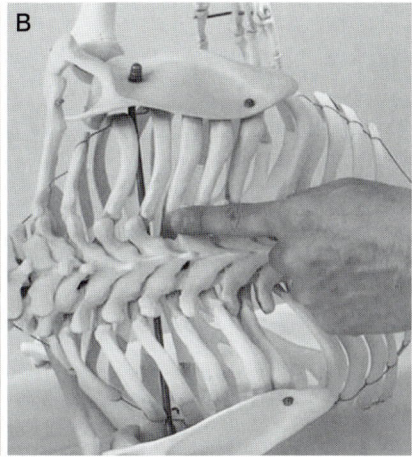

図76 肋椎関節の操作位置
A：横突起のすぐ外側で肋骨を操作する．
B：（悪い例）肋骨ではなく，胸椎横突起を押しても動かない．

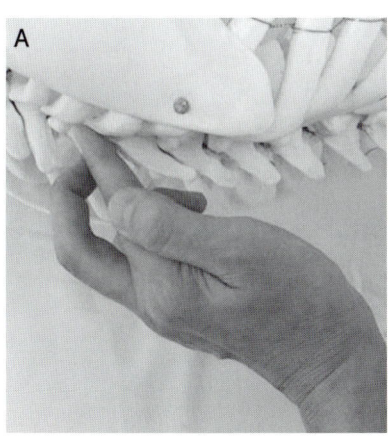

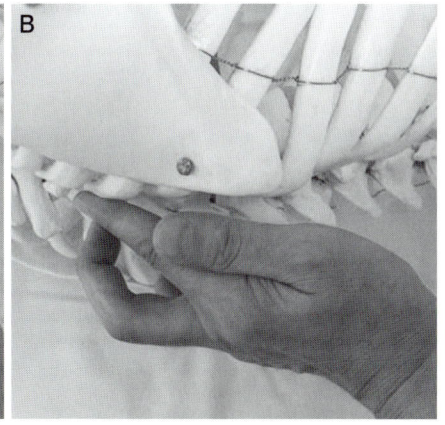

図77 左指示の進入角度（天井側から見たところ）
A：示指と患者の背中のなす角度は 60〜70°にする．
B：（悪い例）示指の進入角度が浅いと肋骨を背側から腹側に押すことになる．

側方向へ押している可能性が高く，肋椎関節は動かない．
　最良の副運動が得られるように，術者の肘の高さや手関節の背屈角度，示指の向きをコントロールして副運動を起こす．

2-b 第3肋椎関節

　第7肋椎関節で行った操作は，他の肋椎関節においても同様に行うことができる．ただし，第3肋椎関節の副運動技術を行う際は，第7肋椎関節と同様に，患者の右肩関節を外転させてゆるみの位置を得ようとすると，肩甲骨が右第3肋椎関節に重なって左示指での操作を阻害する．このため，肩関節を外転するのではなく，屈曲位にしたうえで患者の右肘頭の遠位部を肩関節に向かって押す．すると術者の左示指に肋椎関節のゆるみを感じるので，このタイミングで肋骨を尾側に向かって引き下げる．左手の操作は，先に述べた第7肋椎関節と同様である．

2-c 第1肋椎関節（図78）

　第1肋椎関節の機能障害は，肩関節，上肢の痛みやしびれを引き起こすが，多くは仙腸関節機能障害の二次性機能障害である．しかし，仙腸関節炎特殊型では仙腸関節の副運動技術だけで痛みが消失しない場合があり，その場合は第1肋椎関節の副運動技術を行う．

1）患者の姿勢

　第1肋椎関節も同様に側臥位で行うことができるが，症例によっては僧帽筋のリラックスが得られず，第1肋骨を十分に触診できないために操作しにくい場合がある．この場合は背臥位で行う．

2）術者の立ち位置（図79）

　術者は患者の右肩関節の真横に立つ．術者の左足はつま先がベッドに向かって垂直に入るように位置させる．右足はやや後方に引く．ベッドの縁と，左右のつま先を結んだ線のなす角度が20°を超えないように足の位置を決める．右足部の方向がベッドの縁に対して45°未満（約20°が望ましい）になるように位置させる．股関節を開排させ，右足部がベッドの縁と平行になるようではいけない．

3）右上肢の操作

　患者の右手関節部を術者の右手で軽く把持し，患者の右肘関節を90°屈曲位とした状態で，右肩関節を90°外転位にする．この操作は術者の右上肢だけで行うこと．この操作のために術者の体幹が動くと，術者の左手による肋椎関節の操作ができなくなる．

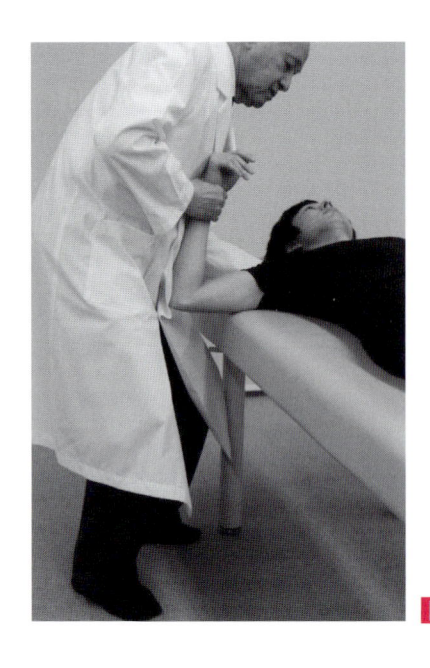

図78 第1肋椎関節の副運動技術（博田による実演）

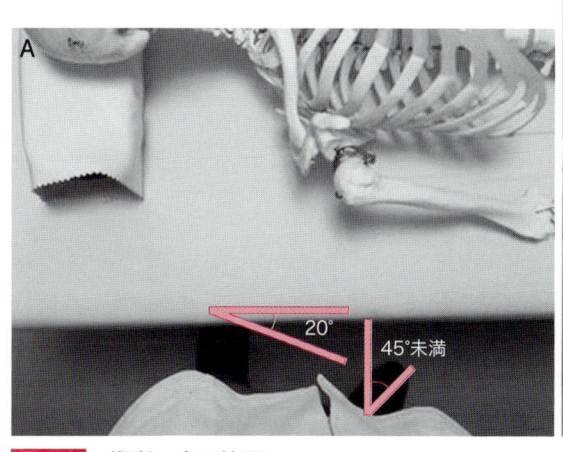

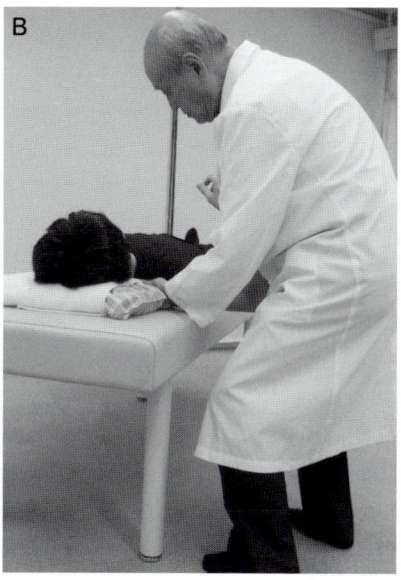

図79 術者の立ち位置
A：頭側の左足はベッドに向かい垂直にし，前足部がベッドの縁に隠れるくらいの位置とする．尾側の右足は左足に対し斜め20°くらいの位置とする．右足部の向きはベッドに対して45°未満とし，それ以上開いてはいけない．
B：左膝をベッドに向かって垂直の方向に屈曲し，ベッドの下に膝を入れていくようにして腰を下げる（博田による実演）．

4）第1肋骨の触診

次に，第1肋骨を左示指で触診する．第1肋骨は，C7棘突起を目印にして，その外側に位置するT1横突起のさらに外側に存在する．この部分を左示指指腹の橈側半分で触れる（このとき，術者の左示指末節の背側に中指先をのせて，さらに母指を示指の横に添える形にしておく）（図80）．第1肋骨に触れたら，いったん指の力をゆるめ，肋骨からわずかに示指を浮かせた状態で保持しておく．

5）術者の姿勢

次に，足から体幹にかけての姿勢を整える．ほぼ全体重を術者の左足にのせて，体幹をわずかに患者の頭側に向かって側屈させる．腰椎は前屈しないように軽度伸展位を維持しながら，まっすぐに重心を下ろしていく．腰椎は，側屈を先に行ってから伸展する．

6）膝の屈曲

左足のつま先に体重をかけたまま，左足関節を背屈させ，左脛骨を前傾して，まっすぐ左膝を曲げる．左股関節部が左母趾MP関節部の上方に位置するようにしながら膝を曲げていく．このとき，術者の左大腿の長軸を斜めに傾かせてベッドの下に潜り込むようにさせて行う．こうすることで，術者の左骨盤部と左肘部が接近するので，左骨盤の動きを効率的に左上肢に伝えることができるようになり，肋椎関節のコントロールが容易になる．

膝を曲げていくときに，左膝を患者の尾側方向に向かって曲げていく人がいるが，これでは安定して肋骨を触知できない．左膝を屈曲させていく方向は，ベッドに向かって垂直になるように，ベッドの下に膝を進入させていく（図81）．

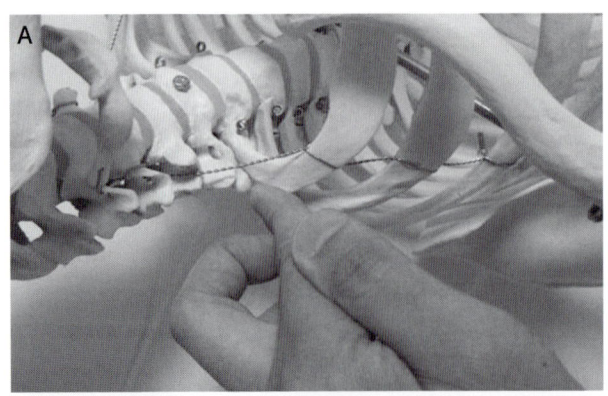

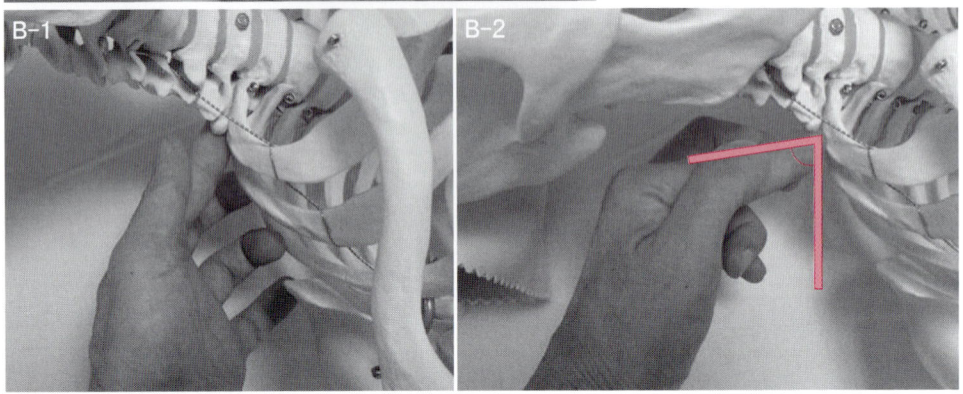

図80 第1肋骨の触診

A：T1 横突起のすぐ外側の第1肋骨に，示指末節の橈側半分で触れる．示指自体の力を抜くために中指と母指を添え，示指 DIP 関節は過伸展位とする．
B-1：（悪い例1）横突起を押しても肋椎関節は動かない．
B-2：（悪い例2）示指の進入角度が頭側方向から垂直に近くなると，示指先が強く肋骨に当たるため肋椎関節は動かなくなる．

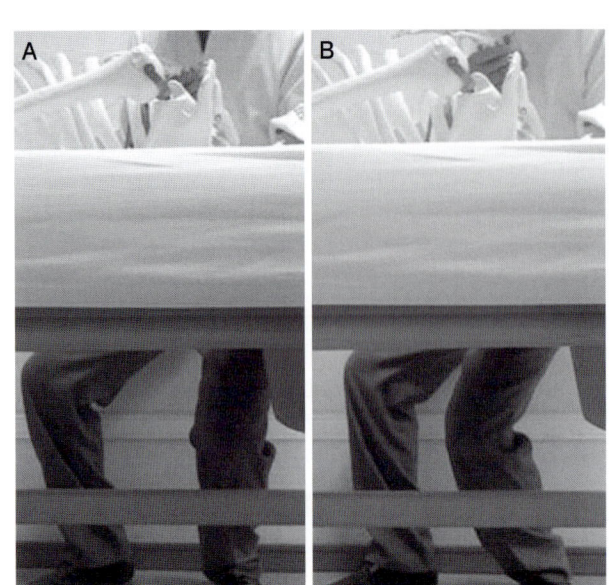

図81 術者の下肢の動き

A：第1肋骨に示指を密着させていくとき，頭側の足関節を背屈させて膝をベッドの下に潜り込ませていく．このとき，頭側の膝をベッドに対して垂直に潜りこませる．体重のほとんどを左足だけで支えるようにすることが必要となる．右足を浮かせた状態でも姿勢を変えずに維持できなければならない．
B：（悪い例）頭側の膝を斜めに進入させてはいけない．

7）副運動を起こす操作

術者の左上腕は自然下垂位にしておく．脇を閉めすぎると，左手に不必要な力が入ってしまう．術者の左肩関節は内外転や屈曲などを行わず，自然下垂位で固定させたまま動かさない．

術者の左前腕がベッド面と平行になるぐらいまで，膝を曲げて体を沈ませながら，腰を使って左肘を押し，左示指橈側半分を第1肋骨に密着させていく．左示指のDIP関節は過伸展位とすることが重要である．また，PIP関節も伸展位とし，屈曲させてはいけない．指に力を入れるのではなく，足と腰を使うことで密着させていく．このとき，術者の左前腕と患者の肩のなす角度は45°くらいになるとよい．

左示指を第1肋骨に密着させていく方向は，手掌の向きと指の向きで調整する．患者の臍の方向へ副運動を起こすので，術者の手掌は患者の臍の方向に向ける．初心者では，T1横突起の方向へ示指を押していく場合が多いので注意が必要である．手関節を大きく背屈させる人がいるが，背屈させすぎると押せなくなる．

患者の肩関節を90°外転位にすると，第1肋椎関節は最大ゆるみの位置となる．術者の左骨盤で左肘を押し，左肘で示指を押す気持ちで副運動を起こす．左示指が第1肋骨に密着して，さらに膝を屈曲させると第1肋椎関節が動く．

以上で述べた肋椎関節の副運動技術は，頸部，背部肩甲部の痛みには第1肋椎関節へ，上肢の痛みには第1〜第5肋椎関節へ，肩部の痛みには第1，第2肋椎関節へ行う．

3 胸鎖関節（図82）

胸鎖関節の機能異常は，肩甲部から上肢にかけての痛み，しびれを引き起こすが，仙腸関節機能障害の二次性機能障害のことが多い．上肢の痛みの場合は仙腸関節機能障害の改善後も残る痛みであることが多く，胸鎖関節，肋椎関節，椎間関節，胸肋関節に副運動技術を行うことで消失することも多い．

1）患者の姿勢

背臥位．

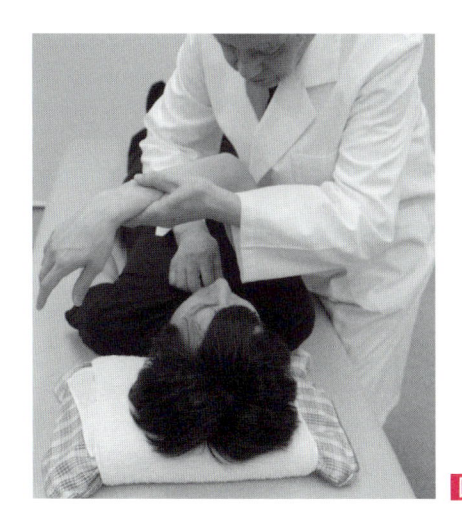

図82 胸鎖関節の副運動技術（博田による実演）

2）術者の立ち位置と姿勢

術者は患者の右側方に立ち，操作する右胸鎖関節に向かって斜めの姿勢となる（図83）．術者の右大腿がベッドに触れるぐらいの位置に立つとよい．ベッドにもたれかかってはいけない．

3）上肢のポジショニングと操作

術者の左手で患者の右前腕遠位端を持つ．次に，術者の右母指を患者の右胸鎖関節の尾側に位置させる．胸鎖関節の副運動を起こすためには，胸鎖関節の裂隙近くを操作する必要がある．しかし，胸鎖関節のすぐ尾側には第1肋骨があるため，母指を鎖骨に密着させるうえで邪魔になる．このため，右母指は胸鎖関節のすぐ尾側ではなく，それよりやや外側部で第1肋骨が表層でなく深部に触知される部分に，母指末節の橈側を進入させる（図84）．

4）術者の前腕の方向

母指を進入させても，すぐに鎖骨を押してはいけない．押さない状態のまま保持する．押すのは，患者の右上肢を操作して胸鎖関節が最大ゆるみの位置になってからである．それまでは，鎖骨からわずかに離れたポジションに右母指を位置させる．術者の右前腕が患者の胸骨の長軸方向と一致するように，術者の右肘を患者の正中付近に位置させる．

5）患者の前腕の水平内転

左手で患者の右前腕遠位端を下から支えるように持ち，術者の左手を移動させることで，患者の右肩関節を90°屈曲位から水平内転させていく．

この操作は術者の左上肢の動きだけで行う．患者の左肩関節を水平内転させるために，術者の体幹を時計回りに回旋させてはいけない．時計回りに回旋させると，右母指で鎖骨を押す操作ができなくなる．

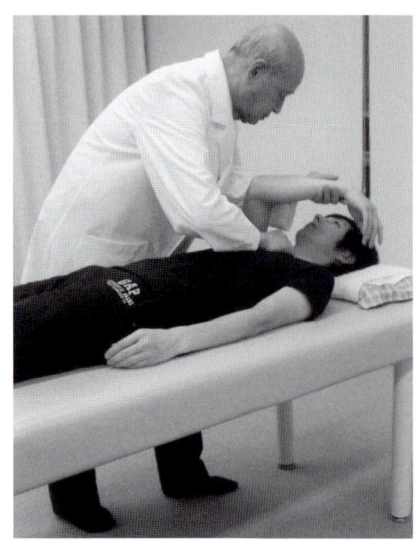

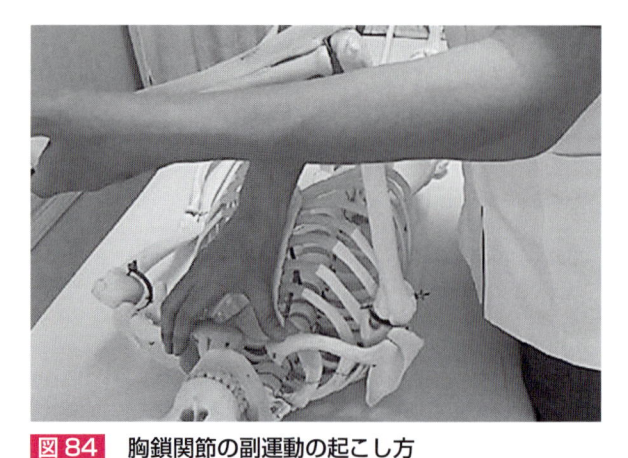

図83 術者の姿勢（博田による実演）
術者の体の方向は，患者の胸鎖関節に向かって斜めの姿勢となる．術者の上体は患者に覆いかぶさるようにする．

図84 胸鎖関節の副運動の起こし方
患者の右肩関節を屈曲位から水平内転させて胸鎖関節を最大ゆるみの位置とし，鎖骨の胸骨端を内頭側に滑らせる．

6) 副運動の発現

　　患者の右肘が胸鎖関節の直上に来たあたりで，胸鎖関節は最大ゆるみの位置となる．右母指に胸鎖関節のゆるみを感じたら，鎖骨内側端を内頭側に向かって押して副運動を起こす．押す操作は術者の下肢の動きによって行う．この際，下肢の動きで重心移動を行い，術者の上体を患者の上に覆いかぶさるように移動し，右母指で鎖骨の胸骨端を内頭側へ押すと副運動が起きる（図84）．

7) 胸鎖関節の副運動技術の適応

　　胸鎖関節の機能異常は多くは仙腸関節からの二次的なものである．しかし，仙腸関節の副運動技術を行っても残存する頸部，上肢，肩部の痛みには，胸鎖関節の副運動技術を行う．

4 胸肋関節（図85）

　　胸肋関節の機能障害は，仙腸関節機能障害からの二次性機能障害として痛みを引き起こすことがある．仙腸関節機能障害を副運動技術で治療して痛みが残れば，胸鎖関節，胸肋関節，肋椎関節，椎間関節に副運動技術を行う．第2胸肋関節以下も同じ手技で操作できる（本項では，第2～第7胸肋関節の場合について述べる）．

　　胸骨のすぐ外側にある肋軟骨を頭側から尾側に向かって引き下げることにより，胸肋関節に副運動の滑りを起こす．

1) 患者の姿勢

　　背臥位．

2) 術者の立ち位置と姿勢

　　術者は患者の右側に立ち，操作する胸肋関節に向かって斜めの姿勢となる（図86）．術者の右大腿をベッドに接触させ，左足を右足の斜め前に位置させる．

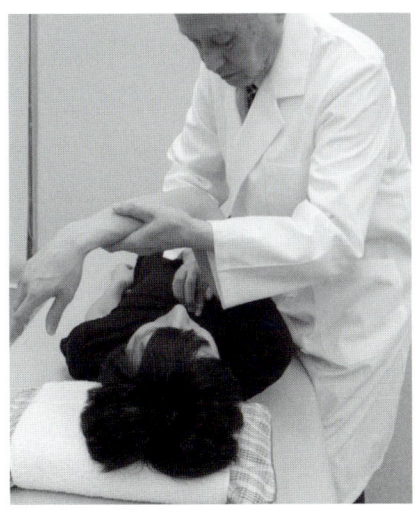

図85 胸肋関節の副運動技術（博田による実演）
第2胸肋関節の例を示す．

3）術者の右上肢のポジショニング

　術者の右示指を操作する胸肋関節のすぐ頭側の肋間に位置させる．示指が安定するように，中指を示指に添えておく．示指のMP関節を軽度屈曲させて，PIP関節は伸展位，DIP関節は過伸展させて，胸壁と示指のなす角度が20～30°になるように調節する．術者の右肩関節を外転させて，右肘を患者の胸骨上か，患者の正中線を越えて左胸の上方に位置させる．

　このとき，初心者では，右股関節を軸として上半身を右側屈させる場合がみられるが，右側屈させてはいけない．右骨盤をわずかにベッド上に乗り上げるようにさせ，右骨盤と操作する胸肋関節を近づけるようにする．

4）患者の右上肢の操作

　術者の左手で患者の右手首を軽く持ち，下から支えるようにしながら，操作する胸肋関節の高さまで患者の右肩関節を屈曲させる．この位置から術者の左手で誘導して患者の右肩関節を水平内転させる．患者の右肘が操作する胸肋関節の直上まで水平内転したあたりで，胸肋関節は最大ゆるみの位置となる．

5）胸肋関節部の操作

　胸肋関節にゆるみを感じたら，術者の右肩関節を伸展させて右示指を胸肋関節に密着させていく．このとき術者の右肩関節が屈曲位になっていると，手に力が入って操作しにくい．上腕が自然下垂位になるように術者の立ち位置と体の位置を調整し，そこから右肩関節を伸展させることで肋軟骨への密着を得る．密着は，術者の右示指末節の橈側を肋軟骨に密着させるようにして行う（**図87**）．

　示指の密着方向と肩を引く方向によって動きやすさが変わるので，示指MP関節の屈曲角度や右前腕の回内外角度を調整する．指の力を極力抜いた状態で関節裂隙近くの肋軟骨に触れる

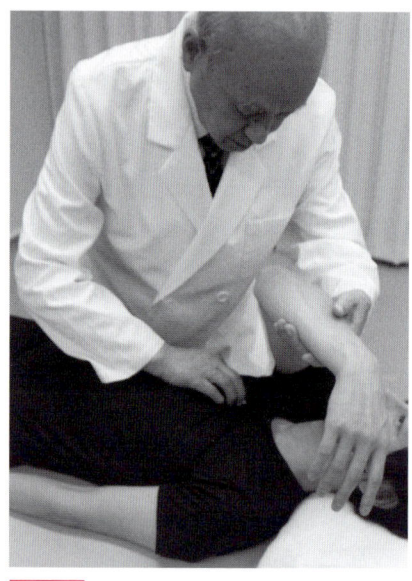

図86 術者の姿勢（博田による実演）
胸肋関節に対して斜めの姿勢となる．

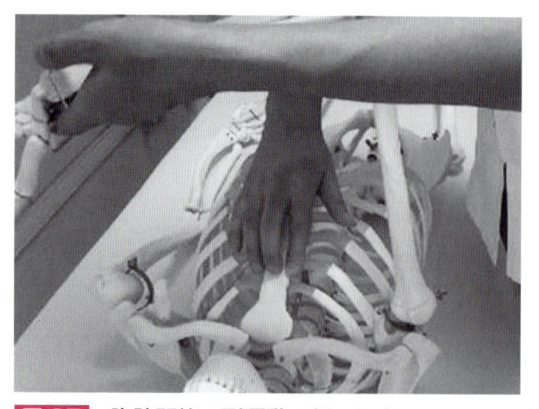

図87 胸肋関節の副運動の起こし方
第2胸肋関節の例を示す．示指橈側を肋軟骨に密着させて，尾側かつやや外側方向へ動かす．第1肋骨と胸骨の結合部は滑膜関節ではなく硝子軟骨結合のため，AKA-博田法の対象ではない．

と，関節が軽い力で動き始めるのを感じることができる．この動き始めがわからないまま操作を開始するときれいな副運動は得られない．動き始めたら，肋軟骨をまっすぐ尾側に引くよりも，わずかに外側方向寄りの尾側に引っ張るとよく動く場合が多い．まっすぐ尾側方向へ引いたほうが動きやすい場合もあり，この場合は，示指の末節中央を密着させる．動きやすい方向に密着できたら腰の動きを使って副運動を得る．

5 肩関節

　肩関節の副運動技術は肩の痛みには行われない．肩の痛みに対しては，仙腸関節，椎間関節，肋椎関節，胸鎖関節などに副運動技術を行うだけでよい．肩関節の副運動技術は，慢性期の五十肩などで関節可動域が改善しないときに，拘縮に対する治療として行う．下方滑り法，前後滑り法を行うが，最後は前後滑り法の"弱"で終わる．

5-a　下方滑り法（図88）

1）患者の姿勢
　　背臥位．

2）術者の立ち位置
　　術者は患者の右側方に，右肩関節に向かって立つ．術者は腰を前屈させないように，軽く伸展させた状態で立つ．右大腿が軽くベッドに触れるように，また左足部は右足部に対して左斜め前に位置させる．左足部は患者の右肩関節の方向を向くようにする．

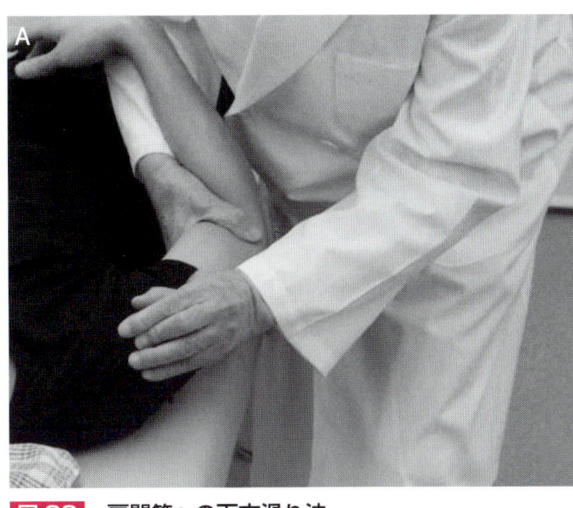

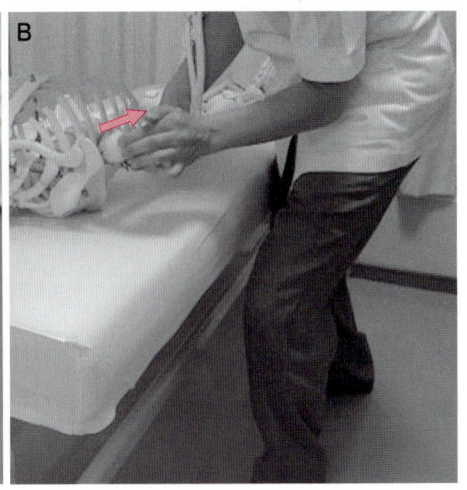

図88　肩関節への下方滑り法
A：（実際の技術；博田による実演）術者の示指と中指を揃えて上腕骨大結節に頭側から密着させる．側方から見て，患者の上腕骨長軸と術者の左前腕とが同一面上となるように腰を落とす．術者の左上腕は自然下垂位とする．患者の上腕骨遠位部を下から右手で支える．上腕骨を右母指で握ってはいけない．術者の足と体の方向も重要である．
B：上腕骨大結節を頭側から下方（尾側）に引いて滑らせる．上腕骨大結節には示指と中指を揃えて指腹を密着させる．示指と前腕は床面と平行になるようにする．術者は肘と体が開きすぎないように立つ．

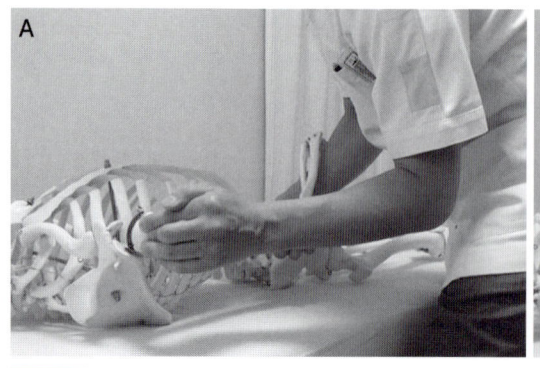

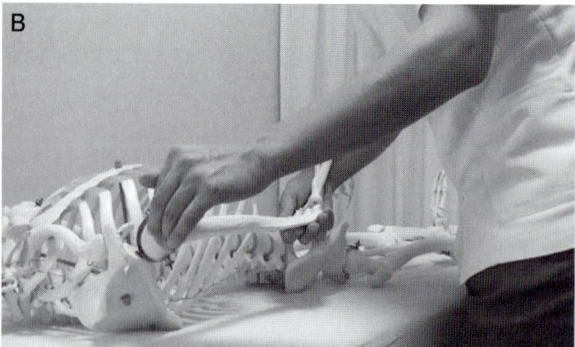

図89 術者の左上肢のポジショニング
A：術者の示指と前腕は床面と平行になるようにする．
B：（悪い例）示指と前腕が斜めになってはいけない．

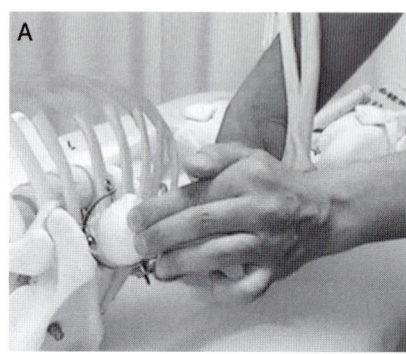

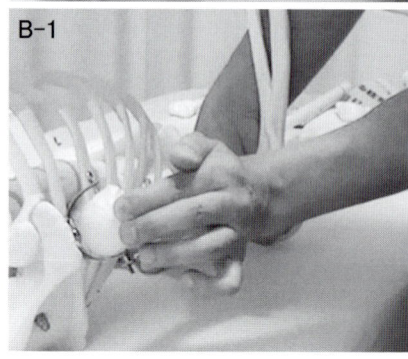

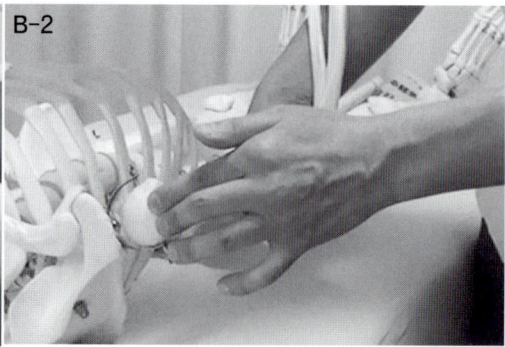

図90 手の置き方
A：手関節の角度は示指と中指の指先がしっかり密着できるように調節する．
B-1：（悪い例1）手関節の背屈角度が大きいと，示指と中指の指先が患者の上腕骨から浮いてしまい，密着が不十分になる．
B-2：（悪い例2）手関節の掌屈角度が大きいと，体で引っ張ったときにその力を示指と中指に十分に伝えられない．

3）患者の右上肢の支持

　　　術者の右手で，患者の右上腕遠位端を下から支える．支えるだけで引っ張らないこと．患者の右前腕を術者の右前腕にのせてリラックスさせる．

4）術者の左上肢のポジショニング

　　右肩関節の頭側で，術者の左示指と中指を揃えて，示指と中指の指先が肩関節裂隙に進入するポジションを探し，その位置で両指の指腹を大結節に向かわせる（示指と中指のうち，主に力を加えるのは示指である）．この際，術者の示指と中指の長軸から左前腕にかけてが床面と平行になるように，術者は両膝を屈曲させて腰を落とし，左肘を下げる．この状態で，術者の左上腕が自然下垂位となるようにする（図89）．

5）肩関節部の操作

　　以上のポジショニングができたら，術者の左肩関節を伸展させて，示指と中指の指腹を患者の上腕骨頭側に密着させる．このとき，示指と中指の指腹を引っ張る方向に対して垂直に位置させておく（図90A）．引っ張る方向に対して斜めになると，肩関節の副運動は起きない（図90B）．左肩関節を伸展させて密着すると，上腕骨頭が下方（尾側）へ滑り始め，骨頭と肩甲骨関節窩の位置関係がずれるのを指先に感じることができる．さらに，術者の腰を手前へ引いて肩関節の下方への滑りを大きくする．

　　下方滑り法の"強"を行ったら，その後に必ず，次項で述べる前後滑り法を行う．

5-b　前後滑り法

5-b-1　上腕骨頭への前方滑り法（図91）

1）患者の姿勢

　　背臥位．

2）術者の立ち位置

　　下方滑り法と同様である．

3）患者の右上肢の支持

　　術者の右手で患者の右上腕骨遠位端を下から支え，患者の前腕を術者の右前腕にのせてリラックスさせる．

4）肩関節後方への中指の進入

　　術者の左中指で肩関節を背側から触診する．中指先に肩甲骨関節窩の後縁を硬く触れる．そのすぐ外側が関節裂隙である．関節裂隙のさらに外側部の上腕骨頭背側部に向かって，中指先をまっすぐ天井方向に進入させる．

　　このとき，左上腕は自然下垂位とし，術者の左肘と体幹が離れすぎないように足の位置を決める．術者の腰は前屈しないように，軽度伸展させておく．腰を落として左肘を下げ，術者の左手MP関節背側面がベッドにつくように下げると，中指尖を天井方向に向かって進入させることができる．

　　中指の進入ができたら，わずかに上腕骨頭が前方（天井方向）に滑り始めるのを感じることができる．動きを感じたら左肘を屈曲し，より大きな滑りを得る．

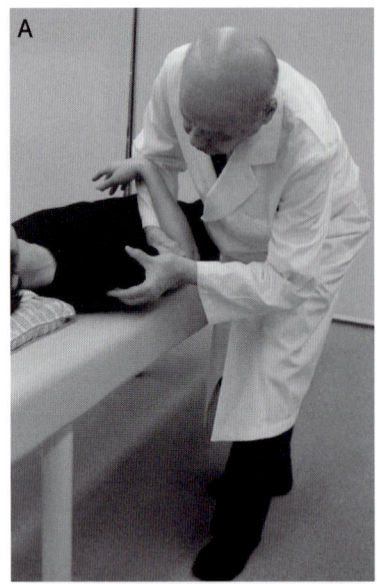

図91 上腕骨頭への前方滑り法
A：術者の姿勢（博田による実演）
B：左中指先を背側から上腕骨頭背側面に密着させる必要がある．このため，左肘をわずかに下げる．左肘を屈曲することで上腕骨頭を前方（天井方向）へ滑らせる．
C：（悪い例）術者の肘の位置が悪いと，患者の上腕骨頭の背側に中指を密着できなくなる．

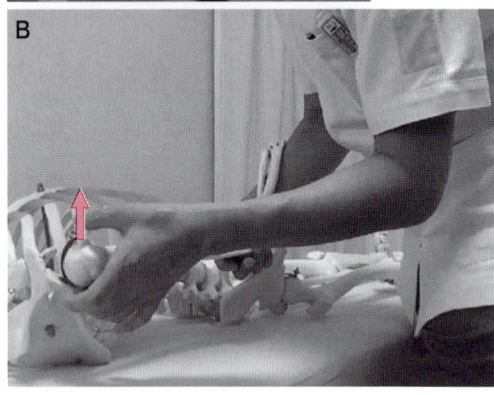

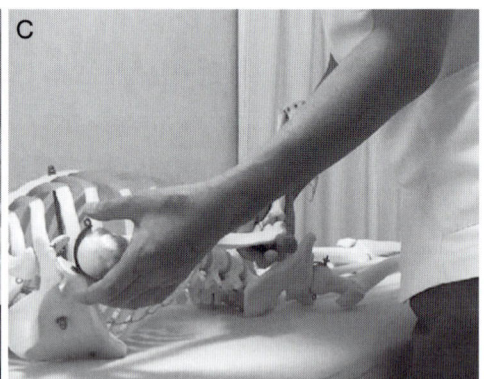

5-b-2　上腕骨頭への後方滑り法（図92）

　患者の姿勢や術者の立ち位置は前方滑り法と同様である．術者の右手で患者の右上腕骨遠位端を下から支えて，患者の前腕を術者の右前腕にのせてリラックスさせる．

　術者の左母指指腹を患者の右上腕骨頭前面に位置させて，左肘関節を伸展させることによって母指指腹で患者の上腕骨頭をわずかにベッド側へ押し，後方（背側方向）へ滑らせる．

　以上の前後滑り法は，通常"弱"で行う．

6　橈舟関節（図93）

　手関節部の痛みやしびれには，まずは仙腸関節，体幹の関節に副運動技術を行い，さらに残る痛みやしびれが橈側にあり手関節の背屈制限を伴う場合は，橈舟関節の副運動技術を行う．

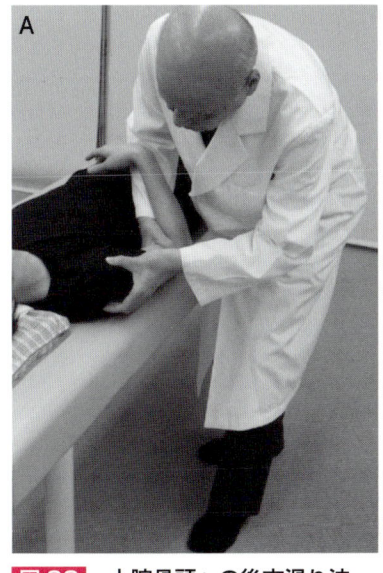

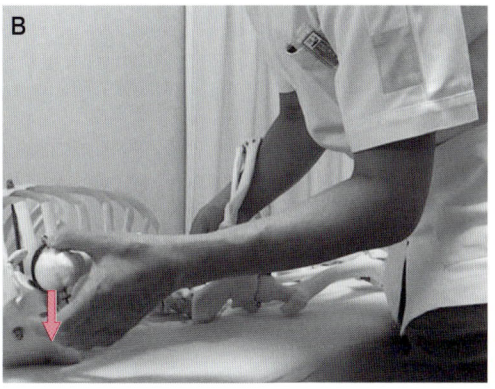

図92 上腕骨頭への後方滑り法
A：術者の姿勢（博田による実演）
B：左肘を伸展することによって母指指腹で上腕骨頭を後方（背側方向）に滑らせている．

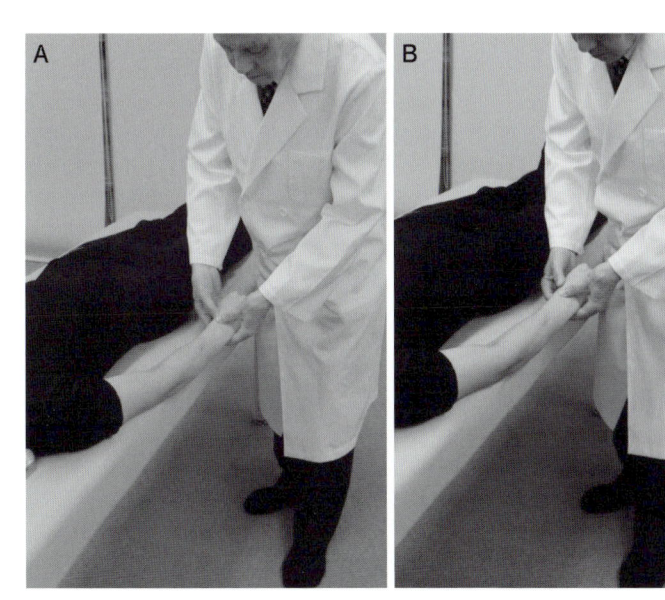

図93 橈舟関節の副運動技術（博田による実演）
A：舟状骨を尺側方向へ滑らせる方法，B：舟状骨を背側方向へ滑らせる方法

1）患者の姿勢
　　背臥位．患者の右肩関節を軽度外転位としたうえで内旋させ，肘関節を軽度屈曲させて前腕を回内位とする．こうすることで，患者の手掌をベッド側に向ける．

B．付加的技術—6．橈舟関節

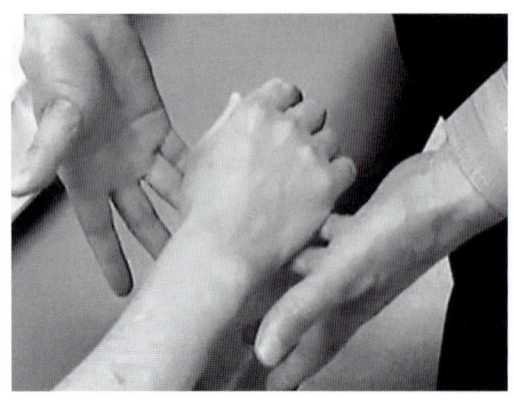

図94 手の位置
最初のポジショニングでは環指と小指で手掌を支える.

2) 術者の立ち位置

術者は，患者の右手に向かって尾側に立ち，術者の体のすぐ前に患者の右手を位置させる．右橈舟関節を操作する場合，主に術者の右手で舟状骨を操作し，左手で橈骨および手部を支える．体重支持は操作側の足を中心に行うので，右足部を患者の右手に近づけて立ち，右足優位に体重支持を行う．踵に体重をかけず，つま先で支える．術者の左足部は右足部に対し少し左斜め前に位置させる．術者の体が患者の手から遠くに位置してしまうと操作を行いにくいので，腰が引けた状態にならないように立ち位置を調整する．

3) 副運動の方向

後述のように，①舟状骨を橈骨に対して尺側方向へ滑らせる方法と，②舟状骨を橈骨に対して背側方向へ滑らせる方法とがある．

4) 手の位置

まず，両手の環指先と小指先で患者の手掌を支える（図94）．

術者は両膝を屈曲し，腰を下げる．腰は前屈させないようにし，軽度伸展位を維持する．両肘を軽く屈曲させる．このポジションで，患者の前腕がベッドとほぼ平行か，わずかに持ち上がるぐらいになっているとよい．患者の前腕を大きく持ち上げると患者はリラックスできない．

5) 橈骨を触れる

左手の母指指腹で伸側から，中指指腹で屈側から，それぞれ橈骨に触れる．触れる程度に支えるだけとして，つままないようにする．つまんでしまうと橈舟関節の動きは悪くなる．

6-a 舟状骨を橈骨に対して尺側方向へ滑らせる方法（図93A）

右母指先で嗅ぎたばこ窩（snuff-box）の奥に位置する舟状骨に触れ，舟状骨を尺側方向へ滑らせる．

1) 術者の右上肢のポジショニング

術者の右上腕は自然下垂位とし，右肘は屈曲位，右前腕を回外位として，右母指のMP関節とIP関節は軽度屈曲位とする．

2）術者の左上肢のポジショニング

副運動を起こすために，右母指先で舟状骨を尺側に向かって押すと患者の前腕が外側方向に動く．このため，術者の左母指で橈骨を支え，さらに，左環指の基節骨尺側寄りを患者の第5中手骨に尺側方向から密着させることによって，右母指で舟状骨を押すことに対する逆方向の力とする．このとき，左母指のIP関節は伸展位にしておき屈曲してはいけない．

3）舟状骨への密着

舟状骨へは，右母指先の中央を密着させていくが，母指の橈側寄りや尺側寄りに力が偏ることのないように注意する．このために，膝を屈曲させて腰を落とし，母指の密着方向を調整する．また，術者の右肩を挙上しないように注意する．肘関節の屈曲角度によっても母指の密着方向をコントロールできるので，これにも注意する．

母指IP関節を強く屈曲させて母指先を舟状骨に当てようとすると，動きが悪くなりやすい．母指のMP関節とIP関節は軽度屈曲位のままで，右手関節を尺屈させることによって母指先の密着方向をコントロールする．

4）舟状骨を押す方向

右母指で舟状骨を押す方向は，術者の左環指が患者の第5中手骨に密着しているあたりとする．右手で押す力は，右肩関節の内転力で得る．母指IP関節を屈曲させることや，手関節を尺屈させることで押そうとしてはいけない．押すことによって舟状骨が抵抗なく沈む方向を探す．

5）橈骨と手部の保持

右母指で押す場合，これに対する逆方向の力を左手で加える必要がある．この力は，前述のように，左母指で橈骨を支え，さらに左環指の基節骨尺側寄りを患者の第5中手骨尺側に密着させることによって得る．示指で尺骨を押す人がいるが，これは誤りである．この密着には術者の左前腕の回外と左橈側手根伸筋を使った背屈が必要となる．また，このとき左母指は掌側外転位にして橈骨に接触させる．このときの左手の形は椎間関節を押すときの形（図69，70：83，84ページ参照）に似ている．

左母指先を橈骨に密着させようとして，橈骨を床面の方向に押さえつけてはいけない．左母指で橈骨に加える力は橈骨伸側面に対して接線方向になるようにする．術者の右肩関節を軽く内転させて，右母指で舟状骨を尺側へ押すと，舟状骨が尺側方向に沈んでいくのを感じることができる．このとき，術者の左環指基節骨の尺側で患者の右手を支える．これと同時に，術者の左母指は橈骨の接線方向へ軟部組織の上を滑っていく．これが，尺側方向への滑りである（図95）．

滑りがうまく起こっていない場合は，母指先に舟状骨が硬く当たるのを感じる．この場合は，右手関節の尺屈角度や右肩関節の内転方向を若干調整して，柔らかく動く方向を探すとよい．

6-b　舟状骨を橈骨に対して背側方向へ滑らせる方法（図93B）

右示指で舟状骨を天井方向に引き上げる．

1）患者の姿勢，術者の立ち位置

尺側方向へ滑らせる方法と同様である．

術者は両膝を屈曲させて腰を落とす．右上腕は自然下垂位として，右肘を屈曲させて前腕を回

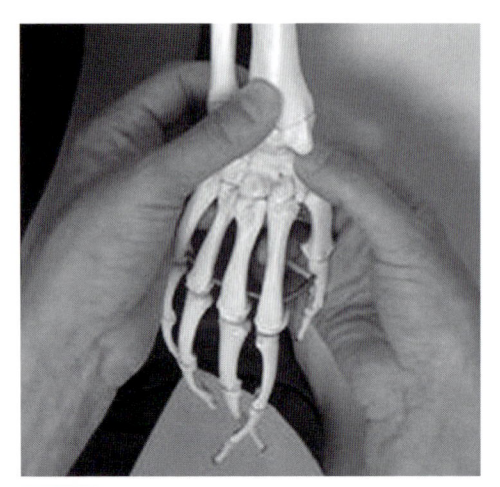

図95 右母指先で舟状骨を尺側へ滑らせているところ
左母指先で橈骨を，左環指で第5中手骨を軽く支持している．

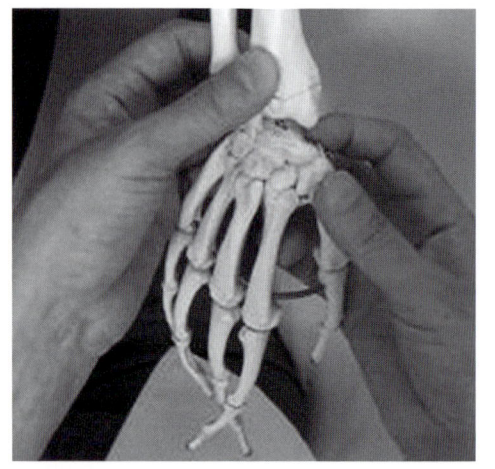

図96 右示指先で舟状骨を背側へ滑らせているところ
右示指先で舟状骨結節を天井側に引き上げる．左母指で橈骨が天井側へ動くのに抗している．

外させる．さらに，示指のMP関節，PIP関節，DIP関節を軽度屈曲させることにより患者の舟状骨掌側を示指先で触れる．

2）背側への滑り

術者の左母指指腹を橈骨遠位端の背側面に位置させる．術者の右肘を屈曲させ，右示指先で舟状骨を天井側に引き上げて，これに対する逆方向の力を左母指で橈骨に加えると橈舟関節の背側への滑りが起こる（図96）．

橈舟関節への滑り法では，舟状骨を尺側方向へ滑らせる方法と背側方向へ滑らせる方法の2つを採用している．これらは，純粋な往復運動ではないことに注意を要する．

7 橈月関節（図97）

手関節中央部の痛みは橈月関節の機能障害であることがあり，手関節に掌屈制限がある．仙腸関節，第1肋椎関節などの体幹の関節に副運動技術を行って，なお残存する手関節中央の痛みには橈月関節の副運動技術を行う．手根管症候群類似の症状には良い適応である．

1）患者の姿勢

背臥位．患者の右肩関節は軽度外転内旋位とし，右前腕を回内させ，右手掌が床面方向を向いた状態にする．

2）術者の立ち位置と姿勢

術者は，患者の右手に向かって尾側に立ち，術者の体のすぐ前に患者の手を位置させる．

術者の両膝を軽く屈曲し，腰を落としておく．腰を落とす度合いは，術者の両手で患者の右手を支持したときに，術者の肘が60〜70°程度の屈曲位になるように調整する．このとき，患者の手を持ち上げないようにする．患者の右前腕はベッド面と平行に近いほうがよい．

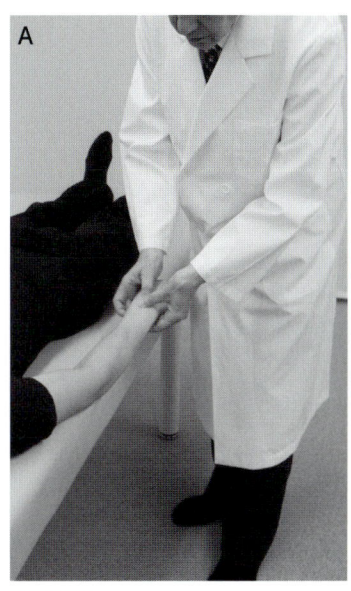

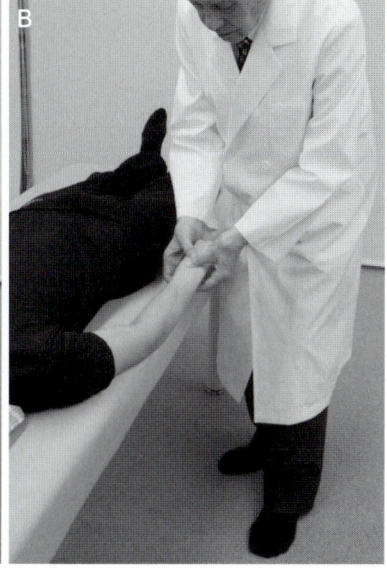

図97 橈月関節の副運動技術（博田による実演）
A：月状骨を掌側方向に押し下げているところ，B：月状骨を背側方向へ引き上げているところ

3）患者の手部の支持

患者の手掌を術者の左右の環指先と小指先で支える．次に，右母指先で背側から，右中指先で掌側から，それぞれ月状骨に触れる．また，左母指指腹で背側から，左中指指腹で掌側から，それぞれ橈骨に触れる．触れるだけでつまんではいけない．指をわずかに屈曲させると，つまんでしまう程度の位置に母指と中指を保持する．術者の利き手によっては左右逆に持ってもよい．

4）副運動を起こす操作

術者の右肘関節の屈曲と伸展を起こすことによって，月状骨を掌側および背側へ動かす．

7-a 右母指で月状骨を掌側方向へ押し下げる場合（図97A）

術者の右母指IP関節を軽度屈曲位としておき，右手関節を軽度尺屈させる．これによって右母指先が月状骨に接触する．次に，術者の右肘関節をゆっくりと伸展させると右母指先が月状骨に密着し，橈月関節に副運動の滑りが起こり始める（図98）．

滑り始めたら，右肘関節をさらに伸展させて舟状骨を床面の方向へ押し，これとは逆に，左中指で橈骨を下から支えて滑りの範囲を大きくする．肘を伸展させて月状骨を押している最中は，母指の屈曲角度を強めて月状骨を押してはいけない．動き始めたら母指自体の角度は変えない．

7-b 右中指で月状骨を背側方向へ引き上げる場合（図97B）

術者は両膝を軽く屈曲させて腰を落とす．さらに，術者の右肩を若干下げるようにして，右肘の位置を低くする．この姿勢から右肘を屈曲し，右中指先を月状骨掌側に密着させ引き上げ，左母指指腹でこれに対する逆方向の力で橈骨を止めると，橈月関節に副運動の滑りが起こる（図99）．

B．付加的技術—7．橈月関節

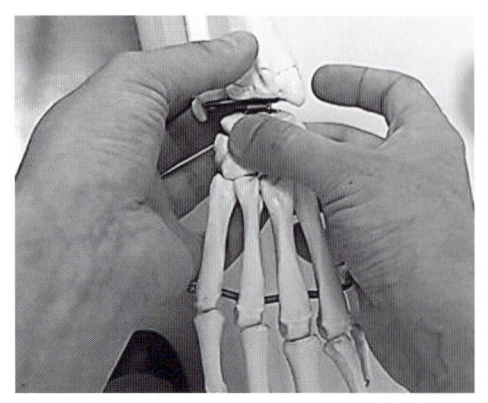

図98 右母指先で月状骨を掌側へ滑らせているところ
右母指先で月状骨を掌側へ押し，左中指でそれに抗するように橈骨を下から支持している．

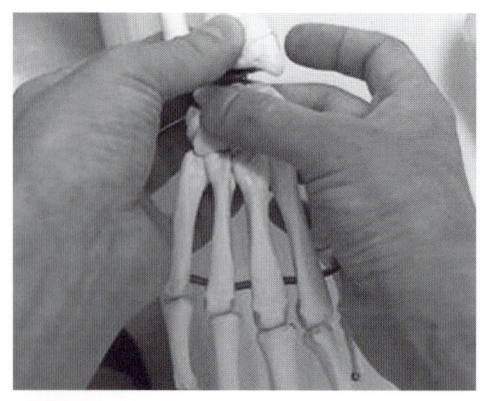

図99 右中指先で月状骨を背側へ滑らせているところ
右中指先で月状骨を天井側へ滑らせ，左母指で橈骨を背側から止めている．

8 距舟関節（図100）

　膝関節内側・前面，下腿の内側・前面，足関節の前面・内側の痛みやしびれに仙腸関節の副運動技術を行って，なおそれらが残る場合には距舟関節の副運動技術を行う．

　距舟関節に副運動の障害がみられる場合，これは仙腸関節機能障害の影響を受けた二次的な機能異常である可能性が高い．したがって，距舟関節に副運動障害がある場合，距舟関節を治療するより仙腸関節を治療することが重要となる．

　しかし，特に足部に症状を有する症例に対して，仙腸関節のAKA-博田法を行った効果が十分に得られているかどうかを確認する意味で，距舟関節の副運動を評価することは価値が高い．すなわち，仙腸関節のAKA-博田法を行ったのちも距舟関節に副運動の低下がみられる場合は，仙腸関節の治療が不十分なのではないかと考えるべきである．

1）患者の姿勢

　背臥位．患者の右足先が天井側を向いていると操作しやすい．股関節が外旋して，足部が斜めになりやすい患者では，術者が手で前足部を天井方向に向けておくとよい．

2）術者の立ち位置と姿勢

　患者の距舟関節のすぐ横に立つ．ただし，距舟関節の真横に立つのではなく，真横よりもやや頭側に立つ（図101）．術者の両側の股関節は，やや外旋させた状態にしておく．

3）左手の位置

　患者の右距骨頸部に，術者の左母指を外側面から，左示指を内側面から軽く触れる．母指と示指の両方に，同時に強い力を加えて距骨をつまんではいけない．距骨頸部は距骨の中でも細くくびれた部分である．このため，母指と示指の間隔が広いと距骨を適切に操作できない．

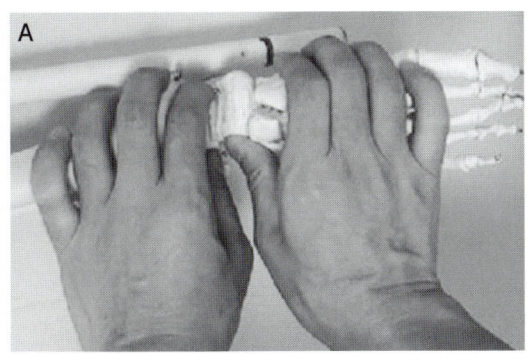

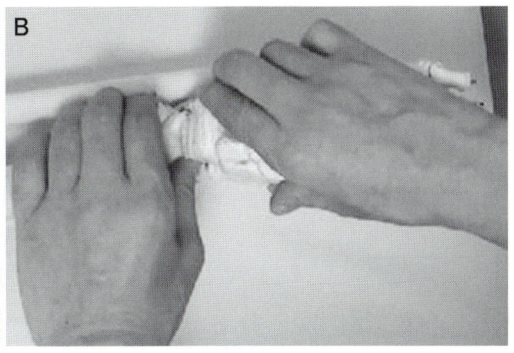

図100 距舟関節の副運動技術
A：（舟状骨を内側前方へ滑らせる方法）左示指の指腹を距骨頸部内側面に密着させ，右母指先で舟状骨を内側前方へ滑らせる．右環指と小指で患者の前足部を外反方向へ軽く引いている．
B：（舟状骨を外側前方へ滑らせる方法）左母指の指腹を距骨頸部外側面に密着させ，右示指橈側を舟状骨に密着させて外側前方へ滑らせる．

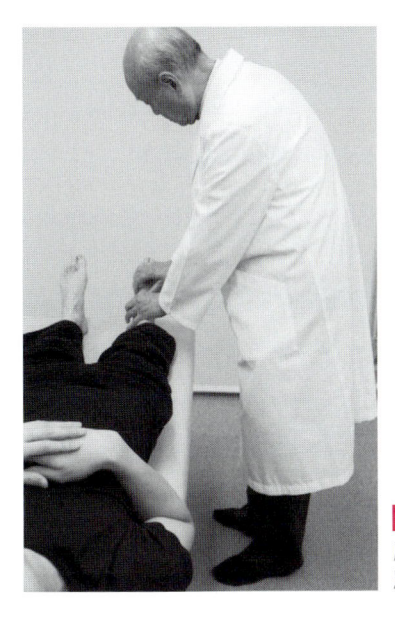

図101 術者の立ち位置と姿勢（博田による実演）
股関節を軽度外旋させ，つま先に重心をかけた状態で膝を屈曲し，膝をまっすぐに下ろす．

8-a 舟状骨を内側前方へ滑らせる方法（図100A，102）

　患者の第2中足骨長軸の延長線上で，舟状骨の最も足背寄りの位置よりやや外側面に術者の右母指指腹を密着させる．すると，母指先が距舟関節の裂隙近くに位置するようになる．
　術者の両肘はほぼ伸展位とし，前腕は回内させる．両股関節をやや外旋外転させたまま，膝を曲げて腰を落とす．術者の両手関節が90°背屈位となり，右母指がベッド面と平行になるまで膝を曲げる．このとき，右母指末節の橈側で舟状骨を足底方向に押してしまうことのないように注意する．
　次に，右の肩を軽く内転させ，右脇を閉じるようにすると右母指先の舟状骨への密着度が増す．逆に右脇を開くと右小指の尺側で患者の足背を押してしまうことになる．足背を押してしまうと，患者の足は底屈内反位となり，距舟関節はしまりの位置となるため動かなくなる．これを防

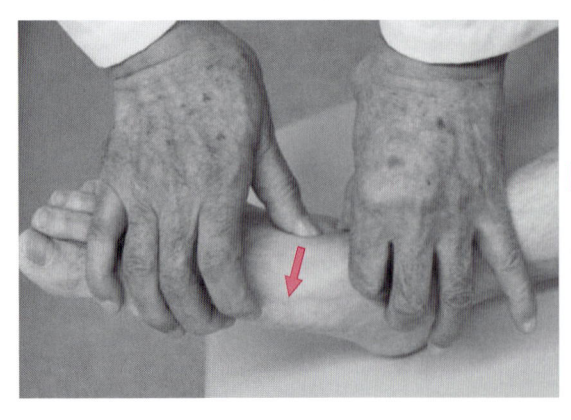

図102 舟状骨を内側前方へ滑らせる方法
（博田による実演）

右母指先を第2中足骨長軸の延長線上の舟状骨外側面に位置させる．右母指と右手背がベッド面と平行になるように右手関節を下げる．術者の右肩を内転させ，母指先が舟状骨に密着しやすい位置にする．右環指を軽く屈曲位とし，右環指指腹で患者の第1中足骨を外反方向へ引く．

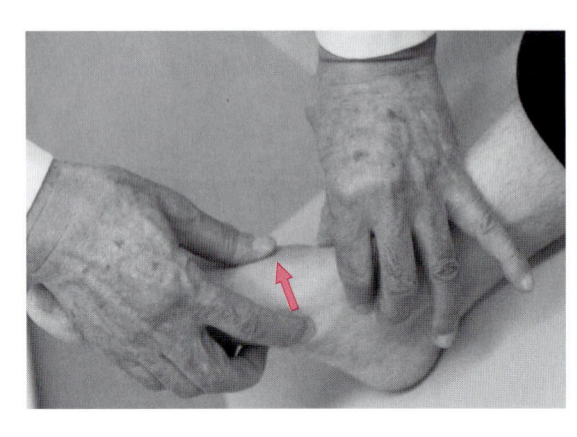

図103 舟状骨を外側前方へ滑らせる方法
（博田による実演）

右示指DIP関節付近の橈側面を舟状骨の内側面に密着させる．右手部全体を垂直に近い位置とする．右脇を開いて示指橈側を舟状骨に密着させ，外側前方へ引く．

ぐために，術者の右環指と右小指で，患者の第1中足骨を外反方向へ軽く引くようにするとよい．
　右母指で舟状骨を内側前方に向かって押すと，距舟関節に副運動の滑りが起こる．押すときは，術者の腰を使い母指を押すようなイメージで行うとよい．母指そのものの力は抜くようにする．
　これに対する逆方向の力は，距骨頸部内側に左示指を密着させることによって得る．このとき，左示指指腹が術者の腹側を向いている必要がある．たとえば，左示指の密着方向がベッド方向を向いていると，右母指で舟状骨を押したときと逆方向の力を加えることにならない．
　また，術者の左前腕を回外位とし，左小指球で患者の脛骨を床面方向に押さえつけるようにして距骨を把持する術者がいるが，これでは示指が距舟関節の裂隙から遠い位置に密着することになるので距舟関節は動かない．左示指末節の橈側が距舟関節裂隙近くの距骨遠位端に密着すると距舟関節を動かしやすくなる．

8-b　舟状骨を外側前方へ滑らせる方法（図100B，103）

　舟状骨を内側前方へ押すときよりも，術者の腰をやや高い位置にし，右肩関節を外転させ，右示指のDIP関節付近の橈側面を距舟関節裂隙近くの舟状骨内側面に密着させる．これに対し，左母指指腹を距骨頸部外側面に密着させることで逆方向の力を得る．右示指橈側を密着させたら，舟状骨が距骨に対し滑り始めるので，そのまま舟状骨の内側面を外側前方に向かって引く．

　このように，月状骨を押す（内側前方に滑らす）場合と，引く（外側前方に滑らす）場合とで方向を変える必要がある（図104）．

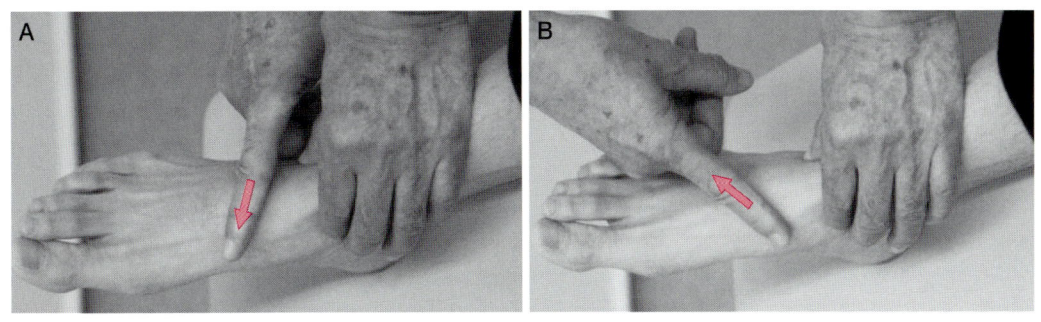

図 104 舟状骨を押す方向と引く方向の違い
A：押す（内側前方に滑らせる）方向，B：引く（外側前方に滑らせる）方向

⑨ 距舟関節：別法（図 105）

距舟関節を足底方向と足背方向に滑らせる副運動技術である．

1）患者の姿勢
背臥位．

2）術者の立ち位置
患者の右足部に向かって尾側に立つ．

3）手の位置
左母指で足背から，左中指で足底から，それぞれ患者の右距骨と右踵骨を一塊として把持する．また，右母指で足背から，右示指で足底から，それぞれ舟状骨を把持する．ただし，足背側と足底側から同時につままない．

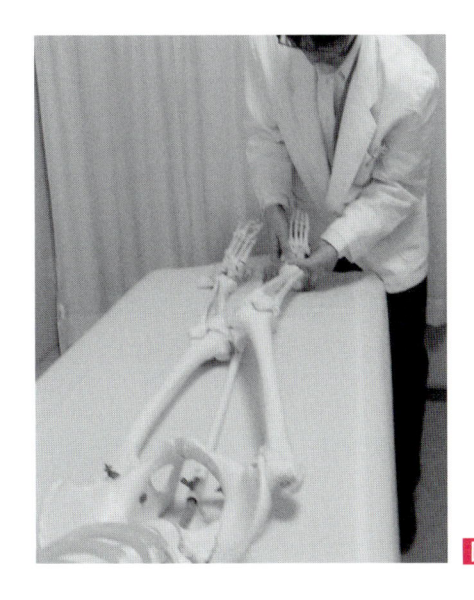

図 105 距舟関節の副運動技術（別法）

B．付加的技術—9．距舟関節：別法

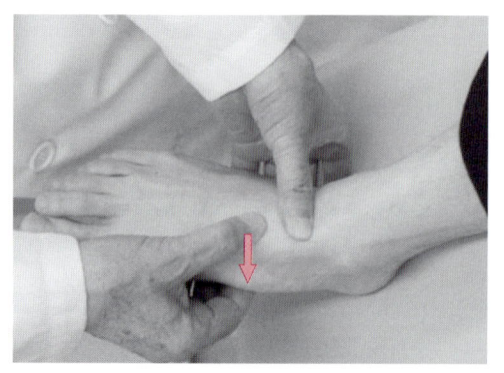

図106 舟状骨を足底側へ滑らせる方法
（博田による実演）
舟状骨を右母指で足底側に押し下げる．

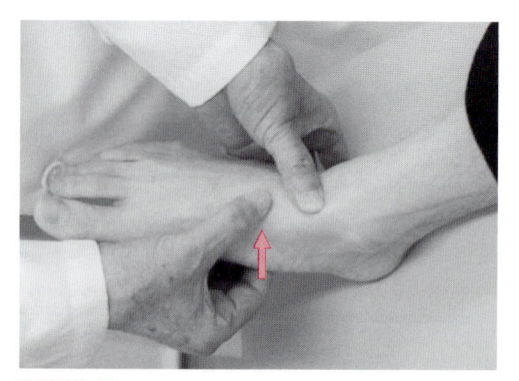

図107 舟状骨を足背側へ滑らせる方法
（博田による実演）
舟状骨を右示指で足背側に引き上げる．

9-a 舟状骨を足底側へ滑らせる方法（図106）

　　術者は両膝を軽く屈曲し，腰を落とす．主に右手で舟状骨を操作するため，体重は右足優位に支える．術者の体は患者の足部に接近させておく必要があるため，腰は前屈させないように，軽度伸展させておく．
　　両肘関節は屈曲位とする．左中指指腹を踵骨足底側に位置させておいて右手関節を軽度尺屈させると，右母指の指先付近が距舟関節裂隙近くの舟状骨足背側に密着する．このとき，右母指IP関節は軽度屈曲位を維持しておく．母指IP関節の屈曲角度を変えて舟状骨を押そうとせずに手関節の尺屈角度を調整することで，母指指腹の触診方向を調整する．
　　わずかに右肘関節を伸展させると距舟関節が動き始めるので，そのまま右肘を伸展させて舟状骨を足底方向へ押す．これに対して左肘の屈曲力を働かせて，踵骨の足底側から術者の中指を密着させる．これによって距舟関節の副運動が起きるが，スムーズな動きが得にくいときは，右母指の密着位置や方向をわずかにずらして行ってみるとスムーズな動きが得られる．

9-b 舟状骨を足背側へ滑らせる方法（図107）

　　術者は両膝を深く屈曲させる．舟状骨を足底側へ滑らせるときよりも腰を落とす．主に右手で舟状骨を操作するため，体重は右足優位に支える．左母指を距骨伸側面に位置させる．
　　両膝を屈曲させて腰を落とし，右肘関節を屈曲させると，右示指が舟状骨足底側に密着する．このとき，右中指を示指に添えておくと密着が安定して得られる．
　　左母指を距骨足背面に密着させることで，舟状骨を持ち上げる力と逆方向の力が得られる．これにより距舟関節の滑りが起こり始めるので，さらに右肘を屈曲させて滑りの範囲を大きくする．

10 距骨下関節（図108）

膝関節外側・後面，下腿外側・後面，足関節外側，足部外側に対して仙腸関節の副運動技術を行っても，なお残る痛みやしびれがあるときに行う．

1）患者の姿勢
椅座位．

2）術者の立ち位置と姿勢
術者は患者の右足部に向かって蹲踞の姿勢をとる．左手で踵骨を操作する場合は術者の左足を患者の右足部近くに位置させる．また，術者の左足部を患者の右足方向へ向けておく．右手で踵骨を操作する場合は足の位置や方向は左右逆となる．

3）距骨側の手
術者の右手を患者の右足の前方から進入させて，右内果と右外果の直下にある距骨に触れる．右母指指腹で距骨外側面を，右中指または示指指腹で距骨内側面を触れる．このとき，術者の右前腕の進入角度や手関節の背屈角度により，術者の右母指と右中指（または示指）に加わる力のバランスが変化する．母指と中指（または示指）の指腹がバランスよく距骨に触れる角度に調整する．また，母指と中指（または示指）のなす面が床面と平行になるよう調整する（図108）．

4）踵骨側の手
左手を踵骨の下方から進入させ，踵骨外側面と内側面に左母指指腹と左中指指腹で触れる．踵骨を操作する左手の手掌は，踵骨の真下に位置させる必要がある．これができていないと，母指と中指の指腹をバランスよく踵骨に密着させることができない．バランスのよい密着のために

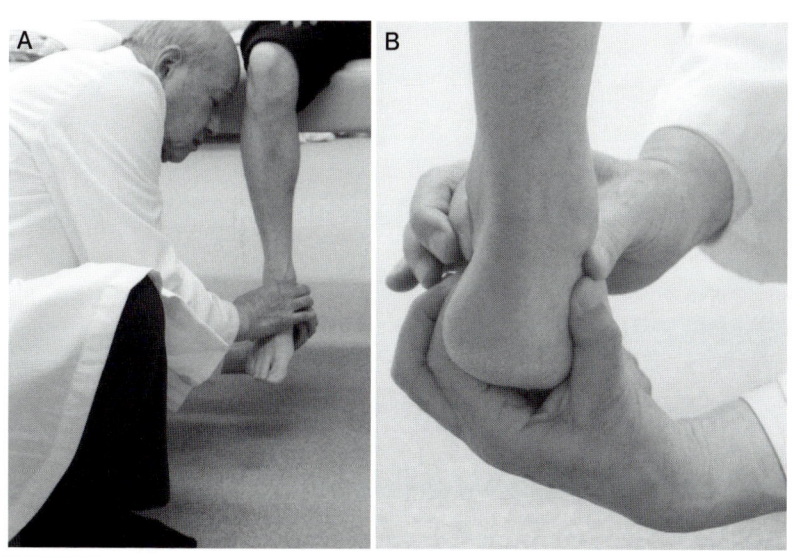

図108 距骨下関節の副運動技術（博田による実演）
A：前方から見たところ，B：後方から見たところ

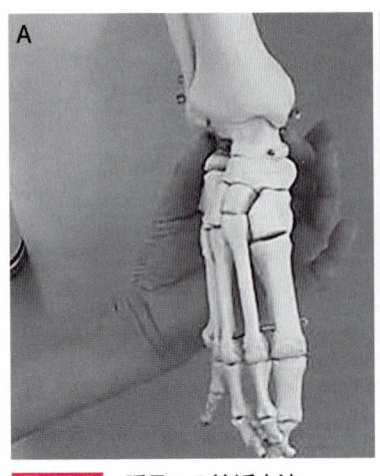

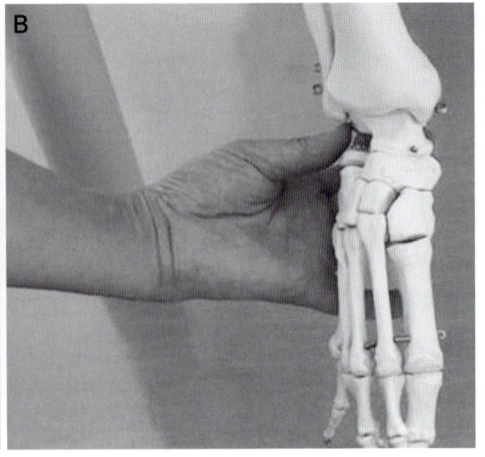

図109　踵骨への接近方法
A：術者の肘を低くして，前腕を床面と平行になるようにすると母指と中指の指腹を密着させやすい．
B：(悪い例) 肘の位置が高く前腕が水平でない場合は，術者の中指指腹が踵骨の内側面に届かない．

は，左肩を下ろして左肘を下げ，左前腕を床面と平行にする必要がある（図108，109A）．
　たとえば，術者の前腕が水平でない場合，中指で手前に引く力が作用してしまって，中指先が踵骨に届かず，母指先に力が加わる（図109B）．
　なお，距骨と踵骨を把持する段階で，患者の足部を術者のほうへ引っ張り，患者の膝を伸展させてしまう場合がある．こうなると患者はリラックスできないので，関節も動かなくなる．

5）動かす方向

　距骨を固定した場合，踵骨を内側後方から外側前方に向かう線上で動かす．

10-a　踵骨外側面を左母指で押す場合

　術者の左肩関節をゆっくりと屈曲させて肘を前に出していくと，踵骨外側面に触れた左母指先が踵骨の距骨下関節裂隙付近に密着していく．これに対する逆方向の力は距骨内側面に右中指（または示指）を密着させることによって得られる．密着とともに副運動の滑りが起こり始めるので，術者の左骨盤を前方へ押し出すようにして肘を前方へ移動し，左母指で押す力を増して，副運動の範囲を大きくする．

10-b　踵骨内側面を左中指で引く場合

　術者の左肩関節を伸展させることによって，術者の左中指先付近を踵骨内側面の距骨下関節裂隙付近に密着させていく．このとき，術者の左手首を手前へ引く形で中指を引こうとすると，中指先が踵骨から離れることになる．中指先が踵骨内側面から離れて，中指DIP関節付近に力が変位してしまうと，関節裂隙から離れた部分に力を加えることになり，副運動の滑りは起きない．この間，左手の手掌は，踵骨の真下に位置させた状態を維持する．
　踵骨内側面を中指で引く力に対する逆方向の力は，踵骨外側面に右母指指腹を密着させること

で得る．このとき，右中指（または示指）は距骨内側面に触れているだけとし，距骨に力を加えてはいけない．

　左中指先が踵骨に密着してくると，距骨下関節が動き始めるので，術者の左肩関節を伸展させ，左骨盤を後方へ引くことによって副運動の範囲を大きくする．

　動かす力源は，術者の左肩関節の屈曲および伸展力と，足を使うことによる重心の前後方向への移動によって得る．左手で踵骨を操作する場合は，左足優位に体重を支えている必要がある．ただし，右手と左手のどちらで距骨を把持し，どちらで踵骨を把持するかは，術者の利き手にもよるので，以上の手の位置が左右逆になってもよい．また，たとえば踵骨を術者の右手で操作する場合，術者の右足部が患者の足部を向いていると操作を行いやすい．

文　献

1) 日本整形外科学会，日本腰痛学会（監修）：慢性腰痛に対する運動療法．腰痛診療ガイドライン 2012，南江堂，東京，p49，2012
2) 博田節夫（編）：AKA 関節運動学的アプローチ博田法，第 2 版，医歯薬出版，東京，2007
3) 博田節夫講演，片田重彦（編）：第 31 回日本関節運動学的アプローチ（AKA）医学会学術集会，技術講習会，仙腸関節：日本 AKA 医学会会報，第 2 号，p5-6，2009
4) 片田重彦，博田節夫（監修）：専門医になるためのステップアップ講座，日本 AKA 医学会会報，第 4 号，p10-11，2011
5) 片田重彦，博田節夫（監修）：専門医になるためのステップアップ講座，日本 AKA 医学会会報，第 5 号，p10-11，2012
6) 片田重彦，博田節夫（監修）：専門医になるためのステップアップ講座，日本 AKA 医学会会報，第 6 号，p9，2012
7) 博田節夫：関節運動学的アプローチ（AKA）-博田法の最新の技術．日本関節運動学的アプローチ医学会誌 9：5-13，2008
8) 博田節夫：AKA-博田法：現在の到達点とこれからの課題．日本関節運動学的アプローチ医学会誌 12：3-9，2011

第4章
AKA-博田法のエビデンス

1) ランダム化比較試験（RCT）とEBM

　ランダム化比較試験（randomized controlled trial）とは，どの治療法が優れているかを決めるために用いられる手法であり，略して"RCT"と呼ばれている．RCTは"科学的根拠に基づいた医療（evidence-based medicine：EBM）"を実践するために欠かせない手法であり，現代医学においては多くの実践治療が行われる根拠となっている．インターネット等で公開されている情報によれば，RCTが最初に論文上に現れたのは1948年のことで，ストレプトマイシンを肺結核に用いた研究[1]において行われた．

　なぜ，RCTが必要なのかについて考えるとき，EBMの知識が必要となる．EBMの詳細については，多くの成書が世に出ているので参照されたい．例として，日本のEBMの原点ともいえる砂原の『臨床医学研究序説：方法論と倫理』[2]，実践的参考書では地域医療や家庭医療の分野でも活躍する名郷による『ステップアップEBM実践ワークブック』[3]，翻訳書の『EBMがわかる：臨床医学論文の読み方』[4]などがある．また，より簡便に知りたいときはインターネット上から多くの知識を得ることもできるが，EBMの善し悪しに及んだ私見や利権に絡むサイトなどもあり，内容をよく吟味することが必要となる．

　さて，"EBM"なる言葉が初めて医学雑誌上で現れたのは，1991年にカナダのGuyattが書いた論文[5]だと言われている．彼は貧血診断の方法を例にとって，科学的根拠に基づいた診断方法こそが今後の医療のあり方であろうと述べている．その内容は，目新しいものではなく，1970年代から診療や治療，研究の中心的な役割を担ってきた"臨床疫学（clinical epidemiology）"という学問分野の手法を踏襲するものであった．臨床疫学は，統計学や社会心理学などで用いられる種々の疫学的手法を駆使し，人間集団のなかで生じる疾病に対して，その因果関係および検査・治療方法などの有効性や効率性などを定量的に解き明かしていく学問である．

　この臨床疫学をEBMと同じとみなす人もいるが，前者はより研究的な意味合いが強いと考えられる．一方EBMは，患者や疾病に関する問題点や疑問について医療者側がその回答や情報を多くの手段を用いて入手し，臨床疫学という学問分野の手法を参考に，その情報が目の前にいる患者に本当に役立つか否かを検討し，実際に適応していくというプロセスを持っている．

　すなわち，EBMは目の前にいる個々の患者にとって最適な医療は何であるかを判断し，患者の理解のもとに実践する医療と考えられる．

　そして，こうしたEBMに不可欠な研究手法とされるRCTもまた，現在のところ，ある治療が有効であることを客観的に示す最良の方法と考えられ，AKA-博田法が有効であることを示す有力な証拠になり得るのである．

2) 慢性疼痛（特に慢性腰痛）に対するAKA-博田法のRCT

　疼痛に対する評価手法[6]は種々あるが，言語による描写として最も簡便かつ広く用いられてお

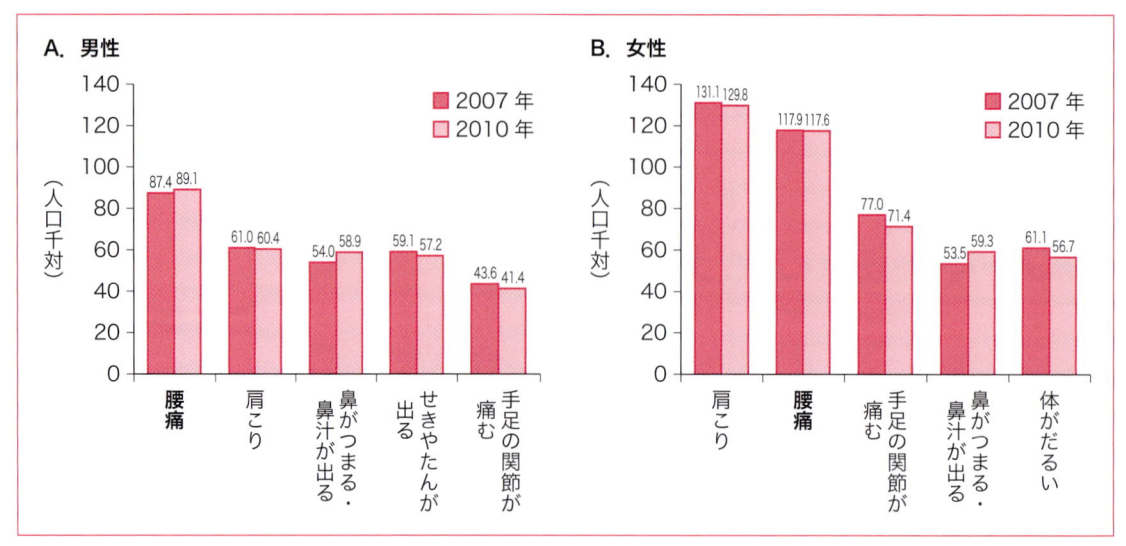

[図1 性別でみた有訴者率の上位5症状（複数回答）のグラフ：
A. 男性 — 腰痛 87.4/89.1、肩こり 61.0/60.4、鼻がつまる・鼻汁が出る 54.0/58.9、せきやたんが出る 59.1/57.2、手足の関節が痛む 43.6/41.4
B. 女性 — 肩こり 131.1/129.8、腰痛 117.9/117.6、手足の関節が痛む 77.0/71.4、鼻がつまる・鼻汁が出る 53.5/59.3、体がだるい 61.1/56.7]

図1 性別でみた有訴者率の上位5症状（複数回答）

有訴者には入院者は含まないが，分母となる世帯人員には入院者を含む．
[厚生労働省：平成22年国民生活基礎調査の概況（http://www.mhlw.go.jp/toukei/saikin/hw/k-tyosa/k-tyosa10/3-1.html）]

り，信頼性および妥当性[7,8]に優れているものとしては，疼痛指標のVAS（visual analogue scale）が挙げられる．2014年4月時点で，AKA-博田法に関して海外雑誌（online版含む）に掲載されたRCT論文は2編あり，そのうち慢性腰痛については著者らの報告[9]が存在する．そこでは慢性腰痛に対する効果につきVASを用いて報告しており，その概略を以下に紹介する．

　人生で一度でも腰痛に悩む人の割合は，報告によって異なるものの，60〜85％と言われており[10]，再発を繰り返すことも多く[11]，腰痛発症から1年を経た時点で75％の人が依然として腰痛を抱えているという報告[12]すら存在する．わが国でも，厚生労働省による『平成22（2010）年国民生活基礎調査の概況』[13]のなかの"世帯員の健康状況：自覚症状の状況"という項目（**図1**）において，男性の有症率で最も高いのは腰痛で，その割合は1,000人中89.1人，女性では1位は肩こりだが2位が腰痛で，その割合は1,000人中117.6人とされている．

　慢性腰痛に対する保存的治療は世界中に種々のものがあるが，薬物療法，運動療法，マッサージ，認知行動療法，徒手療法など，どの治療法でもその利点と同時に，欠点が報告されている．

　種々の国や地域から腰痛治療のためのガイドラインも発表されている．わが国では『腰痛診療ガイドライン2012』[14]（日本整形外科学会，日本腰痛学会監修）が発刊されており，腰痛の定義から疫学，診断，治療に至るまで細かな解説がエビデンスを基に述べられている．また，2013年11月には『運動器慢性痛診療の手引き』[15]（日本整形外科学会編集）が刊行された．しかし，こうした手引書に掲載されている治療法でも慢性腰痛に対し決定的に有効なものはなく，現場で診療にあたっている整形外科，プライマリケアの医師を日々悩ましているのが現状である．

　では，著者の行った慢性腰痛に対するRCTの概要を述べる．対象とした患者は6ヵ月以上続く腰痛（一般的な慢性腰痛の定義では12週以上続く腰痛を慢性腰痛としているが，当研究ではより長期間継続する症状に対しての効果を示す目的から，6ヵ月以上続く腰痛のある患者を対象とした）を抱え，今までに腰痛に対する治療歴がある患者である．ただし，6ヵ月以内に腰部の手術を受けている患者は除外している．

　以上の患者をランダムに2群に分け，一方の群ではAKA-博田法単独，他方の群ではsham

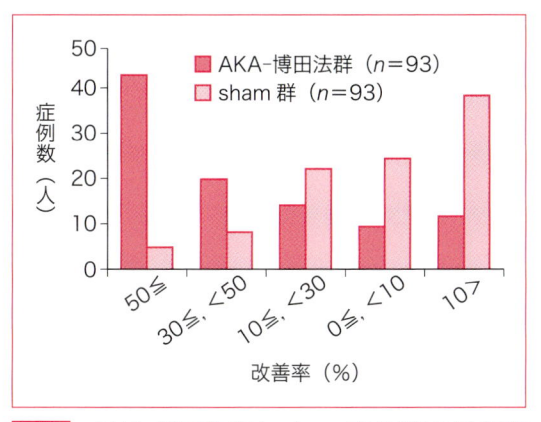

図2 AKA-博田法群とsham群のVAS改善率の比較

VAS改善率は治療前1ヵ月平均と治療開始後6ヵ月～7ヵ月の1ヵ月平均を比較し算出した．
(文献9)

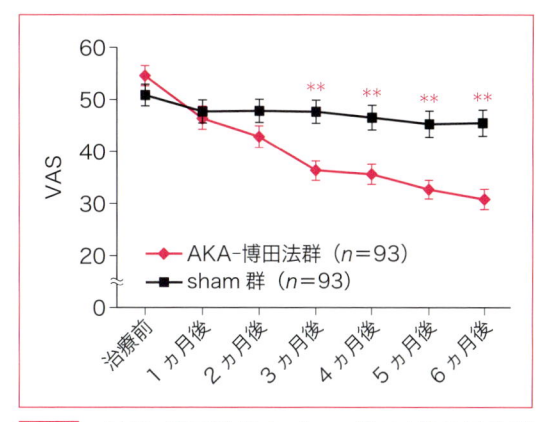

図3 AKA-博田法群とsham群のVAS平均値の経時的変化

＊＊：$p<0.01$ [two-way (group and month) ANOVA]
(文献9)

("にせ"，"偽り"という意味)手技を用いて治療し，その効果を経時的に比較した．患者に対しては，事前に50%の確率でsham手技すなわち"偽り"の治療を受ける可能性があることを十分に説明し，文章で研究に対する同意を得ている．主たる効果指標にはVASを用いたが，この値は患者自らが治療開始1ヵ月前より研究の終了する治療開始後6ヵ月まで毎日記録したもので，月に1回の外来受診日に記録用紙の回収が行われた．なお，治療を受けた患者で，sham手技を見抜けた人はいなかった．

結果としては，図2のようにVASの改善率で比較した場合，AKA-博田法群がsham群に対して，改善率が高い人の割合が圧倒的に多かった．また，この2群間のVAS変化を6ヵ月間にわたり継続的に比較すると，図3のように開始後3ヵ月以降で統計的な有意差が認められた．このことは，AKA-博田法による慢性腰痛に対する治療効果がプラセボではないことを示しており，同法が慢性腰痛に対する有用な治療法となり得ることを示唆している．

今後さらに日本AKA医学会の認定する指導医が中心となって，多施設による規模の大きな研究を展開していくことが予定されており，この分野でのAKA-博田法のエビデンスの蓄積が期待されるところである．

3) 急性腰痛に対するAKA-博田法のRCT

AKA-博田法に関する論文のなかで，急性腰痛に対する論文として海外雑誌に掲載された最初のもので，記念すべき重要な1編がある．掲載誌は"Manuelle Medizin"というドイツ語の徒手療法を扱う雑誌であり，国際的な出版社のSpringer社より発行されている．急性腰痛に対するAKA-博田法の効果を検証した本論文は，この雑誌の2005年第1号に掲載された博田によるオリジナル論文[16]である．表題は"Wirksamkeit der AK-Hakata-Methode bei der Behandlung der akuten Lumbago"，英語表記では"Efficacy of AKA-Hakata Method in the treatment of acute lumbago"となる．

本論文では，日本整形外科学会に従って，急性腰痛の定義を発症から1ヵ月以内の腰痛としている．実際のRCTは住田および片田により行われ，クリニックに来院した118人の患者をコイン法(ランダムに患者を割り付ける方法のひとつで，コインを投げて表か裏かで割り付け先を決

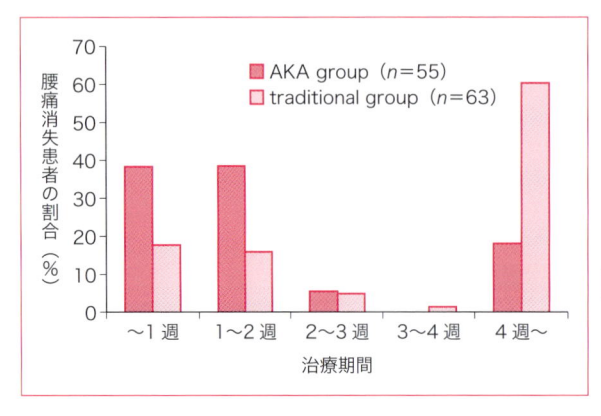

図4 AKA-博田法群（AKA group）と伝統的保存療法群（traditional group）の腰痛消失時期の比較

(Hakata S et al：Manuelle Medizin **43**：19-24, 2005)

定する）により，一方はAKA-博田法による治療群（AKA group）に，他方は伝統的保存療法，すなわち硬膜外麻酔注射，NSAIDs内服，温熱療法，コルセット固定などによる治療群（traditional group）にランダムに振り分けた．効果判定は日本整形外科学会の定める腰痛疾患治療判定基準[17]によって行った．

その結果，2週以内に腰痛が完全に消失した割合はAKA groupで76.4%，traditional groupで33.3%であった．一方，前者では18.2%，後者では60.3%の患者において1ヵ月以上経過しても腰痛が持続していた（図4）．文献的には，2002年に"European Spine Journal"に腰痛の長期予後についてのReview[12]が掲載されており，腰痛発症から12ヵ月経過した時点で，平均62%の患者が依然として腰痛に悩み，再発率は60%と記載されており，"多くの文献から言えることは，腰痛を放置しても何の解決にもならない"と結ばれている．したがって，このRCTの結果は，急性腰痛にかぎっても，原因治療が可能なAKA-博田法が抜群の治療効果を発揮していることがわかるものであり，急性腰痛の治療でもAKA-博田法の優位性が示されたといえる．

4）AKA-博田法の健康関連QOLに対する効果

SF-36[18,19]は下位尺度を持つ健康関連機能を計測するQOL質問紙であり，現在，130ヵ国語以上に翻訳され，国際的に広く使用されている．認定NPO法人健康医療評価研究機構のホームページ[20]では「SF-36は，ある疾患に限定した内容ではなく，健康についての万人に共通した概念のもとに構成されています．様々な疾患の患者さんや，病気にかかっていない健康な方のQOLを測定できます．疾病の異なる患者さんの間でQOLを比較したり，患者さんの健康状態を一般の人と比較したりすることも可能です」と紹介されている．

前述の著者らの研究[9]では，VAS以外にもうひとつの主たる効果指標としてSF-36を用いており，月1回の外来受診時，患者に待合室で毎回記入してもらい，その際に得られた回答結果に対し標準化されたスコアリングアルゴリズムにより統計処理を行っている．この統計処理は，Excelシートに回答結果を入力すると得点が自動的に算出されるもので，国民標準値に基づいたスコアリング（norm-based scoring：NBS）であり，日本国民全体の標準値が50点，その標準偏差が10点になるよう計算し直してある．

結果は図5のように，すべての下位尺度において治療開始後6ヵ月の時点で，AKA-博田法群はsham群と比較して有意な改善を示していた．これは，AKA-博田法により痛みや身体機能の改善が得られ，結果的に社会生活機能，そして心の健康までもが改善する可能性を示しており，QOLの改善という視点からもAKA-博田法に大いなる期待を抱かせる結果であるといえる．

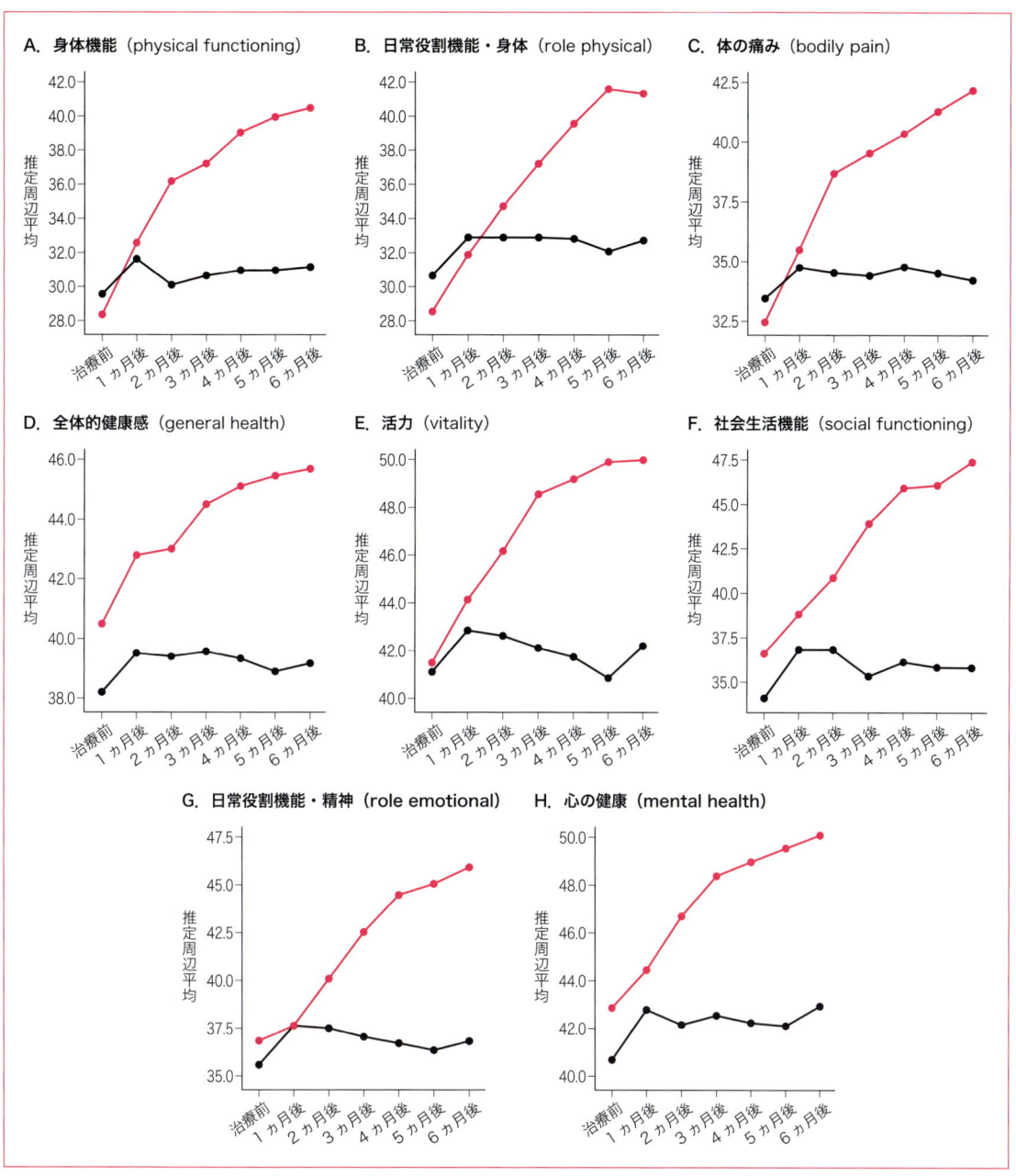

図5 SF-36下位尺度でみたAKA-博田法の健康関連QOLに対する効果

赤折れ線がAKA-博田法群，黒折れ線がsham群の結果を示す（日本国民全体の標準値が50点，その標準偏差が10点になるよう計算している）．
（文献9）

文 献

1) MRC Streptomycin in Tuberculosis Studies Committee : Streptomycin Treatment of Pulmonary Tuberculosis : A Medical Research Council Investigation. Br Med J **2** (4582) : 769-782, 1948
2) 砂原茂一：臨床医学研究序説：方法論と倫理，医学書院，東京，1988
3) 名郷直樹：ステップアップEBM実践ワークブック：10級から始めて師範代をめざす，南江堂，東京，2009
4) 今西二郎，渡邊 聡子（訳）：EBMがわかる：臨床医学論文の読み方，金芳堂，京都，2004

5) Guyatt GH : Evidence-based Medicine. ACP Journal Club, March/April, A-16, 1991
6) 岩谷力，飛松好子：障害と活動の測定・評価ハンドブック，南江堂，東京，p47-55, 2005
7) Keele KD : The pain chart. Lancet **2** : 6-8, 1948
8) McCormack HM et al : Clinical applications for visual analogue scales : a critical review. Psychol Med **18** : 1007-1019, 1988
9) Kogure A et al : A randomized, single-blind, placebo-controlled study on the efficacy of the AKA-Hakata method in patients with chronic non-specific low back pain. PLUS One, 2015, **10** : e0144325
10) Friedly J et al : Epidemiology of spine care : the back pain dilemma. Phys Med Rehabil Clin N Am **21** : 659-677, 2010
11) Von Korff M et al : Grading the severity of chronic pain. Pain **50** : 133-149, 1992
12) Hestbaek L et al : Low back pain: what is the long-term course? A review of studies of general patient populations. Eur Spine J **12** : 149-165, 2003
13) 厚生労働省：平成22年国民生活基礎調査の概況（http://www.mhlw.go.jp/toukei/saikin/hw/k-tyosa/k-tyosa10/3-1.html）
14) 日本整形外科学会，日本腰痛学会（監修）：腰痛診療ガイドライン2012，南江堂，東京，2012
15) 日本整形外科学会（編）：運動器慢性痛診療の手引き，南江堂，東京，2013
16) Hakata S et al : Wirksamkeit der AK-Hakata-Methode bei der Behandlung der akuten Lumbago. Manuelle Medizin **43** : 19-24, 2005
17) 日本整形外科学会（編）：日本整形外科学会評価基準・ガイドライン・マニュアル集，第3版，日本整形外科学会，東京，p46-47, 1999
18) Fukuhara S et al : Translation, adaptation, and validation of the SF-36 Health Survey for use in Japan. J Clin Epidemiol **51** : 1037-1044, 1998
19) Fukuhara S et al : Psychometric and clinical tests of validity of the Japanese SF-36 Health Survey. J Clin Epidemiol **51** : 1045-1053, 1998
20) 認定NPO法人健康医療評価研究機構ホームページ（http://www.i-hope.jp/activities/qol/list/sf-36.html）

第5章 仙腸関節機能障害の臨床症例

A 腰　痛

1 総　論

1）腰部の痛み，随伴する下肢痛，しびれ

　一般に器質的な原因を特定できない腰痛を非特異的腰痛というが，その経過のなかでは腰部だけでなく殿部から下肢にかけての疼痛やしびれを発現することが多い．腰痛だけでなく，その場合，疼痛あるいはしびれは腰椎下部の傍脊柱部，殿部，鼠径部，そして大腿部にみられ，時に下腿，足先まで痛みが伴う．

　こうした痛みは，神経根支配領域でいうと，殿部は L1，S2，大腿部後面は S2，大腿部外側は L2，鼠径部は L1 である．したがって，下部腰椎神経根の支配領域とは無関係であり，神経根刺激症状ではないことは明らかである．

　こうした下肢痛はどこから生じるのであろうか．Feinstein らは傍脊柱に高張生理食塩水を注入することによって，このような下肢痛を発生させることに成功している[1]．すなわち深部の軟部組織に生理食塩水注射による刺激を行った場合は，神経根支配に一致しない部位に関連痛が生じることを発見したのである．

　このように，腰痛に伴う下肢痛や下肢のしびれは，深部組織の刺激による関連痛と考えて間違いない．

　当然，深部組織である仙腸関節からもこうした関連痛が生じている．博田は仙腸関節からの関連痛を詳細に調査し，AKA-博田法によってこれらの関連痛が消失することを確認し，関連痛の分布を示している（図1）[2]．その結果，鼠径部，傍脊柱部，殿部以下の下肢全域のどこにでも関連痛が起こり得ること，仙腸関節の AKA-博田法でそれらは消失すること，が明らかとなった．

　したがって，このような関連痛を"神経痛"とし，MRI で椎間板ヘルニア様の所見を見つけ，その部位が疼痛の原因だと即断してはならない．もし，神経根からの関連痛であれば神経根支配領域に痛みがあり，その部位に神経脱落症状をみるはずである．

　関連痛を生じている場合は，仙腸関節の副運動障害がないかどうかを慎重に評価し，それが存在する場合は仙腸関節からの関連痛であるから，仙腸関節に AKA-博田法を行う必要がある．

　いずれにしても，腰痛や，それに伴う下肢痛の大部分は仙腸関節機能障害が原因である．

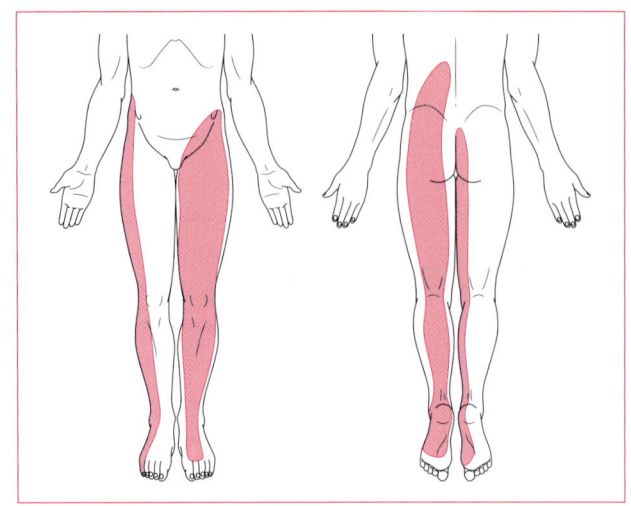

図1 仙腸関節からの下肢への関連痛およびしびれの部位

仙腸関節からの関連痛およびしびれは，背部，鼠径部，大腿部，下腿部，足部までの全域に及び，神経根の感覚支配領域と一致しない．

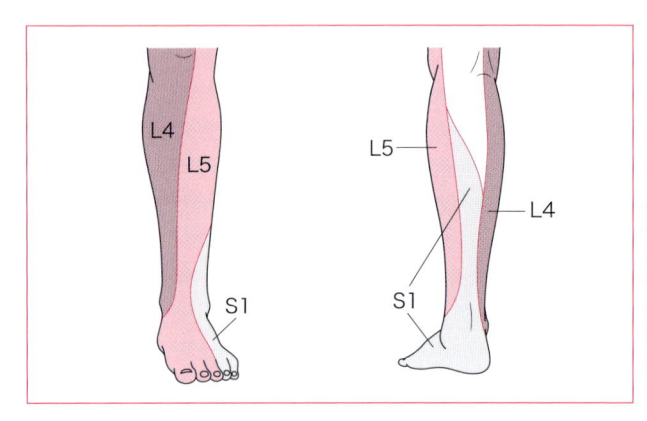

図2 神経根の感覚支配領域

感覚支配領域に一致する疼痛ならば神経根由来の疼痛の可能性があるが，これらは仙腸関節からの関連痛とも重なるので，疼痛，しびれだけでは診断できず，神経根由来の感覚障害があるかどうかを検査すべきである．

2）椎間板ヘルニアとの鑑別

MRIにおける椎間板の突出像を含む"椎間板ヘルニア"像は，健常者にも30〜50％でみられるため，画像診断のみで"椎間板ヘルニア"と即断してはならない．

椎間板ヘルニアはL5，S1神経根の障害が大部分を占める．L5，S1の神経根支配は，L5が下腿外側から母趾にかけて，S1は足背外側から足底外側にかけてである．この部位に限局した疼痛では一応神経根由来を疑う（図2）．

ところが，仙腸関節由来の関連痛でも同じ部位を含んだ領域に痛みまたはしびれを生じることがある．したがって，疼痛部位だけでは椎間板ヘルニアと仙腸関節機能障害の鑑別はできない．

L5，S1などの神経根支配領域に感覚障害があれば神経根症状である可能性がある．ただし，しびれやそれに伴う感覚低下は仙腸関節の関連痛にもよくみられるので，鑑別の決め手にはならない．

腱反射は，椎間板ヘルニアの場合，S1のヘルニアでアキレス腱反射が減弱するが，RCT（ランダム化比較試験）のエビデンスでは，この腱反射の減弱は椎間板ヘルニアの証明に関してはあまり有用でないとされる[3]．

L5では長母趾伸筋，S1では長母趾屈筋に筋力低下が起こるとされているが，疼痛による不動性筋萎縮によることが多いため，エビデンス上はこれも有力な証拠にならない[3]．

SLRテストは椎間板ヘルニアで陽性となると言われるが，疼痛誘発テストとして行った場合，

仙腸関節機能障害でも容易に陽性になるので鑑別はできない．

　SLR テストでの下肢挙上の際に反対側下肢に疼痛を生じる反応は椎間板ヘルニアの証拠と言われるが，このような疼痛は仙腸関節に炎症がある場合でも生じるため鑑別にならない．

　仙腸関節は SLR 20°から動かされるので，もし 20°以下で疼痛を生じるようなら仙腸関節炎を強く疑う．その場合の関連痛は殿部から大腿後上部に起こることが多い．

　椎間板ヘルニアの SLR テストでの痛みは 30〜70°の範囲で起こると言われている．その場合，神経根支配領域に疼痛が惹起されるときは，神経根性の疼痛の可能性がある．SLR で疼痛が出現する場合は，それが神経根支配領域に起こるかどうかが鑑別上重要である．

　仙腸関節機能障害では，SLR とともに Fadirf，Fabere（第 2 章参照）に制限が生じることがある．これは椎間板ヘルニアでは起こらない．

　仙腸関節機能障害では，患側の仙腸関節に副運動障害が生じると健側の仙腸関節にも連鎖され，多少とも副運動障害が生じている．逆に患側の SLR が陽性で，健側にはまったく副運動障害がみられないときは，仙腸関節機能障害ではない可能性がある．

　椎間板ヘルニアと仙腸関節機能異常，仙腸関節炎との鑑別は，初期には困難なことがある．そこで AKA-博田法を仙腸関節に行って，その反応から鑑別する．

　仙腸関節の離開および滑りを行って，患側の仙腸関節のどこかで動きの制限がある場合は，仙腸関節機能障害の存在がわかる．AKA-博田法を行って副運動 2 型が改善し，SLR などの副運動 1 型も改善すれば仙腸関節機能障害であることが証明され，腰痛と下肢の関連痛は漸次改善する．

　副運動 2 型が改善しても SLR の改善がなく，下肢挙上時の下腿部の疼痛が残存する場合は，椎間板ヘルニアによる神経根症状か仙腸関節炎の疑いがある．その場合は，2 週間から 1 ヵ月後に再度 AKA-博田法を行い，徐々に副運動と疼痛が改善するようなら仙腸関節炎である．1〜2 ヵ月以上 AKA-博田法を行ってまったく改善しないときは椎間板ヘルニアも疑う．

　MRI と椎間板ヘルニアの関連性については，最新の研究が疑問を投げかけている．2013 年の Barzouhi らの報告[4]では，腰椎椎間板ヘルニアと診断された下肢痛のある患者 283 人を無作為に手術例と保存例に振り分け，1 年間追跡した．全患者の 84％は良好な成績を示し，両者の成績に差はなく，しかも 1 年後に MRI でヘルニアが残存しているかどうかはその成績に関連しなかった．結論では，MRI では椎間板ヘルニアの転帰識別はできなかったと彼らは述べている．

3）下肢のしびれ

　高齢者に多い下肢のしびれは，血管原性，神経根原性，仙腸関節原性の鑑別を要する．

　血管原性では，足背動脈の触診で拍動を触れないこと，下肢に冷感があること，下肢（特に末梢部）の色調が悪いこと，足関節上腕血圧比（ankle brachial index：ABI）を測定すること，などで鑑別できる．

　神経根原性のしびれは，神経根支配領域に限局して症状があるかどうかで鑑別できるが，一致するしびれは少ない．L5 神経根では下腿外側から足背母趾に，S1 神経根では足背外側にしびれが生じる．

　多くのしびれでは，患者は大腿外側から下腿外側（または背側）にかけて境界不鮮明のしびれを訴える．これは神経根性ではなく，仙腸関節からの関連痛の軽いものと考えてよい．

　下腿から足部に至るしびれは仙腸関節機能異常よりも仙腸関節炎特殊型によるものが多く，特に足底のしびれを解除するには仙腸関節と距骨下関節の AKA-博田法を要する．仙腸関節炎特殊型は，慢性化した仙腸関節炎のため二次的に距骨下関節に慢性関節機能異常を生じたものであり，仙腸関節の治療だけではすぐにはしびれは解消しない．

4）間欠跛行

　　歩行中に下肢痛を生じ，座り込むと疼痛が改善するということが，一定の間隔で生じることを"間欠跛行"と言い，腰部脊柱管狭窄症の特徴とされてきた．そのためメディアから得た情報により，患者は"私の症状は間欠跛行です"と訴えることが多い．しかし，この症状が脊髄馬尾神経あるいは神経根起因の脊柱管狭窄症の特有症状であるかについては大変疑わしい．

　　歩行時に下肢痛が生じ，そのため座りたくなるという症状は，仙腸関節機能障害に多くみられる．この場合は，立位での後屈制限があり，後屈すると下肢に疼痛あるいはしびれを生じる．前屈はむしろ保たれている．

　　元来，加齢により生じる体幹の運動制限は伸展障害のほうがはるかに多い．

　　高齢者では生理的状態でも体幹の伸展が10～20°程度にすぎないことが多いのであるから，そこに仙腸関節機能障害が加われば，伸展はさらに制限されて0°あるいはマイナスになる．常に関節可動域限界である伸展0°の位置を保つのは困難なので，立位では屈曲・伸展の中間位であるやや屈曲（前屈）の状態をとる．

　　その状態で歩行すると，さらに仙腸関節の動きが安定するようにやや前屈位から強い前屈位になる．これは伸展位で脊柱管が狭窄して馬尾神経を圧迫するからではなく，仙腸関節の伸展の動きが制限されているので前屈位をとらざるを得ないことによる．

　　健常者が前屈位で歩行を10分も続ければ腰が痛くなる．このことは自らで実験してみればすぐにわかることである．仙腸関節機能障害があれば，関連痛として下肢のしびれや下肢痛が起きる．座位をとれば仙腸関節は安定し，痛みは軽減する．

　　間欠跛行の症例に副運動障害が存在することを確認すれば，仙腸関節機能障害の存在が判明する．その場合はAKA-博田法を行えば，間欠跛行は徐々に解消する．

　　腰部脊柱管狭窄症のサポートツール[5]では，SLRの陽性所見のある間欠跛行は脊柱管狭窄症のマイナス所見である．最近の診察医は，このような最低限の診察所見さえ無視する．間欠跛行さえあればMRIを撮り，その所見からすぐに脊柱管狭窄症と即断してしまう傾向にある．これは誤診であり，その医師の思考停止状態を物語る．

5）"ぎっくり腰"（急性腰痛）

　　"ぎっくり腰"は椎間板ヘルニアの代名詞のように言われてきた．それは下肢痛を伴うことが多いからであるが，すでに述べたように下肢痛の多くは仙腸関節機能障害の関連痛であり，"ぎっくり腰"を椎間板の破綻による障害と考える意見は現在では少数意見である．

　　"ぎっくり腰"の約30％程度は特別に治療せずとも2～3週間で自然治癒する．また安静は治癒のための必要条件ではない．むしろ日常生活を続けたほうが治癒は早い．これらのことから"ぎっくり腰"は椎間板破綻などの器質的原因でなく，機能的要因によるものであると容易に推測できる．

　　AKA-博田法を"ぎっくり腰"（急性腰痛）に行ったわれわれのRCTでは，自然治癒を勘案してもAKA-博田法で迅速に疼痛が消失し治癒に至ることがわかった（図3）[6]．

　　博田によれば"ぎっくり腰"の原因は，仙腸関節捻挫（仙腸関節機能異常）が最も多く（85％），次いで急性仙腸関節炎（3％），脊椎圧迫骨折（4％），腰椎椎間板ヘルニア（3％），その他（5％）に分類できる（比率は著者の算出による）．以下に仙腸関節捻挫を述べ，次項では仙腸関節炎について述べる．骨折とヘルニアについては，別項（第2章-1「体幹の関節機能異常を利用した診断」；25ページ，および本章-2「椎間板ヘルニアとの鑑別」；122ページ参照）で論じたので，ここでは省く．

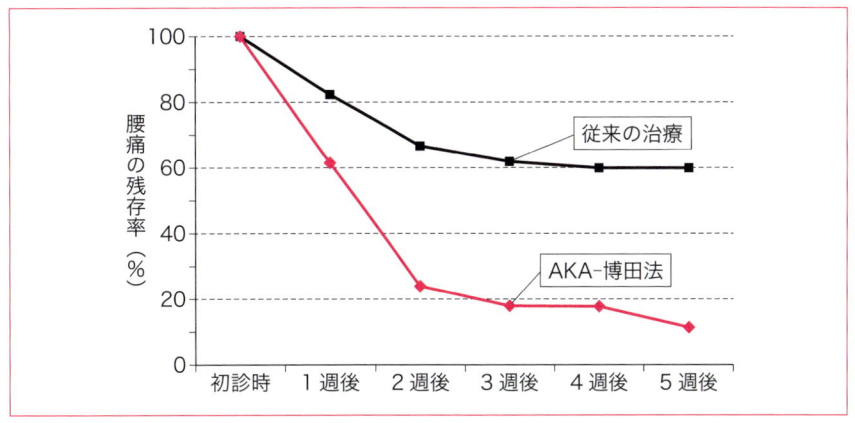

図3 従来治療群（従来の温熱，投薬など）とAKA-博田法単独群による治療経過
［住田憲是ほか：AKA-博田法．New Mook 整形外科17，整形外科プライマリケア，越智 隆弘ほか（編），金原出版，東京，p168-176，2005 より改変］

仙腸関節捻挫とは，小可動関節である仙腸関節が関節包内で引っかかり，動きがとれなくなった状態と考えられる．仙腸関節の捻挫は，他の大関節の捻挫と異なり，捻挫してしまうとその関節の不具合を自ら治すことができない．それは仙腸関節には主動作筋がないからである．

博田によれば，仙腸関節捻挫には2種類ある．ひとつは重量物を持ち上げたとき，急激に強く体をひねったとき，くしゃみをしたとき，尻もちをついたときなどに起こる．これは仙腸関節のゆるみの位置でのひねり動作であり，捻挫を生じやすい姿勢に関係する（"大ぎっくり腰"という）．

もうひとつの場合は，体のひねりやわずかな屈曲などの姿勢変化により，頻回に"ぎっくり腰"を繰り返すものである（"小ぎっくり腰"という）．この場合は"ぎっくり腰"を起こす前に，"腰が重い"などの前駆症状がある．これは，同じ動作，同じ姿勢を長時間続けることによる軟部組織の過緊張が前駆していたことを示す．軟部組織の過緊張状態では仙腸関節の滑りなどの副運動が少しずつ低下しているため，わずかな動作で仙腸関節の"引っかかり"を起こす．

"大ぎっくり腰"の大部分は，AKA-博田法を仙腸関節に行って1～2週間以内に治癒する．"小ぎっくり腰"は"大ぎっくり腰"よりむしろ治癒が遅く，軽い再発もあり，月1回の治療を2回程度行うと治癒する．

これらは仙腸関節機能異常が原因である．

6）仙腸関節炎

急性単純性仙腸関節炎は過労などにより起こり，"ぎっくり腰"のような激痛を起こし，安静時痛もみられる．しかし，AKA-博田法を月1回行えば2～3ヵ月で治癒する．まれに仙腸関節炎特殊型といって，月1回で6ヵ月以上もAKA-博田法を行う必要があるタイプも存在する．

仙腸関節炎には単純性と特殊型があり，それぞれ急性型と慢性型がある．急性型の単純性仙腸関節炎は，小児の単純性股関節炎から類推されるように，仙腸関節に急性炎症が生じ，その炎症は初期は強いものの2～3ヵ月で自然軽快する．仙腸関節機能障害を伴う場合が多く，その場合は激痛となり，副運動は著しく制限される．下肢症状を伴っていることも多い．SLRはほとんど20°以内である．Fadirf，Fabereの制限を伴ったものも多い．

問題は，ほとんどの症例で腰椎椎間板ヘルニアと誤診されることである．MRIにおいてたまたま椎間板ヘルニアが描出されることが多いからである．神経脱落症状はないことから椎間板ヘ

ルニアとは鑑別できる．

　急性仙腸関節炎の炎症が鎮静化したものの，仙腸関節機能異常が残存していると，慢性仙腸関節機能障害となるが，1回のAKA-博田法で治癒する．単純性の慢性仙腸関節炎は炎症と仙腸関節機能障害があり，AKA-博田法の月1回の治療を行えば，2～3ヵ月で完治する．特殊型［仙腸関節の変形性関節症，リウマチ類似関節炎，反射性交感神経性ジストロフィー（RSD），複合性局所疼痛症候群（CRPS）の関節炎］の慢性仙腸関節炎では仙腸関節機能障害で炎症が慢性化しているので，1回のAKA-博田法では完治せず，月1回のAKA-博田法を6ヵ月以上行うと改善するが副運動の制限は残る．

7）慢性腰痛

　慢性腰痛は大部分が仙腸関節原性であり，そのAKA-博田法による治療成績は第4章に示したように，従来の常識をくつがえすものである．

　博田[2]によれば，慢性腰痛には3つのタイプがある．

①**慢性仙腸関節機能異常型**：仙腸関節に炎症がなく，副運動障害だけがあるものでAKA-博田法に非常によく反応し，初回の治療で治癒してしまうものが多い．

②**慢性単純性仙腸関節炎型**：副運動障害が強く，仙腸関節は拘縮を起こしていて，慢性化したものである．そのため，AKA-博田法の"弱"だけでは仙腸関節の副運動改善が乏しく，"強"を必要とする．月1回のAKA-博田法を行うと，3ヵ月以内に副運動は正常となる．

③**慢性仙腸関節炎特殊型**：仙腸関節の拘縮が非常に強く，副運動を改善しようと"強"を使うとかえって痛みが強くなる．最初の2ヵ月は，"弱"で月1回のAKA-博田法を行う．3ヵ月目から"強"を行うと次第に反応し，3～6ヵ月で痛みが消失するが，副運動の制限は残存し，何回も再発することもある．

　慢性腰痛のなかでは，3番目の慢性仙腸関節炎特殊型は治療に注意が必要であり，治療後，数日間は痛みが強くなったという症例のほとんどはこのタイプである．仙腸関節の副運動の制限が強く，SLRばかりでなく，Fabereも制限されていることが多い．仙腸関節に圧痛があり，改善を得ようと"強"を使うとさらに痛みが強くなる．"弱"を行うとSLR，Fabereは改善するが，自覚症状はすぐには改善しない．月1回AKA-博田法を行い，2～3ヵ月後にようやく自覚症状が改善してくる．副運動の制限は1ヵ月たつと再び制限されることが多いが，自覚症状は次第に安定に向かい軽快していく．

8）副運動の改善指標（SLR）

　本章では副運動の改善指標にSLRを用いて症例を供覧する．SLRは仙腸関節機能異常や単純性仙腸関節炎では，その改善と自覚症状の改善がよく相関する．しかし，仙腸関節炎特殊型では自覚症状の改善と必ずしも一致しない．ただし，副運動が改善していれば自覚症状の改善が漸次期待できる．

　SLRの改善経過により，以下の3つの型に分けられる[1]．

①**仙腸関節機能異常型**（図4）：初めのSLR制限がAKA-博田法の施行直後から解除され，その後も正常を維持するもの．

②**単純性仙腸関節炎型**（図5）：初回のSLRの改善は少しだけだが，2～3ヵ月後には正常化し，それが維持されるもの．

③**仙腸関節炎特殊型**（図6）：SLRの改善はみられるが，1ヵ月たつと元に戻る．しばらくこの経過をとるが，6ヵ月を過ぎると次第に安定するもの．

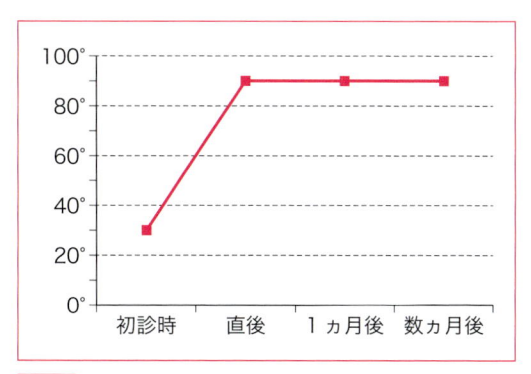

図4 仙腸関節機能異常型の SLR の推移
初回の AKA-博田法で SLR は大きく改善し，その後も安定して維持される．

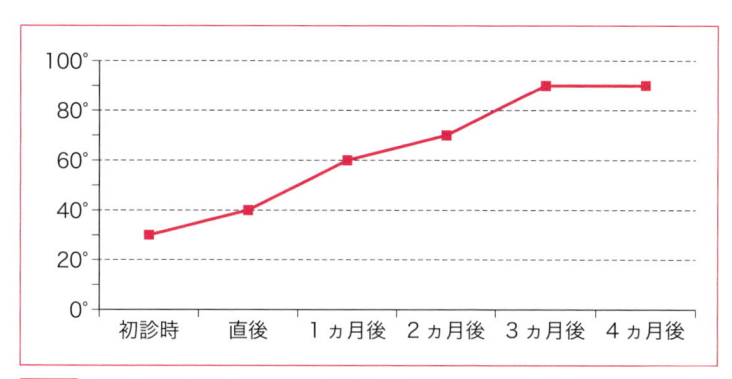

図5 単純性仙腸関節炎型の SLR の推移
初回の SLR の改善はわずかであるが，1 ヵ月後，2 ヵ月後と SLR は次第に改善し，3 ヵ月を過ぎると正常化する．

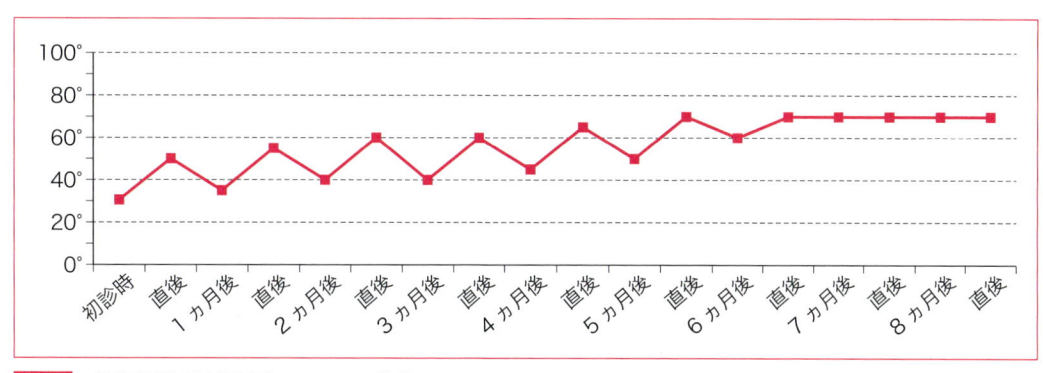

図6 仙腸関節炎特殊型の SLR の推移
AKA-博田法に反応するが再発を繰り返し，6 ヵ月を過ぎると次第に改善が安定化する．

9）AKA-博田法による腰痛の治療

　　仙腸関節の副運動技術のみを行う．足底，足先にしびれが残存しているときは，距舟関節，距骨下関節の副運動技術を追加する．激痛のある場合，仙腸関節を触れることができれば，第 3 章の表 2（38 ページ参照）で述べた AKA-博田法の B の手順で行う．圧痛のため触れることが困難な場合は，触れることが可能な部位から A の手順を行う．

2 症例

症例 A-1　大きな誘因のない急性腰痛と下腿痛
"小ぎっくり腰"，仙腸関節機能異常

- **前医診断**　腰椎椎間板ヘルニア
- **年齢・性別**　52歳女性
- **主訴**　左殿部痛，左下腿後面の痛み（図7A）
- **初診時所見**　1週間前に大きな誘因なく左殿部痛，次いで左下腿後面に痛みが出現．

　近医受診し"腰椎椎間板ヘルニア"と言われ，消炎鎮痛薬を服用したが，愁訴は軽減せず，当院を受診した．

　RDQ（Roland-Morris Disability Questionnaire）11，VAS（疼痛指標）90．単純X線所見は側弯をみるのみ（図7B）．体幹の屈曲はFFD（指尖床間距離）70 cm，伸展は不能．SLRは右80°，左30°で，Fadirf，Fabereの制限なし．

　AKA-博田法を仙腸関節に行い，副運動2型は容易に改善した．SLRも両側80°に改善し，同時に殿部および下腿の痛みは軽減した．

- **経過**　1週後の診察では殿部痛と下腿痛は消失したが，左殿部のつっぱり感があった．それも2週後には消失した（図7C）．2週後，RDQ 0，VAS 0．
- **解説**　急性腰痛の"小ぎっくり腰"タイプである．"小ぎっくり腰"は大きな誘因がなく症状が出現する．経過中に再発することもあり，"大ぎっくり腰"よりも注意が必要である．この症例は1週後に少し症状が残存したが，経過中に消失した．

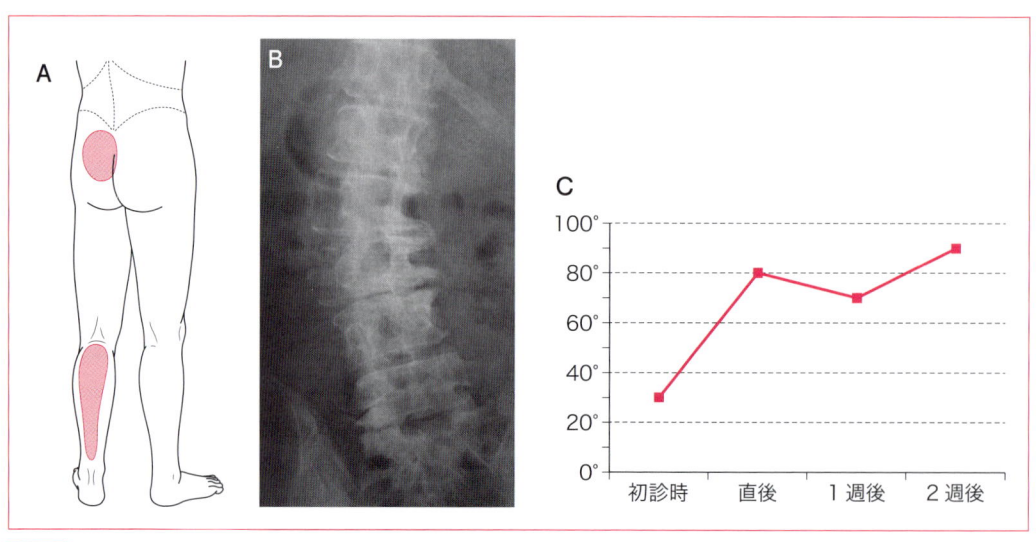

図7　症例A-1
A：（疼痛部位）左殿部と左下腿後面に疼痛がある．これは仙腸関節からの関連痛であった．
B：（単純X線像）側弯がみられる．
C：（SLRの推移）初回のAKA-博田法によるSLRの反応は良く，2週後には正常化し，臨床症状は消失した．

症例 A-2　大きな誘因のある急性腰痛
"大ぎっくり腰"，仙腸関節機能異常

- **年齢・性別**　33歳男性
- **主訴**　腰痛
- **初診時所見**　2日前，重いものを持ち上げて"ぎっくり腰"になった．立っていることが困難で，背臥位では痛くて眠れないなど，日常生活動作（ADL）上の困難が強い．

　単純X線所見での異常はない．体幹の屈曲はFFD 20 cm，伸展は不能．RDQ 8，VAS 70．
AKA-博田法を仙腸関節に行い，SLRは各90°に改善し，疼痛は消失，可動域も改善した．
1週後には疼痛がまったく消失し，RDQ 0，VAS 0であった（図8）．

- **解説**　急性腰痛の"大ぎっくり腰"タイプである．"大ぎっくり腰"はAKA-博田法の反応が初回から良好で，患者に非常に喜ばれる．"嘘みたいに治った！"と言われるのはこのタイプである．再発も起こらないが，初回治療直後に急激な動作を避けるよう指導することは必要である．仙腸関節の捻挫による仙腸関節機能異常であるから，まったく炎症がないということはあり得ず，急な動作をすれば痛みを生じる．ただし，再発することはない．

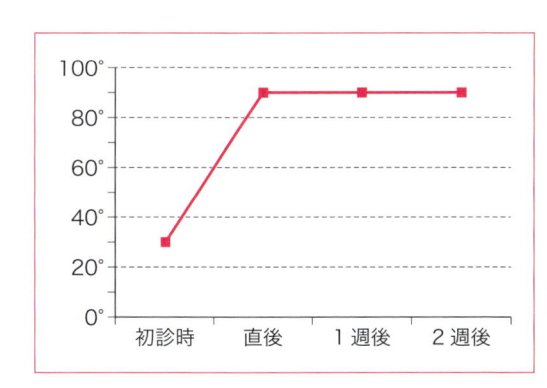

図8　症例 A-2
（SLRの推移）AKA-博田法を行い，即時に疼痛が消失した．それに伴いSLRも正常化した．

症例 A-3　下肢のしびれを伴う急性腰痛
"小ぎっくり腰"，仙腸関節機能異常

- **年齢・性別**　60歳男性
- **主訴**　腰痛と右下肢のしびれ（図9A）
- **初診時所見**　1ヵ月前，誘因なく腰痛が生じ，次いで右下肢にしびれを生じた．近医で服薬したが改善せず，整体を受けたところ激痛となり，2週間の安静臥床を余儀なくされた．次いで，鍼治療を受けていくらか楽になり，当院を受診した．

  RDQ 12，VAS 75．単純X線所見では加齢による椎体の変形がみられた（図9B）．

  体幹の屈曲は正常でFFD 0 cm，しかし，伸展は痛みのため困難．SLRは右60°，左90°．Fadirf，Fabereは正常．

  AKA-博田法を行い，SLRは各90°に改善し，伸展が可能となって疼痛は消失した．

- **経過**　下肢のしびれはすぐに消失した．しかし，1ヵ月後に同様の症状が再び出現した．

  屈曲は正常で，伸展は不能．SLRは右80°，左90°で，前回より制限は少ない．RDQ 2，VAS 50．AKA-博田法を再度仙腸関節に行い，SLRは各100°に改善し，伸展は正常となり，疼痛は消失した（図9C）．

- **解説**　"小ぎっくり腰"である．仙腸関節に軽度の炎症が伴っていたと思われ，初回のAKA-博田法で症状が消失したにもかかわらず，1ヵ月後に軽度な再発があった．腰椎の伸展障害がみられ，その症状から"椎間関節痛"とされることもあるが，そうではなく仙腸関節原性の疼痛である．"小ぎっくり腰"は，仙腸関節のわずかな炎症に機能異常が加わったもので，機能異常を改善してもしばらくは再発に注意を払う必要がある．

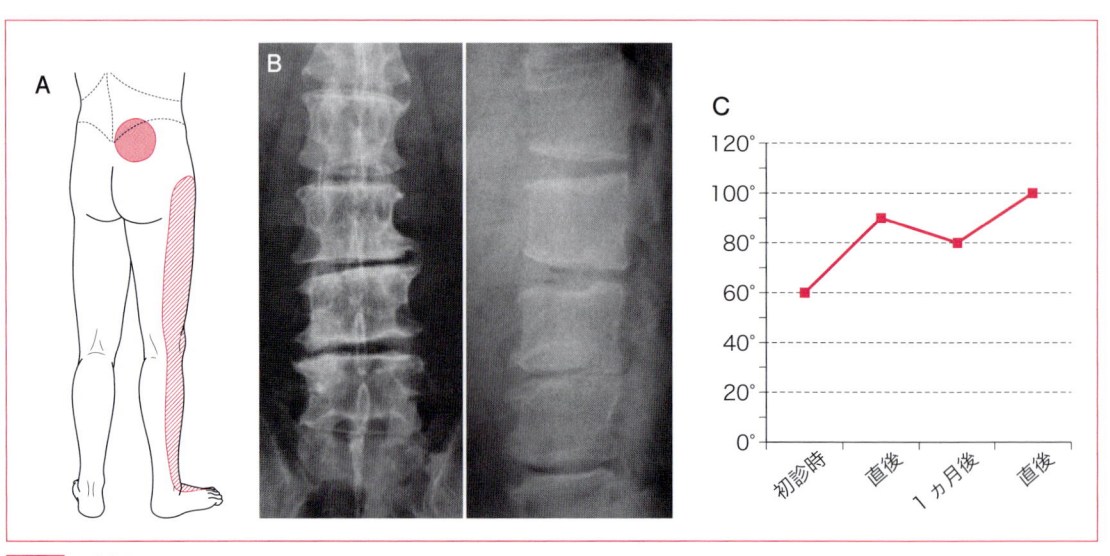

図9　症例 A-3
A：（疼痛としびれ部位）腰痛に伴う下肢のしびれ（斜線部）は，このような部位が最も多い．このようなしびれを単純に神経根症状と決めつけてはいけない．しびれがびまん性に拡がる場合は，仙腸関節原性のしびれである．
B：（単純X線像）旧来は"変形性脊椎症"，現在ではMRIで"腰部脊柱管狭窄症"と画像診断されるであろう．
C：（SLRの推移）AKA-博田法でしびれ，疼痛は即時に消失した．1ヵ月後に軽度再発したが，再度AKA-博田法を施行し完治した．SLRはその経過をよく示している．

> 症例 A-4

側弯とすべりを伴う急性腰痛
"大ぎっくり腰", 仙腸関節機能異常

- **年齢・性別** 63歳女性
- **主訴** 腰痛, 左殿部痛
- **初診時所見** 3日前, 長く座って仕事をした後, 立つときに腰をひねって主訴を生じた. 咳をすると痛みが増強し, ゆっくりと歩かざるを得ない. 寝返りも困難になり, 靴下を自分で履けなくなった.

RDQ 7, VAS 50. 単純X線所見では側弯とL3/4に軽いすべり症がみられる (図10A). 体幹の屈曲および伸展は正常. SLRは右70°, 左50°. Fadirfは左10°で制限と疼痛を示す. Fabereは正常.

AKA-博田法を仙腸関節に行うと, SLRは各90°に改善. Fadirfは左右とも各30°に改善し, 疼痛は消失 (図10B).

- **解説** "大ぎっくり腰"である. このように座業を長期間続けて急に立つときに仙腸関節に機能異常を生じることはよくみられる. 特に最近では, パソコン作業に長時間を費やし, 何かを思いついて急に立ち上がるときに"ぎっくり腰"を起こすという事例は非常に多い. この症例の特徴は体幹の運動障害が少ないにもかかわらず, SLRとFadirfの制限があり, 特にFadirfでは疼痛が生じたことである. Fadirfの方向に腰をひねりながら立ち上がったのかもしれない. 仙腸関節機能異常の発生機序を考えるうえで参考になる症例である. この症例のように腰椎すべり症や変性側弯症は腰痛とは関連しない. AKA-博田法で治療可能だからである.

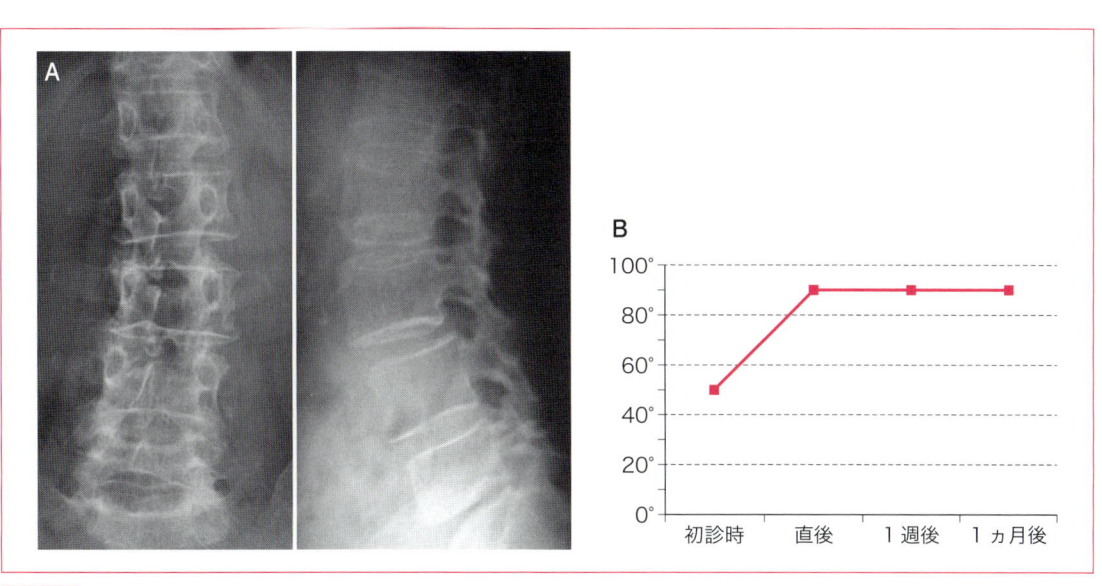

図10 症例 A-4
A：(単純X線像) 軽度の側弯とL3/4腰椎の軽度のすべり症がみられる.
B：(SLRの推移) AKA-博田法を行い, 即時に疼痛は消失した. その後も再発はない.

症例 A-5　猛激痛を伴う急性腰痛
急性単純性仙腸関節炎

- **年齢・性別**　28歳女性
- **主訴**　腰部の激痛
- **初診時所見**　来院の前日，激痛をもって腰痛が出現．

かろうじて立位を保つが，約20°体幹を屈曲した姿勢で体幹の動きはほとんど不能．RDQ 15，VAS 100．背臥位ができず，かろうじて左側が患側とわかり，左上の側臥位をとる．SLRは背臥位ができないので不明，Fabereは強い痛みのために不能．その位置でAKA-博田法を左側のみに行った．左の仙腸関節には圧痛があった．X線撮影は正確な体位がとれず不能．

- **経過**　自宅で安静し，1ヵ月後に来院．激痛は治まり，歩行はゆっくりであれば可能となり，RDQ 2，VAS 70と改善．SLRは各30°．AKA-博田法を仙腸関節に行い，各50°に改善．2ヵ月後に疼痛は軽快し，SLRは各30°であったが，AKA-博田法を行って各70°に改善．その後，疼痛は完全に消失した（図11）．

- **解説**　急性腰痛のなかで，このように激痛で発症するタイプに単純性仙腸関節炎がある．特別な誘因なく急激に発症し，数時間で激痛となり，動作がほとんど困難になる．この症例は仙腸関節の炎症が極めて強く，炎症に機能障害が加わったものと思われる．炎症の消退には2～3ヵ月かかる．AKA-博田法は初回はSLRの改善があまりないが，自覚症状は軽度に改善する．1ヵ月目から炎症が軽減し，AKA-博田法で副運動も改善するようになった．2ヵ月で副運動もAKA-博田法でさらに改善するようになり，疼痛はすべて消失した．このような特異な経過をとる仙腸関節炎を急性単純性仙腸関節炎といい，炎症が主体であり，次第にそれも消退するが，機能障害を伴うことが多い．機能異常をAKA-博田法で治療しない場合は慢性腰痛を残す．

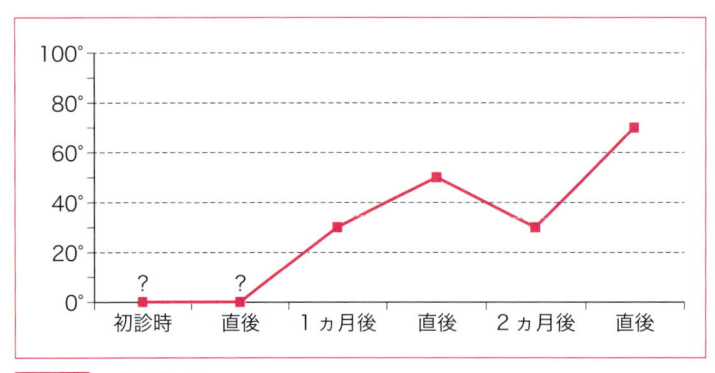

図11　症例A-5
（SLRの推移）初回のAKA-博田法では十分疼痛は軽減しなかった．しかし，2回目以後のAKA-博田法には反応し，3回目以後，ほとんどSLRは正常化し，再発は起きなかった．

症例 A-6　硬膜外注射が無効だった慢性腰痛
慢性単純性仙腸関節炎

- **前医診断**　腰椎椎間板ヘルニア
- **年齢・性別**　39歳女性
- **主訴**　腰痛と左殿部大腿部痛，左足部のしびれ（図12A）
- **初診時所見**　6ヵ月前から主訴が発現．某大学病院で"L5/S1の腰椎椎間板ヘルニア"と診断された．硬膜外注射を3ヵ月間行ったが，あまり効果がなく，手術を勧められていた．

  RDQ 19，VAS 90．単純X線所見はL5/S1の狭小化を示す（図12B）．体幹の屈曲はFFD 70 cm，伸展はわずか10°程度で疼痛を示す．SLRは右60°，左30°で，左殿部大腿部に痛みあり．Fabereは左60°で，左殿部大腿部に痛みあり．Fadirfは正常．感覚障害，筋力低下は認めない．AKA-博田法を仙腸関節に行い，SLRは左60°，左のFabereは90°に改善．

- **経過**　AKA-博田法で数日間疼痛が消失したが，痛みが再発した．2週後，RDQ 18，VAS 80．SLRは左30°であったが，Fabereは正常であった．1ヵ月後も疼痛は自覚的には改善しなかった．2ヵ月後に疼痛は軽快し，SLRは60°に改善．3ヵ月後には疼痛は消失し，しびれも消失した（図12C）．

- **解説**　単純性仙腸関節炎の慢性型である．下肢痛を伴うため"腰椎椎間板ヘルニア"と誤診されている．しかし，この症例では神経脱落症状がないため椎間板ヘルニアではない．また，Fabereの制限があることも椎間板ヘルニアを否定する．

  このような誤診は極めて多く，MRIでヘルニア様所見を見つければそれが疼痛の原因であるとして手術が勧められる．炎症は自然消失するので，手術をした場合でもしない場合でも，3ヵ月を過ぎると疼痛は自然改善する．しかし，仙腸関節機能異常が残存していると術後も疼痛が消失しない．

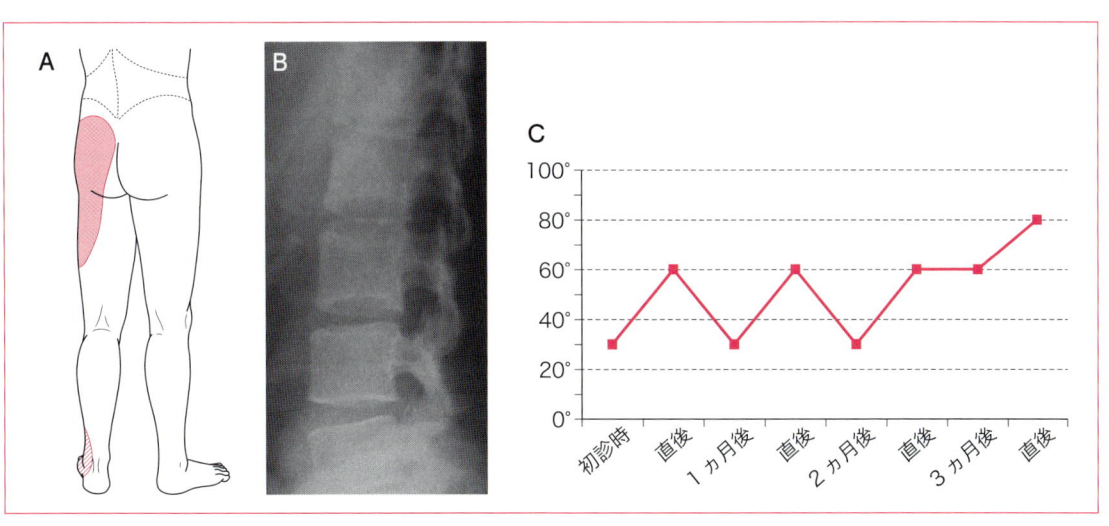

図12　症例 A-6
A：（疼痛としびれ部位）腰痛と左殿部大腿部痛，左足部のしびれ（斜線部）がみられた．
B：（単純X線像）L5/S1の狭小化と足部外側のしびれから"腰椎椎間板ヘルニア"と診断されていた．
C：（SLRの推移）初回のAKA-博田法でSLRが改善して疼痛も消失するが，2週後には再発した．その後，同様の経過を繰り返したが，3回目以後のAKA-博田法では再発しなくなり，症状は消失した．

症例 A-7　尖足をきたした慢性腰痛
慢性単純性仙腸関節炎

- **前医診断**　腰椎椎間板ヘルニア
- **年齢・性別**　44歳女性
- **主訴**　腰痛と左下肢痛（図13A）
- **初診時所見**　3ヵ月前に主訴が発現．近医で牽引療法を行ったが，改善しないのでMRIを撮影し，"L4/5の腰椎椎間板ヘルニア"と診断された．"手術は困る"ということで当院に来院．

　左下肢痛のため著明な跛行がみられる．体幹の屈曲は正常だが，伸展はまったくできず，疼痛を伴う．RDQ 7，VAS 40．単純X線所見は異常なし．SLRは右80°，左50°．Fadirf，Fabereは正常．感覚障害はないが，足背から母趾にかけての感覚が鈍いと訴える．足関節の背屈に－10°の制限があるが，これは筋力低下ではない．筋力テストは正常．

　AKA-博田法を行い，左のSLRは60°に改善．

- **経過**　2週後，RDQ 5，VAS 30に改善．SLRは左60°で，AKA-博田法にて70°に改善．

　足関節の背屈が可能となり，跛行は消失．足背の感覚異常も消失．

　2ヵ月後，仕事を始めたところ痛みが再発し，RDQ 9，VAS 40，SLRは左30°に悪化，AKA-博田法で80°に改善した．3ヵ月後，ようやく疼痛は消失した（図13B）．

- **解説**　腰痛と下肢痛で跛行を呈し，足関節または足趾の背屈障害が生じるのは"椎間板ヘルニア"の症状と指摘されることが多い．しかし，この症例の跛行は疼痛性跛行であってヘルニアの神経根症状である麻痺によるものではない．その証拠に感覚障害はなく，筋力も正常である．疼痛性跛行を続け，左足が尖足歩行となり，足関節以下が拘縮を起こして足関節の背屈が困難になったのである．これはAKA-博田法により跛行がなくなると自然に改善した．初診医は跛行や足関節の背屈障害が必ずしもヘルニアの症状ではないことに気がつくべきである．仙腸関節炎は仕事を再開することにより再発することがあるため，2ヵ月間は再発予防策を考慮すべきである．

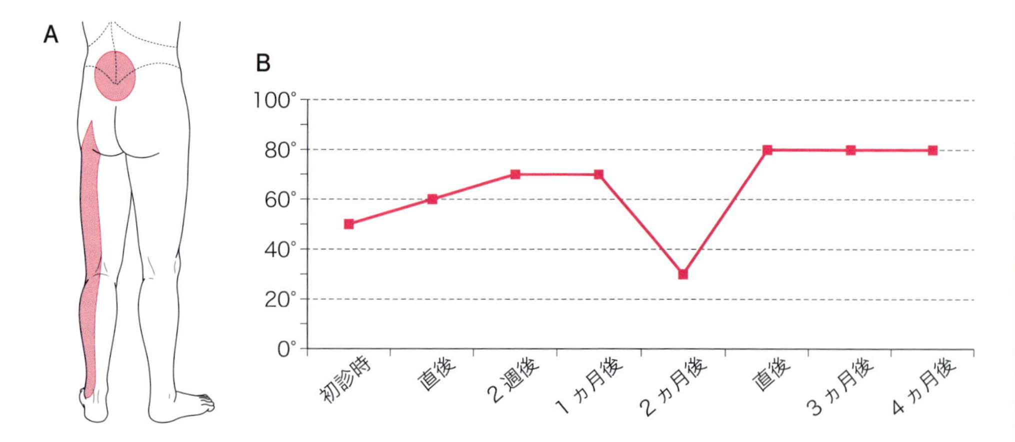

図13　症例 A-7
A：（疼痛部位）腰痛と左外側に下肢痛をみる．一般に"坐骨神経痛"と言われるが，仙腸関節の関連痛である．
B：（SLRの推移）AKA-博田法に初回から反応し経過良好に思われたが，2ヵ月目に仕事を開始したところ再発．しかし，AKA-博田法により治癒に至った．仙腸関節の炎症が残存していたと思われる．

症例 A-8	運動療法で再発した慢性腰痛
	慢性単純性仙腸関節炎

- **前医診断**: 腰椎分離辷り症, 腰部脊柱管狭窄症
- **年齢・性別**: 60歳女性
- **主訴**: 腰痛, 右殿部痛, 右下肢痛としびれ（図14A）
- **初診時所見**: 1年前から腰痛があり, その後, 右殿部痛, 次いで10日前から右下肢痛を生じた. 某病院でMRIを撮影され, 腰椎分離辷り症とL3/4, L4/5, L5/S1の腰部脊柱管狭窄症を指摘され, 手術が必要と言われた. 手術を回避するために当院へ来院.

  RDQ 3, VAS 40で, ADL上の障害は少ない. 体幹の屈曲・伸展も制限は少ない. SLRは右50°, 左90°, Fadirf, Fabereの制限はない.

  AKA-博田法を行い, 右のSLRは90°に改善し, その場で疼痛としびれは消失した.

- **経過**: 1ヵ月後の診察では, その数日前から疼痛としびれが再発. RDQ 2, VAS 30. SLRは右70°. AKA-博田法を仙腸関節に行い, SLRは右90°に改善. 思い当たる再発原因を質問したところ, 友人にプール歩行を勧められ, それを懸命に続けたところ再発したことがわかった. この運動療法はただちに中止させた.

  2ヵ月後には痛みは消失していたが, 両殿部にしびれが残存していた. SLRはAKA-博田法により右90°に改善. 3ヵ月後に再びしびれが起こるが, SLRはAKA-博田法により右100°に改善した. 4ヵ月後, ほぼすべての主訴は消失し, 旅行に行っても症状は出なくなった（図14B）.

- **解説**: 高齢者では他人の俗説に惑わされ, 運動療法を勧められてやってみる人が多い. プール歩行などの運動療法は腰痛予防に良いという俗説がある. しかし, 仙腸関節炎では炎症が完全に消失する2ヵ月後まで運動療法は禁忌である. 著者はそのように指導しているが, 患者にはさまざまな間違った情報が入ってくる. 特にテレビでの運動療法, 腰痛体操の無原則な勧めにすぐに患者は飛びついてしまうので, 十分注意が必要である.

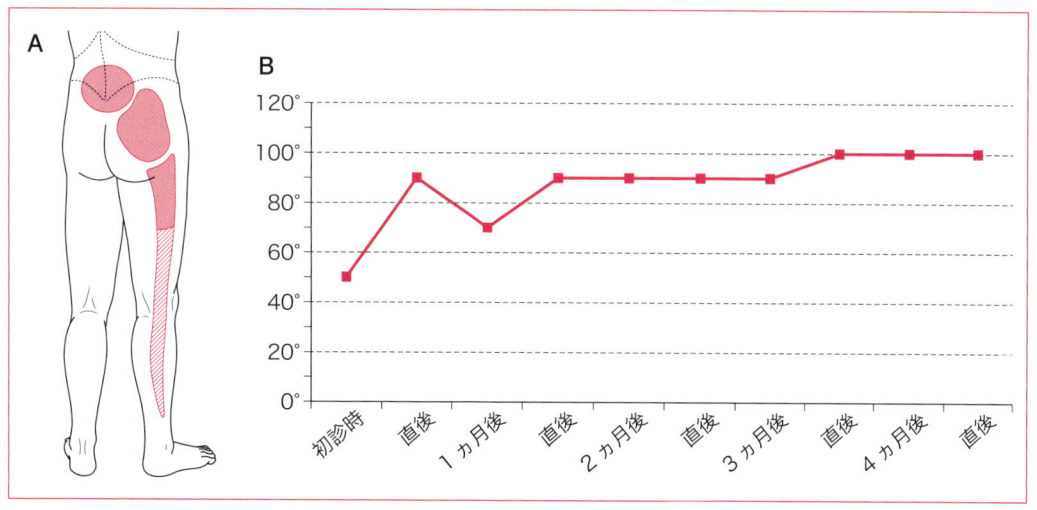

図14 症例 A-8
A：（**疼痛としびれ部位**）腰痛から次第に下肢痛としびれ（斜線部）を生じ, MRIで脊柱管の狭窄を指摘された.
B：（**SLRの経過**）初回のAKA-博田法で症状は消失. SLRも正常化. しかし, 1ヵ月後に再発. その原因はプールでの運動療法であった. ただちに運動療法を中止させ, AKA-博田法を行った結果, 治癒に至った.

症例 A-9　超高齢者の急性腰痛
仙腸関節機能異常

- **年齢・性別**　93歳女性
- **主訴**　左殿部から大腿部にかけての痛み
- **初診時所見**　1ヵ月前から主訴が発現．家族は年齢を考えてしかたがないと思っていたが，本人は琴の教授であり，それを続けるうえで腰痛が障害になるため，息子に腰痛を治せる病院をインターネット上で検索させた．そこで当院が検索され，超高齢にもかかわらず2時間を費やして来院した．

　RDQ 15，VAS 100 の状態で来院．体幹の屈曲は FFD 30 cm．単純 X 線所見では椎体の加齢現象は年齢相応である（図 15A）．SLR は右 60°，左 40°．Fadirf は正常，Fabere は右 80°，左 70°であった．

　AKA-博田法を行い，SLR は各 90°に改善，Fabere も各 90°に改善した．

- **経過**　その場で主訴は消失し，その後も，1ヵ月後，2ヵ月後に来院するも再発はない（図 15B）．

- **解説**　仙腸関節機能異常である．この症例は超高齢であるが仙腸関節に炎症がなく，また拘縮もなかった例である．気丈で頭脳明晰，背中もまっすぐである．すぐに AKA-博田法の効果を体感し，AKA-博田法の説明にもすべて納得してもらえた．超高齢者の急性腰痛では原因にまず骨粗鬆症による椎体骨折を考えるが，仙腸関節機能障害を確認すれば，ただちに AKA-博田法を行う．この症例の高齢の息子は"ひさしぶりに母に親孝行ができた"と言って喜んだ．

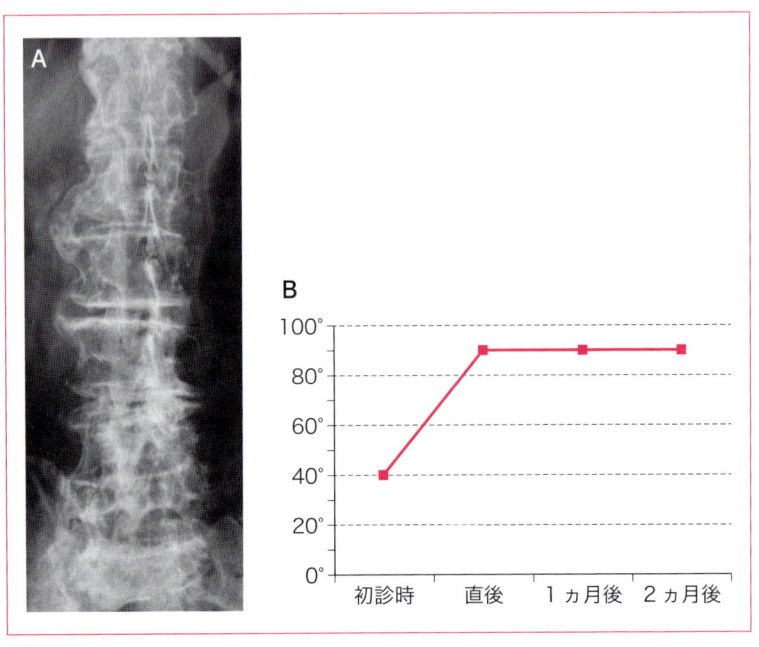

図15　症例 A-9
A：(単純 X 線像) 93歳という超高齢者であり，単純 X 線像からは脊椎の変性所見が著明である．
B：(SLR の推移) 初回の AKA-博田法で改善し正常化した．その後の再発はみられない．

症例 A-10　MRI で異常のない下肢痛
慢性仙腸関節機能異常

- **前医診断**　原因不明の殿部痛，下肢痛
- **年齢・性別**　67 歳女性
- **主訴**　右殿部痛と右下肢痛（図 16A）
- **初診時所見**　4 ヵ月前から主訴があり，近医で MRI を撮影したが "特に異常はない" と言われ，治療も服薬以外になく，改善しないまま来院．

　殿部痛と下肢痛は終日あり，体幹の屈曲・伸展は可能．RDQ 10，VAS 80．SLR は右 50°，左 80°．Fadirf，Fabere は正常．

　AKA-博田法を行い，SLR は各 80° に改善し，疼痛は消失した．

- **経過**　1 ヵ月後の診察では疼痛は消失し，SLR は各 80° を維持していた（図 16B）．
- **解説**　慢性仙腸関節機能異常は，初期には "ぎっくり腰" または単純性仙腸関節炎であったものに，機能異常のみが遺残したものであり，AKA-博田法の反応は非常に良い．この症例では体幹屈伸も正常なため，慎重に副運動の診察をする必要がある．SLR で副運動の障害が明らかとなり，AKA-博田法の良い適応になる．

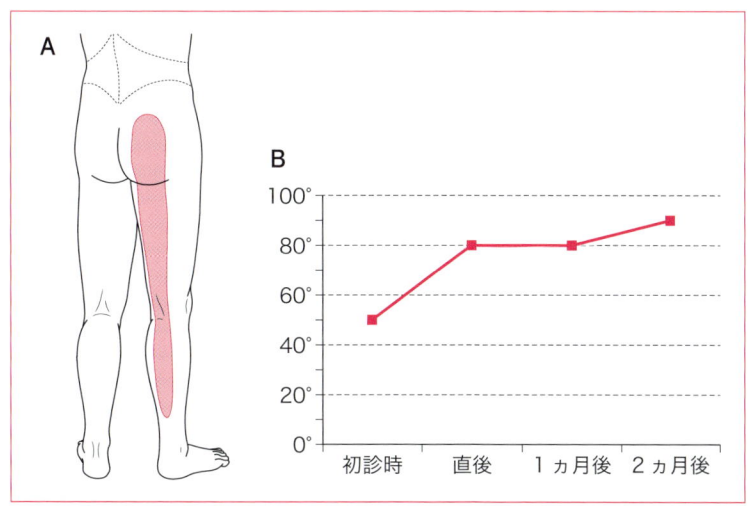

図 16　症例 A-10
A：（**疼痛部位**）このような下肢痛は "坐骨神経痛" ではなく，仙腸関節機能障害による関連痛である．
B：（**SLR の推移**）坐骨神経痛様の下肢痛は初回 AKA-博田法で消失し，その後，再発はなかった．

症例 A-11　MRI で"腰椎椎間板ヘルニア"とされた下肢痛
慢性単純性仙腸関節炎

- **前医診断**　腰椎椎間板ヘルニア
- **年齢・性別**　72歳男性
- **主訴**　右下肢のしびれと疼痛（図17A），間欠跛行
- **初診時所見**　6ヵ月ほど前から右下肢のしびれと痛みを感じていた．2日前，急に右下肢痛が増強し，救急病院で消炎鎮痛薬を処方された．数メートルの歩行で疼痛を生じ，歩行困難となる．

　体幹の屈曲は FFD 30 cm，伸展はほとんどできない．SLR は右60°，左80°で，Fabere は右50°，左80°である．RDQ 16，VAS 100．MRI では L4/5 に狭窄，L5/S1 に椎間板の脱出をみる（図17B）．

　AKA-博田法を行い，SLR は右80°，Fabere は右80°に改善したが，疼痛の改善は少なかった．

- **経過**　1週後，疼痛は消失したが，歩行時のしびれは残存．2週後，右下肢のしびれが5分歩行で出現する．1ヵ月後，VAS 60 に改善．歩行距離はやや改善したが，背臥位での睡眠がとれない．体幹の伸展障害は残存．2ヵ月後，背臥位が可能となり，3ヵ月後でほぼ歩行は正常となった（図17C）．

- **解説**　間欠跛行がみられると"腰部脊柱管狭窄症"か"腰椎椎間板ヘルニア"と診断されることが多いが，この症例では疼痛だけで神経学的な脱落症状はみられなかった．副運動障害が発見されたため，AKA-博田法を行った．比較的早期に疼痛と歩行障害が改善したが，体幹の伸展障害は2ヵ月後にようやく改善した．

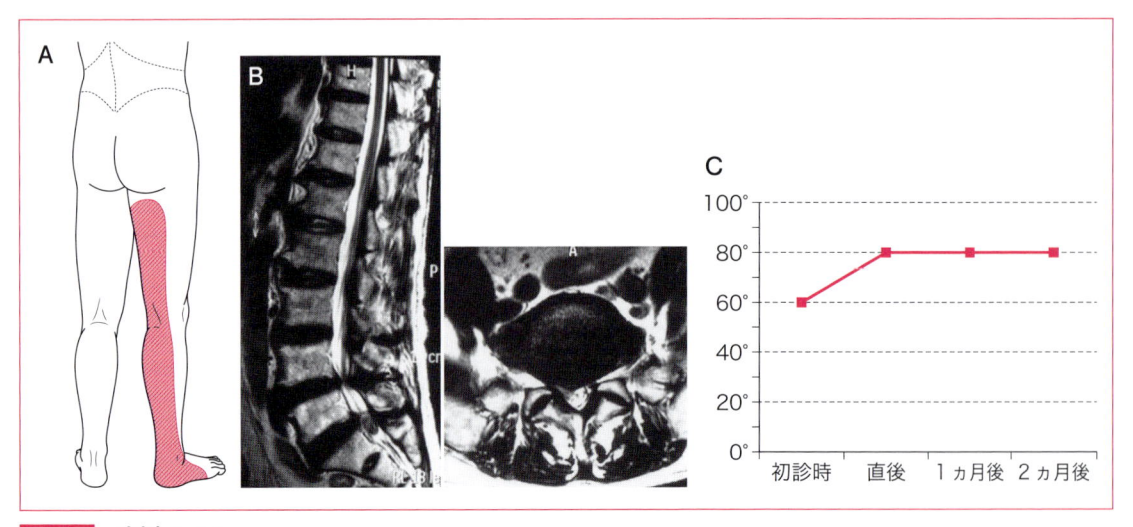

図17　症例 A-11
A：（疼痛としびれ部位）疼痛としびれが混在している．
B：（MRI）L4/5 の狭窄と L5/S1 の"椎間板ヘルニア"をみる．しかし，神経脱落症状は認めない．
C：（SLR の推移）初回の AKA-博田法で改善したが，3回目の AKA-博田法以後，症状は消失した．

症例 A-12　下肢のしびれが主体の間欠跛行
慢性仙腸関節炎特殊型

- **前医診断**　腰部脊柱管狭窄症
- **年齢・性別**　66歳男性
- **主訴**　右下肢のしびれ（図18A），間欠跛行
- **初診時所見**　2年前から主訴があり，近医で"腰部脊柱管狭窄症"と言われている．右下肢のしびれが10分の歩行で生じるが，痛みは生じない．足背動脈の触診は正常である．神経学的に異常はなく，体幹の屈曲は正常であるが，伸展は10°で殿部痛を生じる．SLRは右40°，左80°で，Fadirf，Fabereは異常なし．単純X線所見では異常なし．

　AKA-博田法を仙腸関節に行い，右のSLRは80°，体幹の伸展は30°まで改善した．直後からしびれは軽減した．

- **経過**　1ヵ月後，しびれが再発し，10分の歩行でしびれは増強した．2ヵ月後，しびれは減少傾向にあった．3ヵ月後，しびれは時々感じられる程度となった．その後も月1回のAKA-博田法を行い，歩行距離が次第に増大し，しびれも気にならなくなった．10ヵ月後に至って完全にしびれは消失した（図18B）．

- **解説**　しびれは自覚症状のみであるので，脊椎外科ではあまり重要視されていないようだが，患者によっては少しのしびれでも主訴になり，しかも歩行に差し支えることがある．

　この症例では，患者は慢性のしびれに悩まされてきており，それが歩行障害になるに至って来院した．副運動の改善は良好であったが再発し，完全に治癒するまでに10ヵ月を要した．一般に65歳以上の仙腸関節には関節面にびらんや退行変性が起こるとされており，慢性の炎症が起こりやすい．

　このような経過をとる場合を慢性仙腸関節炎特殊型という．

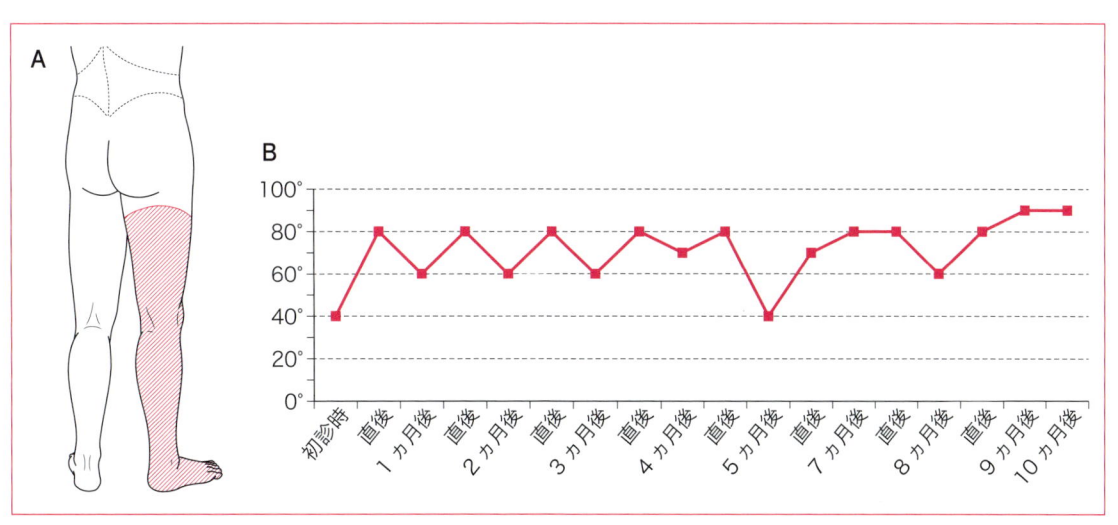

図18　症例 A-12
A：(しびれ部位) 10分の歩行で右下肢のしびれが生じる．
B：(SLRの推移) 初回のAKA-博田法で下肢のしびれは軽減したが，その後，再発を繰り返した．月1回のAKA-博田法により，10ヵ月後に至ってしびれは完全に消失した．

症例 A-13　下肢に激痛を生じる間欠跛行
慢性単純性仙腸関節炎

- **前医診断**：腰部脊柱管狭窄症
- **年齢・性別**：71歳男性
- **初診時所見**：50歳代から長時間座っていて，同じ姿勢を長時間とっていると腰がだるくなる徴候があった．それまでだましだましゴルフなどの運動をやっていたが，5ヵ月前に突然左下肢に激痛が走り，整骨院でマッサージを受けた．4ヵ月前の某大学病院の単純X線像とMRIによる診断では，"腰椎の側弯と後弯があり，椎間はすべて狭く，腰部に狭窄ができている"とされた．消炎鎮痛薬で2ヵ月間経過をみたところ，疼痛は軽快したが，再度激痛が左下肢に出現．ブロック注射で再び軽快したが，立位や歩行で左殿部や大腿部後面につっぱりとこわばり，左下腿外側から足関節にかけてじんじんとした痛みやしびれがあって，杖がないと500mしか歩けない状態であった（図19A）．

　体幹の屈曲・伸展に制限なし．単純X線所見は変性側弯，L3, L4椎体の硬化（図19B）．血液化学免疫学的所見は正常．SLRは右30°，左20°で，Fadirf, Fabereは正常．RDQ 6, VAS 40. AKA-博田法を仙腸関節に行い，SLRは各40°まで改善．

- **経過**：1ヵ月後，下肢痛は軽快したが，1週間前に筋力トレーニングを始めたところ，下肢痛が再発（RDQ 10, VAS 100），あわてて来院した．SLRは右40°，左30°であった．AKA-博田法を行い，各60°に改善，疼痛も軽快した．2ヵ月後，疼痛は軽快し，AKA-博田法で各70°まで改善した．3ヵ月後，疼痛は完全に消失し，SLRは各70°，AKA-博田法で各80°まで改善した（図19C）．

- **解説**：仙腸関節炎が20年前から存在し，症状が運動により出現して，安静により軽快するという経過を繰り返すうちに仙腸関節に拘縮を生じ，慢性化したものである．初回のAKA-博田法では症状は軽快しても拘縮は残存しており，運動で症状が再発．2回目以降は患者が運動療法に慎重になり，AKA-博田法を行ううちに炎症が消失，拘縮も消失し，副運動が正常になった症例である．AKA-博田法で症状が軽快しても，副運動が正常になるまでは運動療法はしないように指導すべきである．

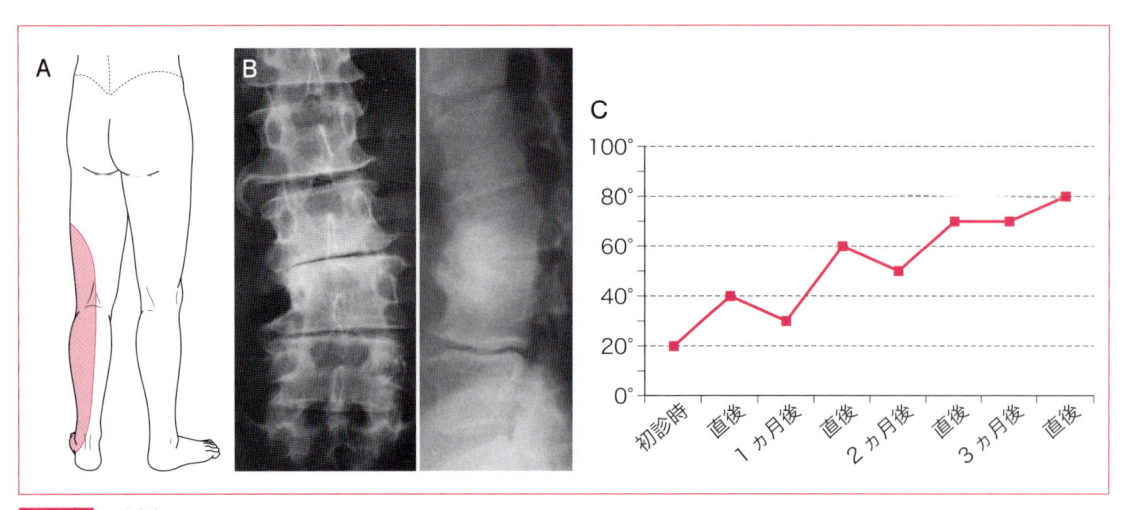

図19　症例 A-13
A：（疼痛部位）下肢痛が間欠跛行の原因となっていた．
B：（単純X線像）L3, L4椎体は側弯を形成し，硬化している．しかし，椎間板炎の徴候はない．
C：（SLRの推移）初回のAKA-博田法で症状は改善したが，筋力トレーニングを行い悪化．再度AKA-博田法を行い，3ヵ月後に治癒．慢性仙腸関節炎があると運動で症状は悪化する．

症例 A-14	**PG（プロスタグランジン）製剤の効かない間欠跛行**
	慢性単純性仙腸関節炎

- **前医診断**　腰部脊柱管狭窄症
- **年齢・性別**　76歳男性
- **初診時所見**　3年前から歩くときに右のふくらはぎが張ってくるのに気がついていた．某大学病院で PG 製剤（オパルモン）を長期間処方されてきたが，次第に左殿部から大腿部後面が10分程度の歩行で痛みを生じるようになり，MRI を撮影したところ L4/5 の狭窄が認められた．PG 製剤に疼痛が反応しなくなり，当院に来院した．

　体幹の屈曲は正常，伸展で疼痛が左下肢に放散する．SLR は右 80°，左 50°で，Fadirf，Fabere は正常．単純 X 線所見は特に異常なし．

　AKA-博田法を仙腸関節に行い，SLR は各 80°に改善，体幹伸展時の疼痛は消失した．

- **経過**　1ヵ月後，左下肢の痛みのため歩行は 10 分で休む状態．SLR は右 90°，左 60°．体幹の伸展は 30°まで可能．AKA-博田法を行って各 90°に改善．体幹の伸展も 40°まで改善．

　2ヵ月後，左殿部痛は消失したが，左下腿の痛みが残存．歩行は 40 分疼痛なしに可能．SLR は各 80°．AKA-博田法で各 90°に改善．

　3ヵ月後，下肢の疼痛は軽快．1時間の歩行が可能．AKA-博田法で各 90°に改善し，この時点で仙腸関節炎は消失したと判断した．

　4ヵ月後，すべての痛み，しびれは消失．ゴルフも再開しても症状は再発なし．その後も 1年半にわたり，再発の心配のため毎月診察に来院するが，まったく再発はなく，副運動の障害も出ていない（図20）．

- **解説**　この症例のように画像的に脊柱管狭窄症があっても SLR 制限が存在するときは，仙腸関節機能障害を疑うべきである．体幹伸展時の下肢放散痛も脊髄圧迫の証明にはならない．なぜならば，仙腸関節の機能障害が是正されると，伸展が疼痛なく自由に行えるようになるからである．

　この症例は慢性の単純性仙腸関節炎であった．AKA-博田法で症状が軽快しても，約 3ヵ月は好きなゴルフを禁止し，副運動が正常化してから許可した．その結果，良好な経過をたどることができた．

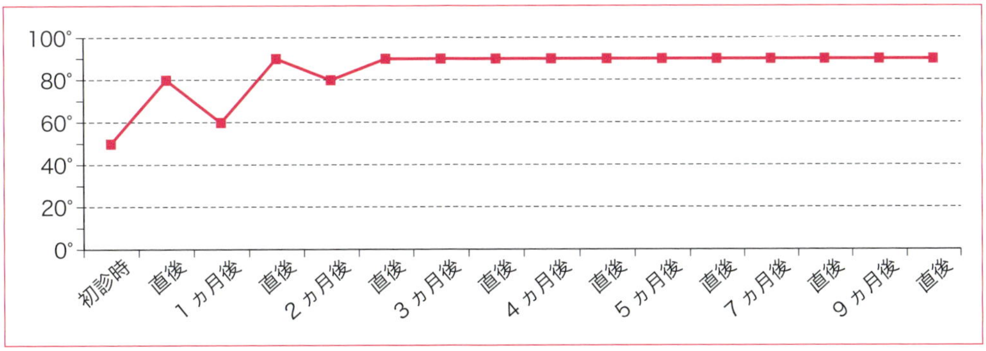

図20　症例 A-14
（SLR の推移）高齢者の間欠跛行は腰部脊柱管狭窄症と即断されるが，大部分はこの症例のように仙腸関節機能障害を原因としている．AKA-博田法で治癒に至った．

症例 A-15　足部の筋力低下のある間欠跛行
慢性単純性仙腸関節炎

- **前医診断**：腰椎こり症，腰部脊柱管狭窄症
- **年齢・性別**：74歳男性
- **初診時所見**：3年前から立ち座りで腰痛があり，歩行はやや跛行し，1時間のうち4回休憩をとる．右下肢痛が間欠的に歩行で出現．右足関節の背屈筋，長母趾伸筋の筋力低下がある．

　体幹の屈曲・伸展は正常．単純X線所見では異常なし．SLRは右70°，左80°で，Fadirf, Fabereは正常．

　AKA-博田法を仙腸関節に行い，SLRは各90°に改善した．

- **経過**：1ヵ月後，AKA-博田法後は5日間だけ歩行が完全に良くなったが，その後は再発．

　2ヵ月後，10分の歩行で休憩をとらざるを得ない状況．

　3ヵ月後，歩行状態は改善し，"山にハイキングに行くことができるようになった"と喜んで報告にきた．その後も副運動は正常を維持し（図21），毎月歩行距離の記録更新を報告にくる．4〜5時間は何ら障害なく歩行できる．そこで右下肢の筋力を計測してみると，足関節の背屈筋，長母趾伸筋の筋力は完全に回復していた．

- **解説**：この症例のように間欠跛行で筋力低下が起こるのは，不動性の筋萎縮であることが多い．跛行が強ければ，高齢者ではこうしたことが容易に起こる．しかし，疼痛を消失させれば筋力は回復する．この症例のように，歩行が趣味の患者では回復は迅速である．

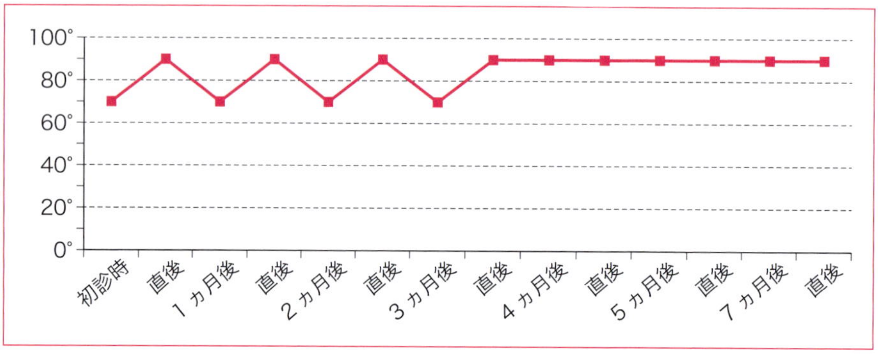

図21　症例A-15
（SLRの推移）間欠跛行があり筋力低下もみられる場合，神経根症状であることは少なく，大部分は疼痛性の筋萎縮である．仙腸関節原性の間欠跛行であり，AKA-博田法を行って3ヵ月で治癒した．

症例 A-16

すべりと狭窄を伴う慢性腰痛
慢性単純性仙腸関節炎

- **前医診断**　腰椎すべり症，腰部脊柱管狭窄症
- **年齢・性別**　74歳女性
- **初診時所見**　3ヵ月前から腰痛と左下肢痛（図22A）で長時間歩行が困難となった．50mの歩行で休息をとらなければならない．歩くことが趣味だったので，非常に悩みが深かった．近医では有効な治療はなされなかった．体幹の屈曲はFFD 50 cm，伸展は痛みのため制限が強い．SLRは右80°，左30°．MRIではL4/5にすべり症を認め，L4/5とL5/S1には前方からの椎間板突出による脊柱管の圧迫像がみられる（図22B）．AKA-博田法を仙腸関節に行い，SLRは右90°，左70°に改善した．腰痛もその場で改善したが，歩行障害は残存した．
- **経過**　1ヵ月後，腰痛は軽快し，歩行は200mまで改善した．2ヵ月後，腰痛，下肢痛ともにほとんど消失．3ヵ月後，歩行障害も消失．以前と同じような歩行が可能となった．

　その後もときおり腰痛がみられるが，AKA-博田法で消失する（図22C）．

- **解説**　すべり症は高齢者では非常に多く，しかもMRIを撮影すれば何らかの狭窄が発見できる．こうした所見が症状の原因であるとして，"手術しか治す方法がない"と言われることも多い．

　しかし，仙腸関節の副運動障害の評価ができれば仙腸関節機能障害と診断でき，AKA-博田法で容易に治癒がもたらされる．"すべり症"という病名は単なる画像診断名であり，ほとんど腰痛や下肢痛とは関連しない．AKA-博田法で容易にその症状は消失するからである．

　この症例では，念のため症状がまったく消失してから再度，患者の希望によりMRIを撮影した．その結果，最初のMRI所見とまったく変化がなかった．したがって，MRI所見は初めから"偽陽性（false positive）"だったことになる．

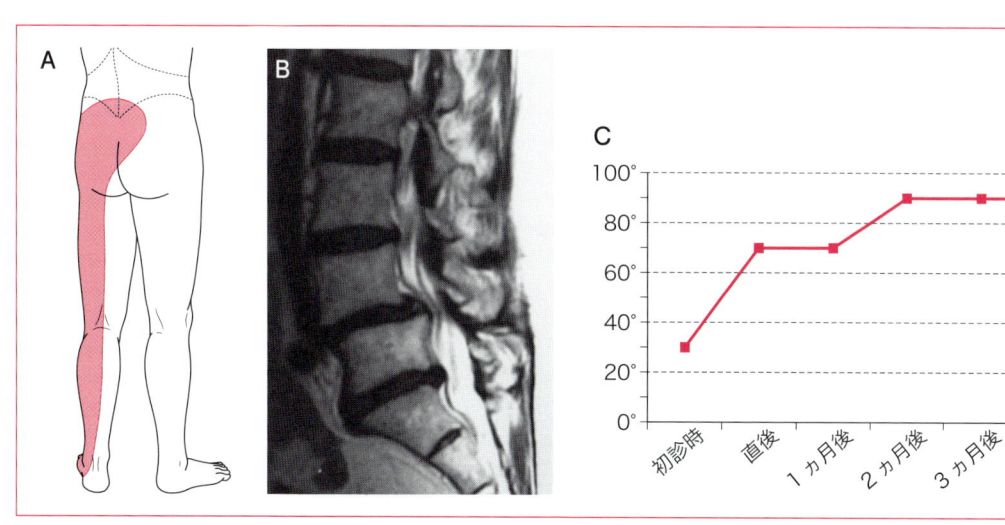

図22　症例 A-16
A：（**疼痛部位**）腰痛と下肢痛は画像診断により腰椎が原因とされることが多いが，多くの場合は仙腸関節原性であり，神経脱落症状がなければ仙腸関節原性と考えてよい．
B：（**MRI**）L4/5ですべりと狭窄をみる．腰椎すべり症の大部分は腰痛や下肢痛の原因にならない．AKA-博田法で治癒に至るからである．
C：（**SLRの推移**）AKA-博田法で改善し，3ヵ月後には治癒に至った．

症例 A-17　殿部灼熱感を伴う間欠跛行
仙腸関節炎特殊型

- **前医診断**　腰部脊柱管狭窄症
- **年齢・性別**　82歳男性
- **初診時所見**　1ヵ月前から両下肢のしびれ，間欠跛行，灼熱感がみられた（図23A）．立位は5分で困難となりしゃがみこむ．歩行も数歩で同様にしゃがみこむ．高齢ではあるが指揮者の仕事を続けたいとのことで来院．

　体幹の屈曲・伸展は正常．SLRは各50°，Fadirf, Fabereは正常．MRIではL3からL5上部までの馬尾神経は完全に狭窄されている（図23B）．

　AKA-博田法を仙腸関節に行い，SLRは各85°に改善．その結果，両下肢のしびれは軽減．立位および歩行時の下肢痛も軽減したが，灼熱感は消失しなかった．

- **経過**　月1回のAKA-博田法を行い，歩行距離は300mまで改善，立位での指揮も可能となった．しかし，灼熱感はまったく消失することなく，手術を勧めたが，仕事が可能となれば灼熱感は我慢するということで手術を拒否し，経過観察中である．

- **解説**　AKA-博田法で一部症状は消失したものの，一部症状が改善しなかった例である．馬尾神経の狭窄が高度になると殿部，大腿部の灼熱感が生じるが，この症例はときおり排尿障害もあることから真の脊柱管狭窄症であると思われる．

　脊柱管狭窄症のなかで馬尾神経障害はAKA-博田法で治療できないことは明らかである．しかし，いままで"神経根障害"と言われてきたものの大部分は仙腸関節機能障害であり，ある程度まで治療が可能となったということはこのような患者にとって大きな福音であろう．

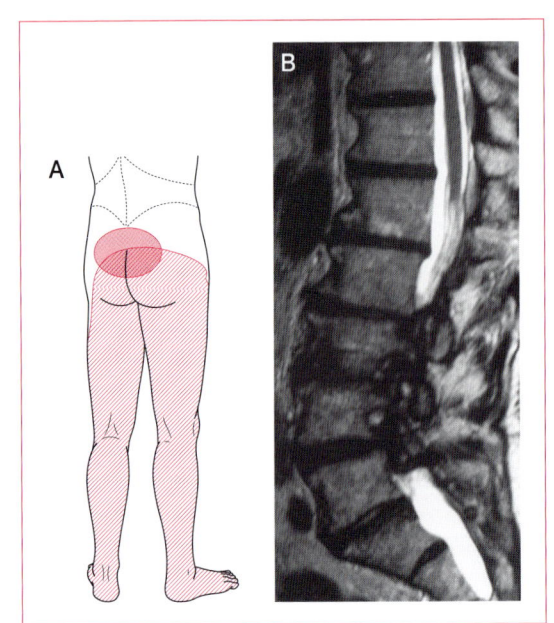

図23　症例A-17
A：(疼痛としびれ部位) 腰痛のほか，下肢全体にしびれ（斜線部）がみられる．殿部には灼熱感もあり，間欠跛行を呈する．立位の保持も困難である．
B：(MRI) L2以下に脊柱管狭窄をみる．

症例 A-18　手術で悪化，インプラント抜去後 AKA-博田法で軽快した慢性腰痛
慢性仙腸関節炎

- **前医診断**：腰椎椎間板ヘルニア，不安定腰椎，腰部脊柱管狭窄症
- **年齢・性別**：32歳女性
- **初診時所見**：20歳で腰痛が初発，25歳で歩行障害となり"椎間板ヘルニア"と言われた．29歳で"椎間板ヘルニア"と"脊柱管狭窄症"と言われ，椎弓切除術を受けたが，病状は悪化．32歳で"腰椎の不安定症"を指摘され，instrumentation による椎体間固定術（PLIF；L5/S1 に cage）を施行されたが（図24A），さらに悪化．某病院で仙腸関節障害を疑われて仙腸関節ブロックを受けたところ，初めて半日間疼痛が消失した．その後，共著者の木槍を受診．AKA-博田法を行うも1日程度の有効性しかなく，インプラントによる異常反応を疑われ，インプラントを抜去した．抜去後 AKA-博田法を再開したところ，AKA-博田法に対する反応が極めて良好になり，抜去前の VAS 平均 65.3 は抜去後の AKA-博田法施行後には 17.3 になり（図24B），腰痛は軽快した．
- **経過**：月1回 AKA-博田法を行い，VAS は 10～20 で維持されている．ときおり腰への負担の強い仕事で疼痛が増加するが，AKA-博田法で軽快する．
- **解説**：慢性の仙腸関節炎である．その場合，脊椎 instrumentation を行えば，その部位の機械的刺激が異物反応となって周辺軟部組織に緊張を与えるため，さらに症状は悪化する．このような症例に手術を追加していくと，おそらく一生寝たきりの状態となり，医療訴訟の対象となるであろう．

　この症例では，インプラントを抜去してからは AKA-博田法に反応するようになり，疼痛の完全な消失には至らないが，経過は劇的に改善した．

　このような脊椎 instrumentation 後に症状が悪化し，しかも AKA-博田法にて治癒をみない症例は，著者には数例の経験があるが，どれも仙腸関節炎である．しかし，手術医はインプラントの抜去に応じることは稀有であり，今後もこうした症例が増加していくことは確実である．手術前に AKA-博田法を行い，手術適応を確かめることが医療訴訟を避けるためにも必要になるだろう．

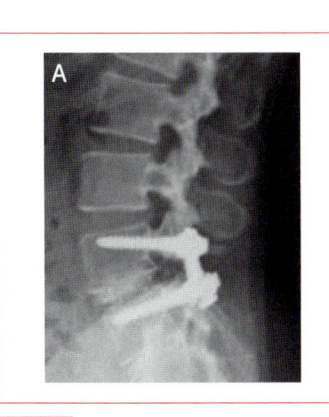

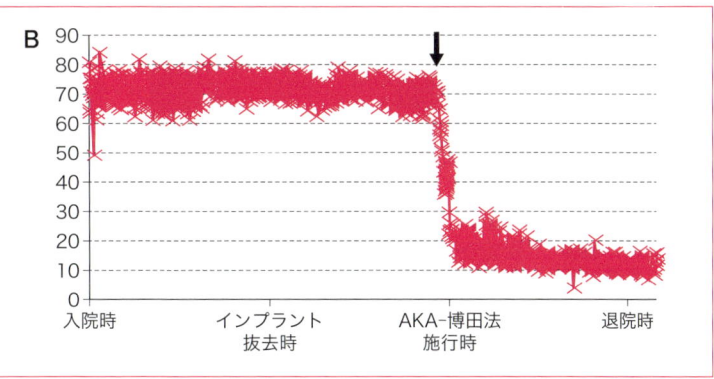

図24　症例 A-18
A：（PLIF 施行後の単純 X 線像）L5/S1 に椎体間固定のためのインプラントが置かれている．この手術で疼痛は悪化した．
B：（VAS の経過）インプラントを抜去したところ，AKA-博田法に反応するようになり（矢印），疼痛は劇的に改善した．インプラントによる異物反応が AKA-博田法による改善を妨げていた例である．なお，VAS は日中3時間毎にプロットした．

症例 A-19

手術後再燃した腰痛
単純性仙腸関節炎

- **前医診断**　不明
- **年齢・性別**　80歳女性
- **初診時所見**　8年前，脊柱管狭窄症と腰椎辷り症の診断でL4/5のinstrumentationによる椎体間固定術が行われていた（図25A）．1年前から症状が再発し，次第に腰痛が強くなり，最近では立位を保つことが困難で，歩行は極めて困難となった．体幹の屈曲はほとんど不能，伸展はわずかに可能．SLRは右20°，左30°，Fabereは右50°，左70°である．VASは90．
- **経過**　AKA-博田法を仙腸関節に行った．SLRは各50°，Fabereは各70°に改善した．しかし，疼痛はあまり改善しなかった．1ヵ月後，疼痛はやや改善し，VASは80．SLRは各40°，Fabereは各70°．2ヵ月後，疼痛は半減し，VASは55．SLRは右70°，左80°，Fabereは各70°で．体幹の屈曲はFFD 50 cm，伸展は10°まで可能．3ヵ月後，疼痛は消失．SLRは各90°となり，体幹の屈曲・伸展は正常化し，まったく痛みを訴えない（図25B）．
- **解説**　椎体間固定を行うと近隣の椎間関節や仙腸関節に関節機能異常を生じやすくなる．仙腸関節機能異常や単純性仙腸関節炎を生じれば制御しがたい疼痛が持続し，医師は"原因不明の疼痛"と言い，患者は絶望感に陥るであろう．画像診断に拘泥することなく，SLR，Fabereなどの副運動障害を発見すれば，AKA-博田法で仙腸関節を治療できるのである．

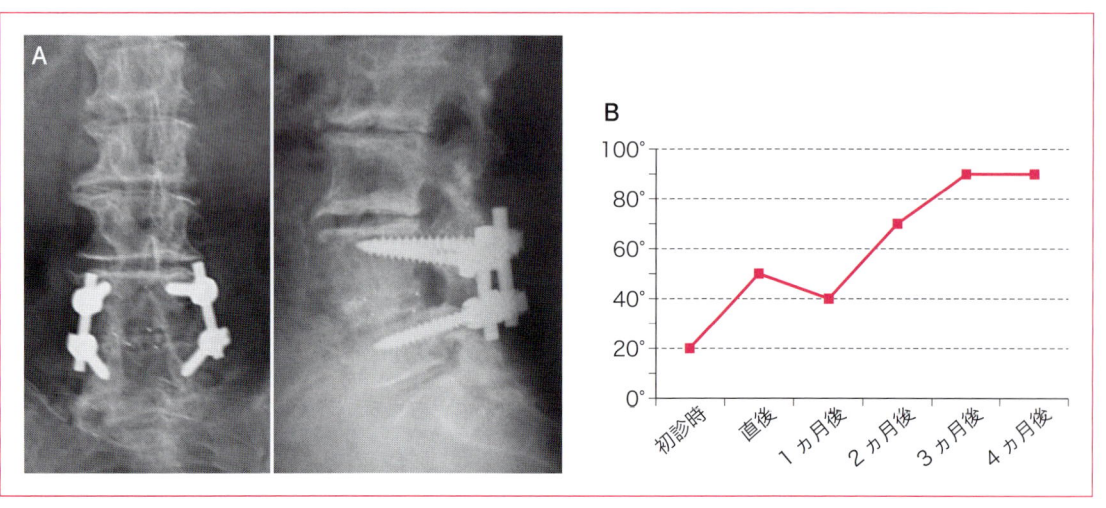

図25 症例 A-19
A：（単純X線像）8年前の椎体間固定術は安定しているが，"強い疼痛の原因は不明"と言われている．
B：（SLRの推移）単純性仙腸関節炎型である．

症例 A-20　"精神的異常"と言われた仙腸関節痛
慢性仙腸関節炎特殊型

- **前医診断**　精神的異常による腰痛
- **年齢・性別**　36歳女性
- **初診時所見**　2年前から右殿部痛が出現し，疼痛のため歩行ができないため車いすの生活になった．各大学病院を受診するもMRIでまったく異常がみられないことから，"精神的異常による腰痛"と診断され，精神科を紹介された．

　しかし，一向に症状は改善せず，仙腸関節機能障害を自ら疑い，仙腸関節ブロックのできる医師にブロックを受けた．その結果，一時的に疼痛が消失したので，"仙腸関節障害"と診断された．しかし，ブロック後もすぐに腰痛，殿部痛が再発するので，当院を受診した．

　患者は車いすで来院した．歩けばすぐに激痛が起こり，座位でも疼痛が消失することはない．数歩でも歩くと，"両下肢が鉛のように重くなってきた"と言って歩行が中断される．

　骨盤の単純X線像では異常はみられない（図26A）．VAS 80．体幹の屈曲はFFD 70 cm，伸展は不能．SLRは右50°，左80°．Fadirfは右10°，左30°で，Fabereは右40°で激痛，左70°で疼痛．右の仙腸関節は触れるだけで痛みがあり，S3棘結節にも圧痛がみられる．

- **経過**　AKA-博田法を行い，"極弱"で副運動2型を改善してみたところ，SLRは右70°に改善し，Fadirfも改善した．Fabereも左右とも80°まで改善し，その際の激痛は消失した．VAS 30．

　1ヵ月後，右殿部に鈍痛と足部のしびれを訴えた．SLRは右70°で，AKA-博田法で90°に改善し，車いすは不要となり杖で歩行可能となった．経過は良好と考えた．

　3ヵ月後，"風邪をひいて"腰痛が悪化したが，AKA-博田法で改善．

　治療後10ヵ月間の経過は一進一退であったが，AKA-博田法で疼痛管理が可能となってきた．

　10ヵ月後，某病院でかねてから本人が気にしていた弾発股の筋膜切開術を受けたところ，症状が悪化したが，AKA-博田法で改善．

　1年後，休職していた仕事も再開し，順調な回復と思われたが，転んで仙骨部を打撲し，その後，歩行困難となった．再び杖が必要になったが，AKA-博田法で改善した．

　以後は，月1回のAKA-博田法で日常生活は無理をしなければ過ごせる程度になる．他科の診察（婦人科の内診），外科的侵襲，外傷，運動で常に症状は悪化し，AKA-博田法で軽快するという経過を3年間続けているが，AKA-博田法以外では疼痛管理ができない状態である（図26B）．なお，S3棘結節の圧痛はその後も消失しなかった．

- **解説**　典型的な仙腸関節炎特殊型［反射性交感神経性ジストロフィー（RSD），複合性局所疼痛症候群（CRPS）タイプ］である．仙腸関節においてtype Ⅳの侵害受容器の感受性が高まり，脳の感覚受容器の感受性も亢進していることが推測される．オピオイドの投与でいくらか過剰な感受性は改善するが，月1回のAKA-博田法を行わないと生活できない状況である．

　このタイプの特殊型は各科をたらいまわしにされるが診断不能で，病名がついても治療不能ということで患者は途方に暮れる．この患者は運の良いことにMRIでまったく異常が見つからなかったため，症例A-18のような無駄な手術を受けることなく，自ら仙腸関節障害を疑い，仙腸関節ブロックを受けたことから道が開けたのである．

　現在，病名をつけられない腰痛はすべて精神科に回される傾向にあるが，頑固で御しがたい

A．腰　痛　147

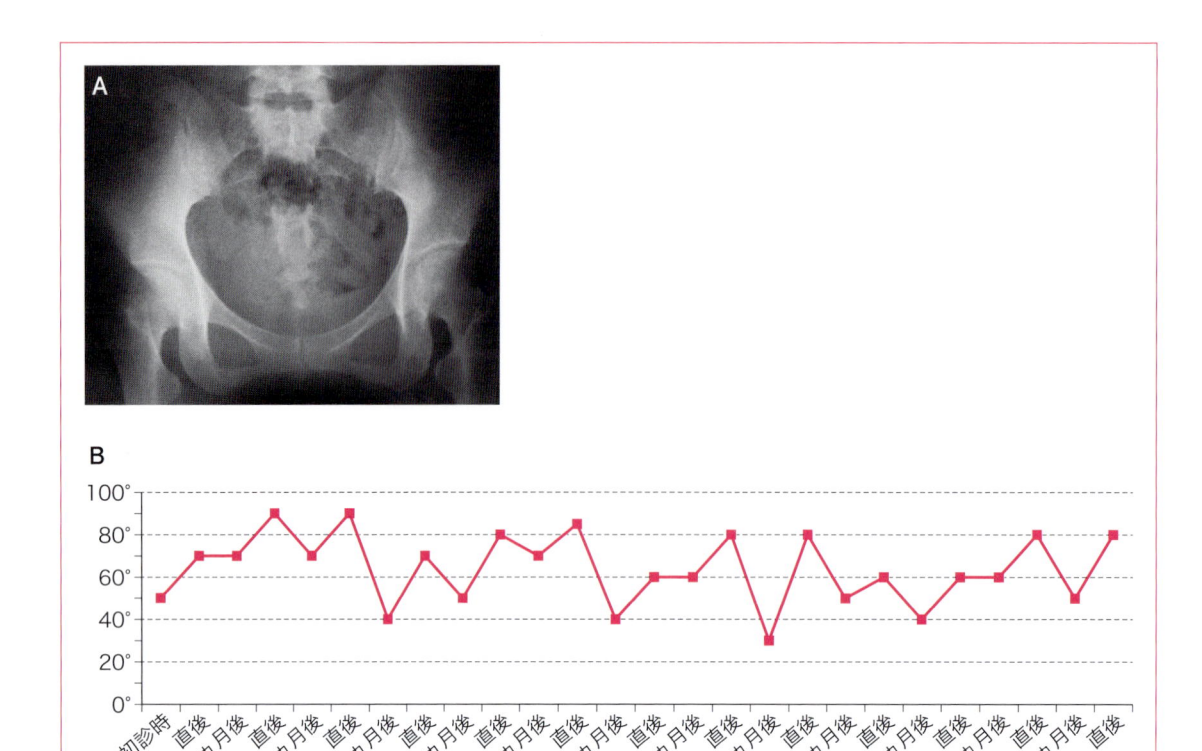

図26 症例 A-20
A：（単純 X 線像）他医に"仙腸関節障害"と診断され，当院に来院．単純 X 線像は正常．
B：（SLR の経過）AKA-博田法によく反応するが，さまざまな仙腸関節に対するストレスが炎症を引き起こし，そのたびに AKA-博田法で改善する．

　腰痛を長期にわたって抱えこめば，通常の人はみなうつ傾向になるのは当然のことである．これは原因と結果の取り違えであり，仙腸関節の副運動障害を発見できる技術があれば，治療法が開けてくるという教訓的な症例ともいえる．

症例 A-21　椎体圧迫骨折後の頑固な腰痛
慢性仙腸関節機能異常

- **前医診断**　第3腰椎（L3）圧迫骨折後の疼痛
- **年齢・性別**　81歳女性
- **初診時所見**　1年前に転倒しL3圧迫骨折となり，某病院で椎体にセメントを注入する手術を受けたが，疼痛はその後も持続している．

　体幹の屈曲・伸展は正常，SLRは各70°でエンドフィールの制限がみられた．単純X線所見では全体に魚椎であり，L3椎体に骨セメントが充填されていた（図27A）．

　AKA-博田法を仙腸関節に行い，SLRは各90°に改善，エンドフィールも改善．疼痛は改善したが，体幹伸展時の疼痛が少し残存したため，L3/4椎間関節に追加のAKA-博田法を行い，疼痛は完全に消失した．

- **経過**　その後，1年半経過観察したが，疼痛の再発はなく，ときおり背中が張ることで来院するが，AKA-博田法を行うと軽快する（図27B）．
- **解説**　椎体骨折治癒後の背部の痛みや腰痛は非常に多く，大部分に仙腸関節と椎間関節の機能異常を認める．これは尻もちをついたときに仙腸関節の捻挫が生じるためと思われ，骨折が治癒しても頑固な痛みが残存する．椎体圧迫骨折では，その周辺の椎間関節に機能異常を合併することが多い．通常，椎間関節の機能異常は仙腸関節機能異常の二次的な機能異常であるが，この場合は仙腸関節と同時に一次的機能異常を起こしたと考えられる．

　なお，椎体骨折に対し10年以上前から欧米で試行されてきた椎体への骨セメント注入療法がわが国でも流行し始めたようであるが，現在ではこの治療法は無効という意見もある[7]．

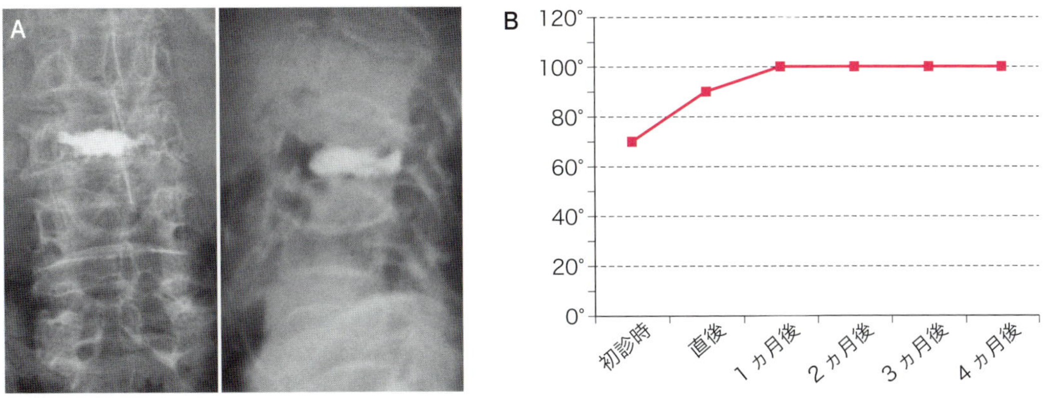

図27　症例A-21
A：（単純X線像）L3椎体に骨セメントが注入されていた．
B：（SLRの推移）初回のAKA-博田法で疼痛は消失した．

B 股関節の痛み

1 総　論

1）なぜ股関節の痛みが仙腸関節の AKA-博田法で治療可能か

　　なぜ変形性股関節症には痛みが生じるのだろうか．一般的には，関節軟骨の摩耗と関節面の不適合により股関節に変形が生じ，これらの単純 X 線像上の変化から自明のこととして説明されている．

　　しかし，関節軟骨には侵害受容器は存在しない．これは第 1 章でも述べたように，Wyke がすでに証明しているのである．したがって，関節軟骨は退行変性しても痛みの発生源とはならない．

　　変形した関節は，手術してみると関節面同士は意外に適合が良いのに気がつく．生体は不適合状態を解消しようと不断に関節骨を改変しており，その結果，単純 X 線像上の変化（骨硬化，骨嚢胞，骨頭の扁平化など）が生じるのであって，変形は改変の結果である（図 28）．末期股関節症の疼痛は進行期より軽度であり，AKA-博田法によく反応する．変性した関節軟骨には侵害受容器がないので，関節面の変形そのものが痛みを起こすことはない．

　　亜脱臼の場合は確かに力学的に中途半端な状態であるので，長時間の運動で周辺軟部組織に緊張を起こし，軟部組織の痛みが生じるかもしれない．これも改変が始まると落ち着くところに落ち着く．

　　股関節に改変が起きて関節機能異常が生じ，それが副運動障害を起こし，関節静的反射が生じて周辺軟部組織が緊張する．この段階では股関節周辺の違和感だけである．これが炎症を起こすと，侵害受容器の type Ⅳ を刺激してシナプスから脳の感覚受容器に伝達される．ここで脳の感覚受容器は股関節の痛みを初めて認識する．認識すると，感覚受容器の感受性は亢進する．股関節の炎症が消失すると，この経路での痛みは消失する．

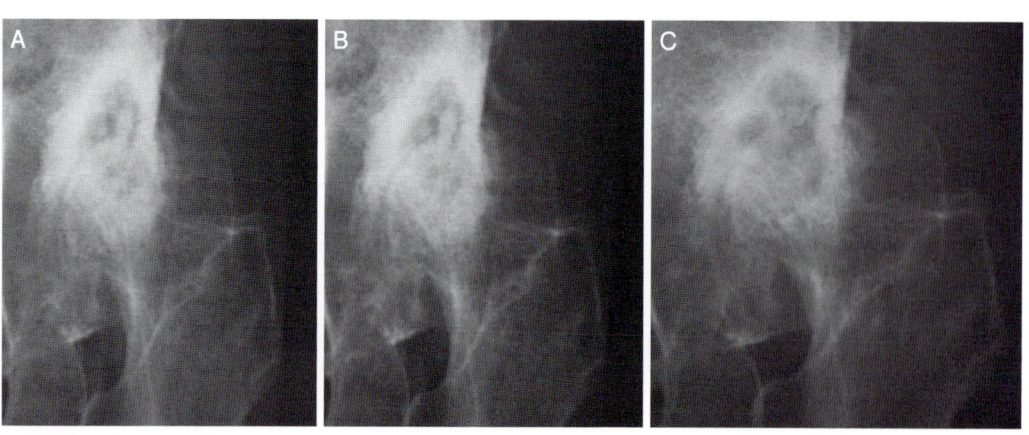

図 28　変形性股関節症における股関節の改変
A：（初診時）関節裂隙狭小と骨嚢胞形成．B：（1 年後）骨嚢胞拡大．C：（3 年後）骨頭の上方移動，亜脱臼やや進行，骨嚢胞さらに拡大．しかし，初診時に AKA-博田法を行い，その後，股関節痛は生じていない．変形性股関節症では単純 X 線所見と疼痛は一致しない．疼痛の原因は仙腸関節機能障害だからである．AKA-博田法を行うと疼痛は消失するが，改変は続く．この症例では 1 回の AKA-博田法で疼痛は消失し，その後も再発はないが，股関節の改変は続いている．従来の考え方では股関節症の悪化であるが，正しくは股関節の安定化のために自己改造を続けている姿であるともいえる．

もし，仙腸関節に機能異常が発生する何らかの原因，たとえば跛行が続いたとか，股関節を無理にひねったなどが起こると，今度は仙腸関節機能異常を生じる．股関節ではすでに炎症が消失しているのに，股関節の痛みとして認識するのはなぜか．それは仙腸関節からtype Ⅳの侵害受容器を介して神経伝達物質が発射され，これが脳の感覚受容器に達すると脳内に散布され，初期の疼痛で感受性の高まった股関節を司る脳の感覚受容器を刺激し，股関節痛として認識していると推測される．

　股関節の痛みが腰痛としばしば混同されるのは，このようにその痛みが仙腸関節からの関連痛だからである．股関節痛の患者が正確に骨頭部に痛みを訴えるのは初期の炎症を起こしている時期だけである．炎症が鎮静化すると，仙腸関節の機能異常が起これば痛みは仙腸関節からの関連痛になり，鼠径部痛，殿部痛，大腿部の前面あるいは後面の痛み，時には下肢全体の痛みを訴えることになる．こうした関連痛はAKA-博田法に非常によく反応する．

2）AKA-博田法は股関節痛，特に変形性股関節症には最良の保存的治療法である

　臼蓋形成不全で股関節痛を訴える場合，炎症が消失してもなお股関節痛が続いているときは仙腸関節機能異常を起こしていると考えてよい．仙腸関節のAKA-博田法1回で疼痛は完治する．したがって，この疾患に予防的に手術をすることは禁忌である．

　不明の原因による股関節痛は仙腸関節機能異常が原因である．たとえば臼蓋縁の不適合性，わずかに関節裂隙が狭いなど，初期股関節症が疑われたとしても，すべて仙腸関節機能異常が疼痛の原因であり，仙腸関節にAKA-博田法を行えば疼痛は消失し，疼痛の再発は仙腸関節機能異常を起こさないかぎりない．

　関節唇損傷がMRIで指摘された場合は，間違いなく仙腸関節機能異常である．これらには侵害受容器がないので痛みの発生源にはなり得ない．仙腸関節のAKA-博田法で疼痛は消失する．

　変形性股関節症の進行期の場合，臼蓋部の骨硬化，嚢胞形成，骨頭の扁平化などがあっても，これらは疼痛の原因にならない．改変中に炎症が起きたときにのみ疼痛が起こる．それが数週間続く場合は仙腸関節機能異常の痛みである．仙腸関節のAKA-博田法で疼痛は消失する．

　末期の変形性股関節症では，関節自身は改変が終わってむしろそれなりに安定している．骨棘が形成され適合性は改善している．この時期に疼痛を生じるのは関節の無理な動きが強制され股関節炎が生じたときであるが，股関節にステロイドを注射することなどで炎症がとれても疼痛が続くときは仙腸関節機能異常である．これも仙腸関節にAKA-博田法を行うと疼痛は消失する．

　進行期，末期の変形性股関節症は，脚長差や脚軸の不安定性などにより二次性の仙腸関節機能異常を生じやすいので，月1回のAKA-博田法を行うと症状が安定してくる．

　このように変形性股関節症に対しては，疼痛をコントロールできるAKA-博田法が保存的治療法として最良のものである．

3）両側例の変形性股関節症はAKA-博田法でも再発する

　両側に進行期または末期の変形性股関節症を持っている症例は，AKA-博田法で治療できるが，疼痛は再発しやすい．それも右側が治癒したと思うと，今度は左側に疼痛が起こるというように交互に疼痛が起こる．また，脚長差のある症例も再発しやすい．これらは跛行が仙腸関節機能異常を二次的に引き起こすからと思われる．

　両側例では，片側に人工股関節全置換術（THA）を行うと対側は1回のAKA-博田法で疼痛がなくなることが多いことから，跛行のため二次性の仙腸関節機能異常が交互に起きていると考えられる．

4）股関節症の副運動をどう診察するか

　　股関節症や股関節痛を生じれば股関節そのものに可動域の制限が起こるため，SLR や Fadirf，Fabere での正確な仙腸関節の評価が困難ではないかという疑問が生じる．それが副運動障害なのか股関節原性の可動制限なのかを見分けるのはエンドフィールである．副運動を評価するときにエンドフィールが硬く抵抗があるか軟らかいかを問題にする．また，左右差をみてもよい．最終的には AKA-博田法を行って，SLR などの評価が改善すれば仙腸関節機能異常からの関連痛であると判断する．

　　変形性股関節症の診断に SLR を行うというのは，整形外科の教科書には記載されていない．しかし，SLR は仙腸関節の機能異常にとって必須の検査である．股関節症の手術前に SLR を評価するようになれば，股関節症に対する無駄な手術は減少するであろう．

5）AKA-博田法による治療法

　　腰痛のときと同じ方法で，仙腸関節に AKA-博田法を B（第3章の表2；38ページ参照）で行う．炎症の初期では AKA-博田法が反応しないときがあるが，炎症が鎮静化しても続くような亜急性，慢性の股関節痛では AKA-博田法によく反応する．

2 症例

症例 B-1　臼蓋形成不全の痛み
仙腸関節機能異常

- **前医診断**　臼蓋形成不全
- **年齢・性別**　32歳女性
- **初診時所見**　1ヵ月前から右の股関節に疼痛を生じた．歩行障害はないが，近医に臼蓋の先天性形成不全を指摘され（図29A），"将来は手術が必要"と言われ，消炎鎮痛薬が処方された．痛みが改善しなかったので当院来院．

　単純X線所見では両側に臼蓋形成不全があるが，痛みは右側だけである．患側の右股関節はCE角が10°で臼蓋の被覆が不良であった．SLRは右40°，左90°．Fadirfは右0°，左20°，Fabereは各90°であった．

　AKA-博田法を仙腸関節に行い，SLRは各90°，Fadirfも右20°，左20°と改善した．同時に右の股関節痛は消失した．

- **経過**　その後も疼痛は生じていない（図29B）．
- **解説**　疼痛の原因を単純X線所見に依存すると，このような症例はすべて股関節症の予防的手術の対象になってしまう．股関節痛があってもSLRを評価することにより仙腸関節機能異常を発見できる．

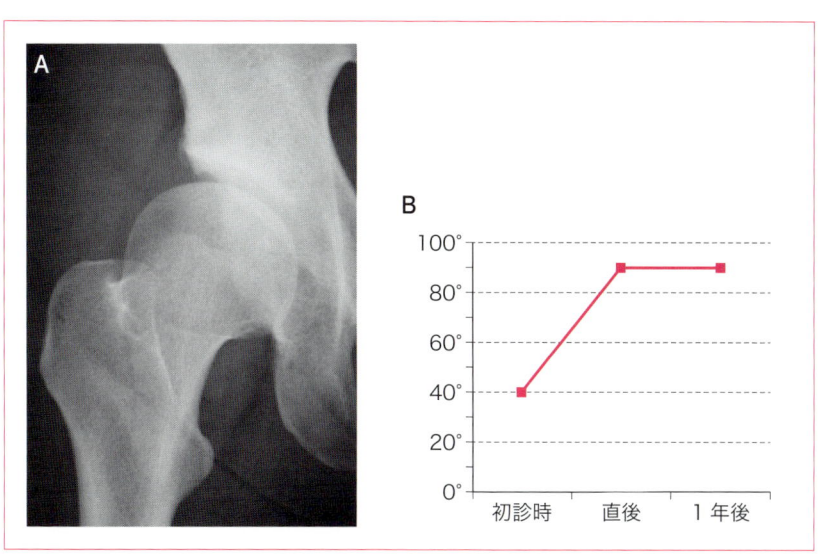

図29　症例 B-1
A：（単純X線像）臼蓋形成不全である．臼蓋形成不全の痛みはすべて仙腸関節機能障害によるものである．AKA-博田法を仙腸関節に行うと疼痛は消失する．
B：（SLRの推移）初回のAKA-博田法で改善し，疼痛は消失した．仙腸関節機能異常型である．

症例 B-2　関節裂隙の狭小化した股関節痛
仙腸関節機能異常

- **前医診断**　右変形性股関節症
- **年齢・性別**　57歳女性
- **初診時所見**　2ヵ月前から右股関節痛はあるが歩行は正常．体幹の屈曲は正常，伸展で右股関節痛を生じる．

　単純X線所見では右の股関節の関節裂隙が狭小化している（**図30A**）．SLRは右60°で股関節に痛みを生じ，左は90°．Fadirfは右0°，左20°，Fabereは右60°で股関節痛が生じ，左90°．

　AKA-博田法を仙腸関節に行い，SLRは各90°に改善．Fadirf，Fabereも健側と同等に改善し，疼痛は消失した（**図30B**）．

- **経過**　疼痛はAKA-博田法の施行後に消失していたが，1年後に再発，AKA-博田法ですぐに消失した．
- **解説**　初期の股関節症であるが，疼痛の原因は仙腸関節機能異常である．このように関節裂隙の狭小化だけが所見である場合でも，仙腸関節機能異常を生じると疼痛を引き起こす．したがって，治療は仙腸関節にAKA-博田法を行えばよい．

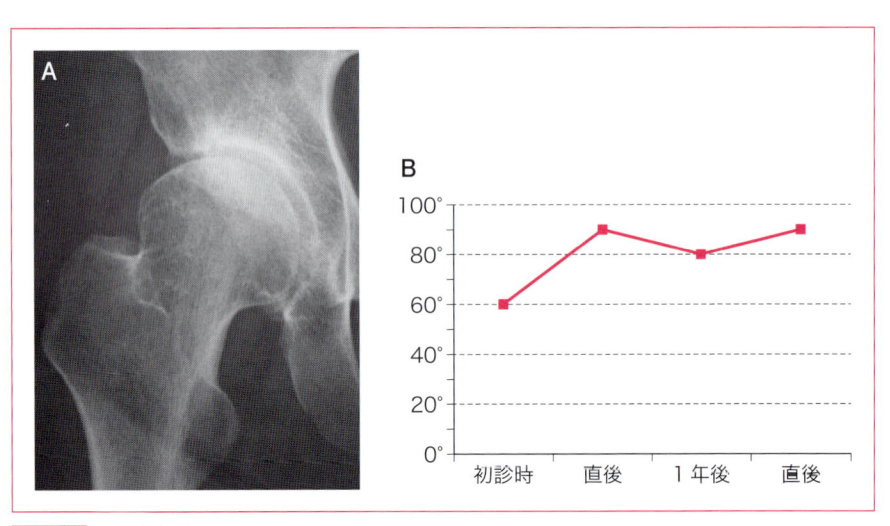

図30　症例 B-2
A：（**単純X線像**）初期股関節症である．関節裂隙の狭小化がみられる．
B：（**SLRの推移**）初回のAKA-博田法で疼痛は消失した．1年後に疼痛を生じたが，AKA-博田法で消失した．仙腸関節機能異常型である．

症例 B-3　進行期股関節症における股関節痛
慢性仙腸関節機能異常

- **前医診断**　右進行期股関節症
- **年齢・性別**　74 歳女性
- **初診時所見**　4 年前ダンスで右股関節をひねってから，時々疼痛が出現した．2 年前からは歩行時に疼痛があり，一本杖が必要になった．

　単純 X 線所見では右股関節は臼蓋の被覆が浅く，関節裂隙が狭小化，骨頭と臼蓋に囊胞が形成されており，進行期股関節症の所見である（図 31A）．SLR は右 80°，左 95°，Fadirf は右 0°，左 30°，Fabere は右 60°，左 90°で，右のエンドフィールに抵抗がある．

　AKA-博田法を仙腸関節に行い，SLR は各 100°，Fadirf は右 10°，Fabere は右 70°に改善した．その場で歩行すると疼痛は消失していた．

- **経過**　1 ヵ月後には自立歩行が可能となり，その後，疼痛は生じていない（図 31B）．1 年後も疼痛はみられないが，単純 X 線像上の右股関節の改変は進んでいる．

- **解説**　進行期の股関節症における単純 X 線所見と症状の不一致をみる例である．AKA-博田法を行って経過をみてみると，股関節には改変が起きている（単純 X 線像上は股関節症の悪化または進行）が，臨床症状は生じておらず疼痛もない．このことは関節軟骨に侵害受容器がないのだから当然である．股関節症の進行とは関節の改変であり，関節面がより良い適合に向かって変化していく過程にすぎないと考えざるを得ない．そうした局面では仙腸関節機能異常を生じたときにのみ，（腰痛と同じ機序で）痛みが出るので，容易に仙腸関節の AKA-博田法で治療できる．すなわち，進行期股関節症は AKA-博田法により保存的に治療できるのである．決して単純 X 線所見で手術適応を決めてはならない．

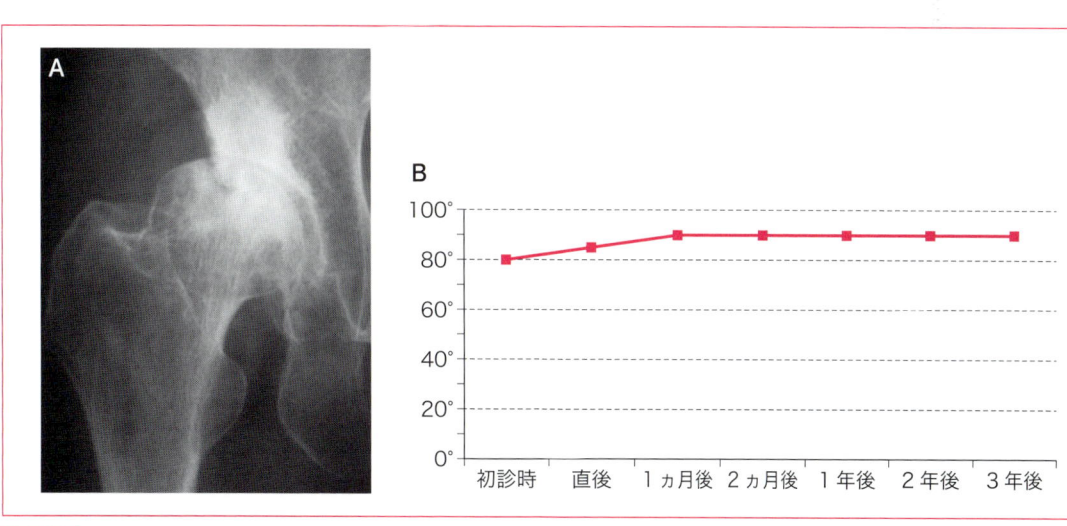

図 31　症例 B-3
A：（単純 X 線像）関節裂隙の狭小化，骨囊胞形成などがみられ，進行期股関節症の所見である．
B：（SLR の推移）初回の AKA-博田法で正常化した．その後の経過でも再発はない．

B．股関節の痛み

> 症例 B-4

末期股関節症における股関節痛
慢性単純性仙腸関節炎

- **前医診断**　右末期股関節症
- **年齢・性別**　79歳女性
- **初診時所見**　2年前に転倒し，尻もちをついた．その後，次第に右股関節痛と歩行障害が出現したが，整形外科での治療で軽快しなかった．某リハビリテーションセンターで股関節の運動療法を受けたところ，疼痛が悪化し，車いすの生活になった．

　右下肢は短縮し，右股関節の可動域では回旋がほとんど困難．SLR は右 70°，左 90°，Fadirf は右 0°，左 30°，Fabere は右 30°，左 90°．単純 X 線所見では，骨頭は扁平化，頸部は短縮，関節裂隙は狭小化し，骨頭，臼蓋には骨囊胞が多数みられる（図 32A）．

　AKA-博田法を仙腸関節に行い，SLR は各 95°に改善，Fadirf は右 10°，Fabere は右 30°に改善した．その場で車いすから立位歩行が可能となり，患者は狂喜した．

- **経過**　その後，疼痛は減少し，3ヵ月後には杖で歩行し，車いすは完全に不要となった（図 32B）．VAS は初診時 80 で 1 年後には 30 となり，一本杖による歩行で疼痛は時々あるものの歩行可能となった．

- **解説**　股関節症に伝統的運動療法を行って悪化し，車いす生活が半年間続いていたが，AKA-博田法によって車いすから離脱，歩行可能となった症例である．単純性仙腸関節炎の経過をたどり，一本杖による自立歩行は 3ヵ月後に達成した．初回の AKA-博田法により，車いすから自力で起立し，数歩歩いたときの患者の歓喜の表情は著者にとって忘れられない経験となった．

　このような画像上の末期股関節症は画像所見に惑わされることなく，副運動の制限を正確に評価すれば仙腸関節機能障害と診断できる．

　また，股関節症に伝統的運動療法を行うことは危険であることを認識すべきである．

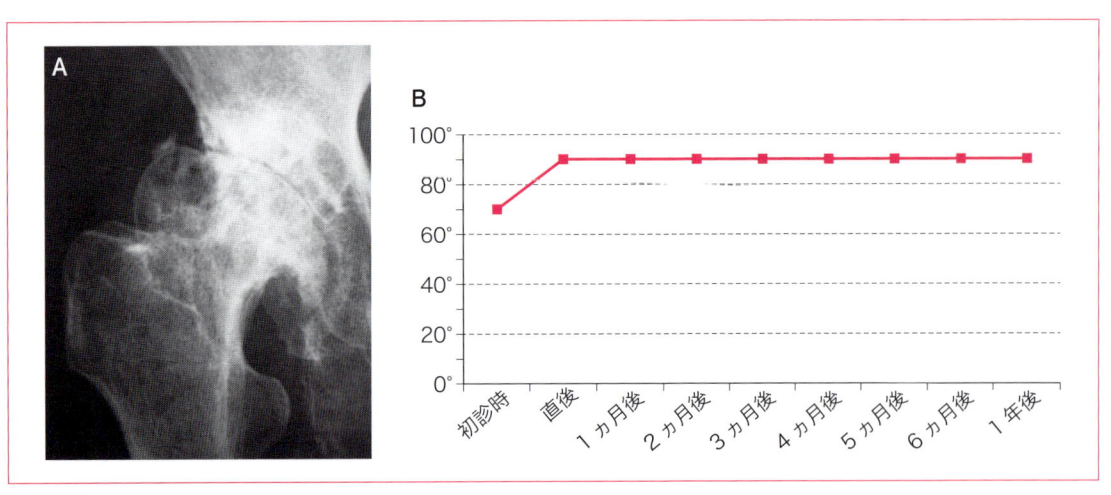

図32　症例 B-4
A：（単純 X 線像）末期の股関節症である．
B：（SLR の推移）初回の AKA-博田法で疼痛は消失した．仙腸関節機能障害型である．

症例 B-5　股関節唇損傷による股関節痛が疑われた症例
慢性単純性仙腸関節炎

- **前医診断**：左股関節唇損傷
- **年齢・性別**：66歳男性
- **初診時所見**：半年前から左股関節痛を生じ，某大学病院でのMRIで"股関節唇損傷"と言われた．強い負荷をかけたときだけ疼痛があるが通常はない．股関節の回旋で疼痛をみる．単純X線所見では左股関節はやや関節裂隙が狭小化しており，臼蓋部に骨硬化像がみられる（図33A）．某大学病院では内視鏡での手術を勧められたが，セカンドオピニオンのため当院受診．
SLRは各30°，Fadirfは右30°，左0°，Fabereは右70°，左50°であった．
AKA-博田法を行い，SLRは各60°に改善，Fadirfは左20°，Fabereは左70°に改善した．それまでの回旋時の痛みは消失した．
- **経過**：1ヵ月後，まだ階段昇降時に左股関節痛を生じる．2ヵ月後，疼痛は消失したが，体幹を屈曲すると左股関節痛がある．3ヵ月後，疼痛はすべて消失．6ヵ月後には"ハイキングしても何ともなかった"と報告のため来院し，"手術しなくてよかった"と言われた（図33B）．
- **解説**：関節唇には侵害受容器は存在しないので疼痛の発生源にはならない．これがimpingement状態であっても疼痛の発生源とするには無理がある．初期に何らかの股関節の炎症を生じ，それが関節包の侵害受容器から脳の感覚受容器に伝達され，その感受性を高めた例で仙腸関節機能異常が起きた場合にのみ疼痛が持続することになる．したがって，仙腸関節のAKA-博田法だけで，こうした疼痛は消去できるわけである．

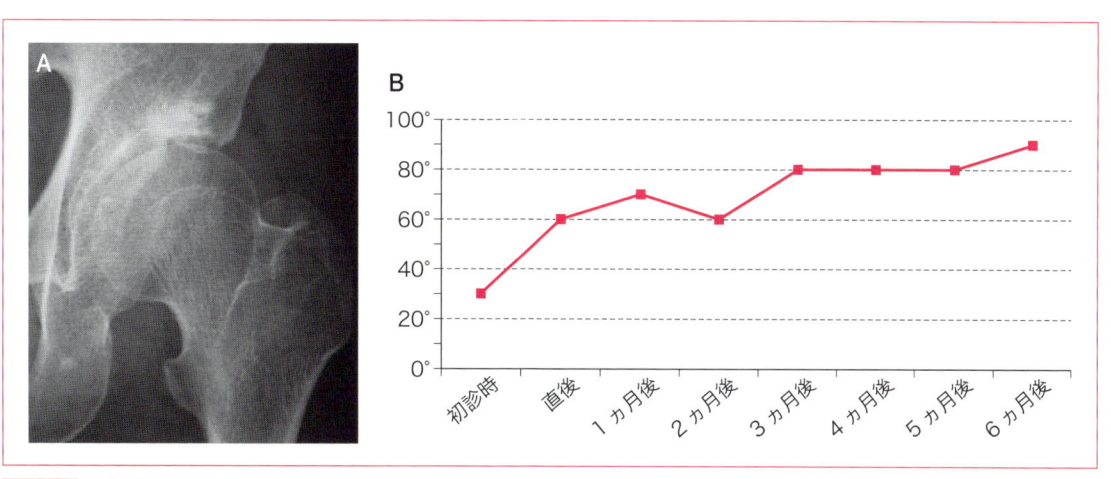

図33　症例 B-5
A：（単純X線像）関節唇損傷の疑いで関節鏡手術を予定されていた．
B：（SLRの推移）AKA-博田法には初回から反応し，3ヵ月で治癒した．その後の疼痛再発はなし．

症例 B-6　THA 術後も疼痛が改善しない症例
慢性仙腸関節機能異常

- **前医診断**　人工股関節全置換術（THA）術後の原因不明の疼痛
- **年齢・性別**　70 歳男性
- **初診時所見**　9 歳から左の股関節痛が時々あり，3 年前，某大学病院で THA を受けた（**図 34A**）．しかし，術前の疼痛はまったく改善しなかった．"疼痛の原因はわからない"と言われ途方にくれ，当院に来院した．

単純 X 線所見では人工股関節は適正に置換され，特に問題はないようであった．SLR では右 40°，左 20°，Fadirf は右 30°，左 0°，Fabere は右 80°，左 40° と副運動障害の所見がみられる．

AKA-博田法を仙腸関節に行い，SLR は各 60° に改善，Fabere は左 70°，Fadirf は左 30° に改善した．その直後から長年の疼痛が"嘘のように"消失した（**図 34B**）．

- **経過**　2 年後の診察でも，疼痛はまったく消失し再発していないことを確認した．
- **解説**　おそらく前医は，Perthes 病による股関節症の所見から THA を行ったと思われる．術前に SLR などで仙腸関節の副運動障害を発見していれば，こうした無駄な手術を避けられたことであろう．

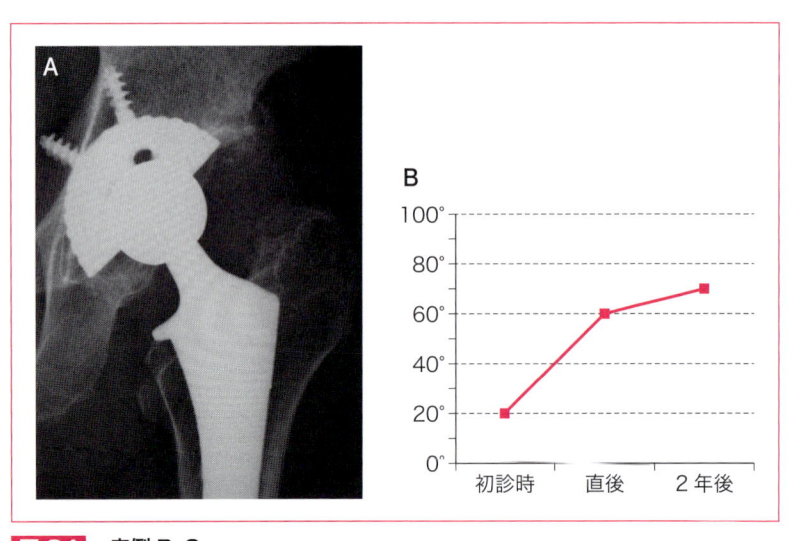

図 34 症例 B-6
A：（**単純 X 線像**）THA には問題がないようであるが，疼痛がまったく消失しなかった．
B：（**SLR の推移**）初回の AKA-博田法で疼痛は消失した．仙腸関節機能異常型の疼痛であり，2 年経過中も再発はない．

| 症例 B-7 | **Chiari 骨盤骨切り術，RAO 術後の痛み**
慢性仙腸関節機能異常 |

- **前医診断** 　股関節手術後の原因不明の疼痛
- **年齢・性別** 　36 歳女性
- **初診時所見** 　"両臼蓋形成不全" と言われ，25 歳で右側に Chiari 骨盤骨切り術（図 35A-1），31 歳で左側に臼蓋回転骨切り術（RAO）（図 35A-2）を受けた．ところが左側の RAO 術後に両股関節痛が生じ，特に右股関節に疼痛が強くみられ，歩行が次第に困難になった．
  　RDQ 8，VAS 40．SLR は各 70°で，Fadirf，Fabere は正常であった．
  　AKA-博田法を仙腸関節に行い，SLR は各 90°に改善．即時に疼痛は消失した．
- **経過** 　3 ヵ月後に再診を行ったが，疼痛は消失していて再発はなかった（図 35B）．
- **解説** 　骨盤骨切り術が盛んに行われていた時代の無駄な手術例の典型である．臼蓋形成不全では，股関節痛を生じても原因は仙腸関節機能異常であるから，"股関節症の予防的手術" としての骨盤骨切り術の適応はまったくない．特に Chiari 骨盤骨切り術は骨盤内腔をゆがめるので，仙腸関節炎や仙腸関節機能異常を起こしやすくし，かえって腰痛や殿部痛などの原因をつくる．
  　この症例では RAO でも骨盤内腔に変形をもたらし，仙腸関節機能異常を起こしやすくしたと考えられる．おそらくこの患者は，今後たびたび腰痛，殿部痛，股関節痛に悩まされることであろう．

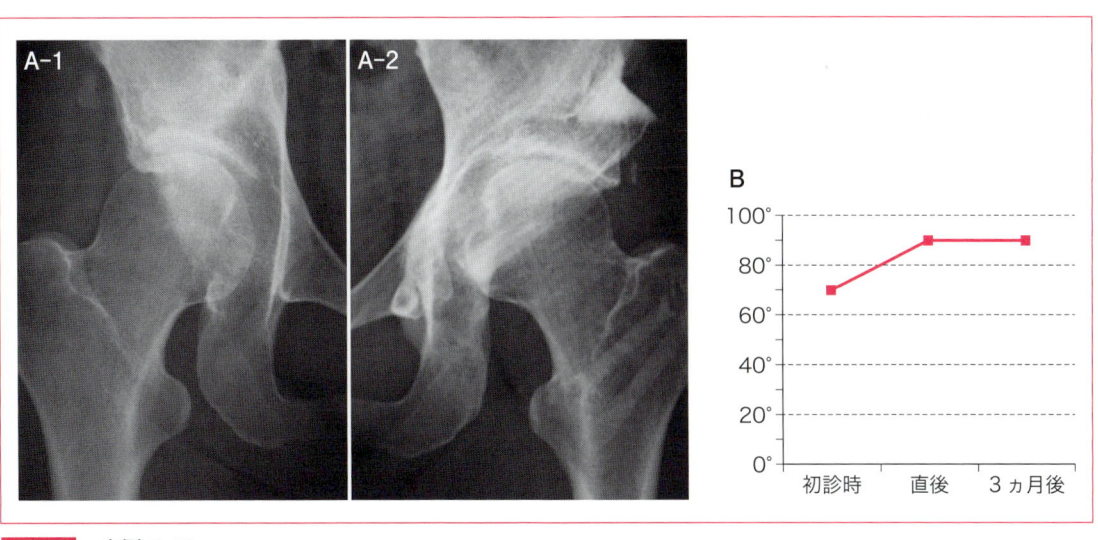

図 35 症例 B-7
A-1：（単純 X 線像；右側）25 歳のときに "臼蓋形成不全" と言われ，Chiari 骨盤骨切り術を受けた．
A-2：（単純 X 線像；左側）31 歳のときに RAO を受けた．この手術後に両股関節痛が生じた．
B：（SLR の経過）初回の AKA-博田法にて疼痛は消失，SLR は正常化．その後の再発はない．

C 膝関節の痛み

1 総　論

　膝関節の痛みでは AKA-博田法によく反応するのは，膝関節前部痛，膝蓋軟骨軟化症，スポーツにおける膝関節痛，片側の変形性膝関節症で変形が少ないものでの疼痛例などであり，AKA-博田法の1回の施行で治癒するものが多い．

　変形性膝関節症の疼痛原因は関節軟骨ではない．関節軟骨には侵害受容器がないからである．また，断裂した半月板も原因ではない．このことは変形性膝関節症において，断裂した半月板の切除術と理学療法を比較した RCT（ランダム化比較試験）において両者に治療成績の差がないという報告からも明らかである[8]．

　内反伸展拘縮を伴う高度な両側変形性膝関節症は AKA-博田法への反応は良いが再発例も多く，仙腸関節炎特殊型として定期的な AKA-博田法を要する．しかし，片側の膝関節痛はほとんどすべて仙腸関節機能異常からの関連痛であり，AKA-博田法への反応は良い．

　診察は AKA-博田法の評価法で行うが，特に最大屈曲時，最大伸展時のエンドフィールを調べておくと，AKA-博田法後にそれが改善することがわかる．AKA-博田法の治療は腰痛と同じで，B（第3章の表2；38ページ参照）を行う．仙腸関節の AKA-博田法を行っても痛みがなお残存する場合は，足の距舟関節，距骨下関節の AKA-博田法を追加する．

2 症 例

症例 C-1　しゃがむとき（蹲踞時）の膝の痛み
仙腸関節機能異常

- **年齢・性別**　57歳男性
- **初診時所見**　半年前から，しゃがむときに左膝関節だけに膝窩部の痛みがあるが，その他の動きではまったく痛みがない．膝関節の屈曲・伸展は正常．腫脹はなし．

　単純 X 線所見は正常．SLR は右 60°，左 30°．Fadirf，Fabere は正常．

　仙腸関節に AKA-博田法を行い，SLR は各 60°に改善．その場で試しにしゃがんでみると痛みは消失していた．
- **経過**　その後，疼痛の再発はない（図 36）．
- **解説**　しゃがむときのみ痛みがあり，屈伸は正常で，単純 X 線所見も正常である場合は，仙腸関節機能障害から連鎖した膝関節の副運動 1 型の障害である．SLR を行ってみると左右差があり，患側で 30°も SLR が制限されていることがわかった．そこで AKA-博田法を仙腸関節に行ってみると，疼痛が消失した例である．

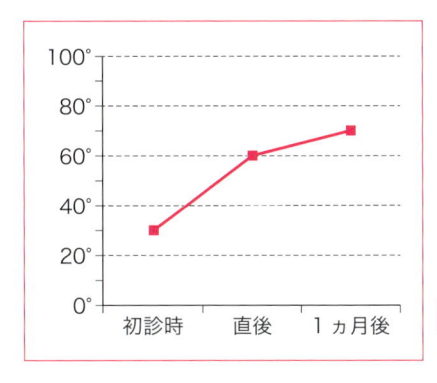

図 36　症例 C-1
（SLR の推移）仙腸関節機能異常型である．

C．膝関節の痛み

症例 C-2　膝関節前部の痛み
仙腸関節機能異常

- **前医診断**　左膝蓋軟骨軟化症
- **年齢・性別**　56歳女性
- **初診時所見**　1ヵ月前にテニスをしてから，左膝から音がするようになり，左膝関節前部に痛みを感じた．階段を降りるときに痛みがあるが，歩行時に痛みはない．

　膝関節の屈曲・伸展は正常．腫脹なし．膝蓋大腿関節に圧痛と軋轢音がある．単純X線所見は正常．SLR は右60°，左20°，Fadirf，Fabere は正常．

　AKA-博田法を仙腸関節に行い，SLR は各90°に改善．その場で圧痛，軋轢音，膝関節痛は消失した．

- **経過**　その後，テニスをしても疼痛を生じることはない（図37）．
- **解説**　"膝蓋軟骨軟化症"は，膝蓋部の痛みや軋轢音があって，膝蓋軟骨の退行変性を持つ疾患とされる．原因不明であるがスポーツ障害に多く，関節症の一部とも言われており，有効な保存的治療法はない．

　軟骨が退行変性しても軟骨には侵害受容器がないため，この病名は疼痛の原因を表していない．このような患者は SLR の制限が患側にあり，AKA-博田法を行うとすべての症状がその場で消失することから，この症状は仙腸関節機能異常が原因であることがわかる．

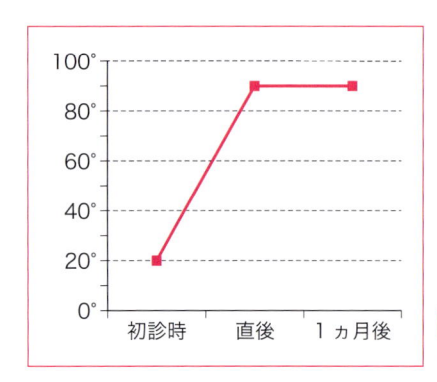

図37　症例 C-2
（SLR の推移）仙腸関節機能異常型である．

症例 C-3　正座での痛み
仙腸関節機能異常

- **前医診断**　左変形性膝関節症
- **年齢・性別**　71歳女性
- **初診時所見**　3年前から正座ができなくなった．歩行は正常にできる．

　左膝関節の屈曲・伸展は正常．しかし，正座をしようとすると，左膝関節が120°屈曲で痛みを起こす．膝関節には軽度の水腫がある．単純X線所見は異常なし．SLRは右80°，左40°，Fadirf，Fabereは正常．

　AKA-博田法を仙腸関節に行い，SLRは各90°に改善．同時にその場で正座が可能となった．
- **経過**　その後も正座可能で疼痛は起きていない（図38）．1ヵ月後，関節水腫は消失していた．
- **解説**　症例C-1と同様に，副運動障害が仙腸関節から膝関節に連鎖した例である．仙腸関節のAKA-博田法を行い，ただちに副運動1型が改善して正座が可能となった．正座やしゃがみこみの障害は，膝関節に器質的異常がない場合はすべて仙腸関節からの副運動障害である．

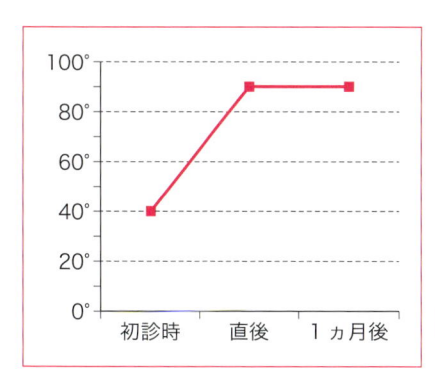

図38　症例C-3
（**SLRの推移**）仙腸関節機能異常型である．

症例 C-4　高度の膝関節変形に伴う痛み
慢性仙腸関節機能異常

- **前医診断**：右変形性膝関節症
- **年齢・性別**：80歳女性
- **初診時所見**：10年以上前から腰痛と両膝関節痛が交互に出現していた．現在は右の膝関節が痛み，近医でヒアルロン酸ナトリウムなどの注射を受けていたが改善しなかった．

　右膝関節の屈曲は120°，伸展は-20°であった．膝関節に炎症症状はない．単純X線所見では，膝関節は外反変形し，関節裂隙は狭小化している（図39A）．SLRは右20°，左60°，Fadirf，Fabereは正常．

　AKA-博田法を仙腸関節に行い，SLRは各80°に改善し，膝関節痛は消失した．

- **経過**：その後，疼痛はなかったが，3ヵ月後に草取りをしていたときに右膝関節痛が再発し，AKA-博田法で消失した（図39B）．

- **解説**：高齢者では腰痛と膝関節痛を併せて持つことが多い．仙腸関節機能異常は膝の内外反変形により二次的に起きることもあるし，腰痛の一次的原因になっていることもある．この症例は，SLRの制限があることから仙腸関節機能障害が判明し，AKA-博田法により容易に膝関節痛を解消できた例である．膝関節の高度の変形のある場合は二次的に仙腸関節機能障害を起こすことが多いので，草取り動作などで再発することは多い．しかし，AKA-博田法で容易に治療できる．

　仙腸関節が一次的に慢性炎症を起こしていて腰痛と膝関節痛を常時訴える場合は仙腸関節炎特殊型であり，AKA-博田法に反応はするが，数ヵ月後には再発を繰り返す．特に両側の膝関節痛の場合はそのようなことが起こりやすい．しかし，膝関節に炎症がないのでステロイド関節内注射は奏効せず，ヒアルロン酸ナトリウム関節内注射もほとんど奏効しない．また，運動療法を行うと悪化する．AKA-博田法で一定期間無痛状態が得られるが，月1回の通院ができない場合は人工膝関節全置換術（TKA）を選択する患者もいる．

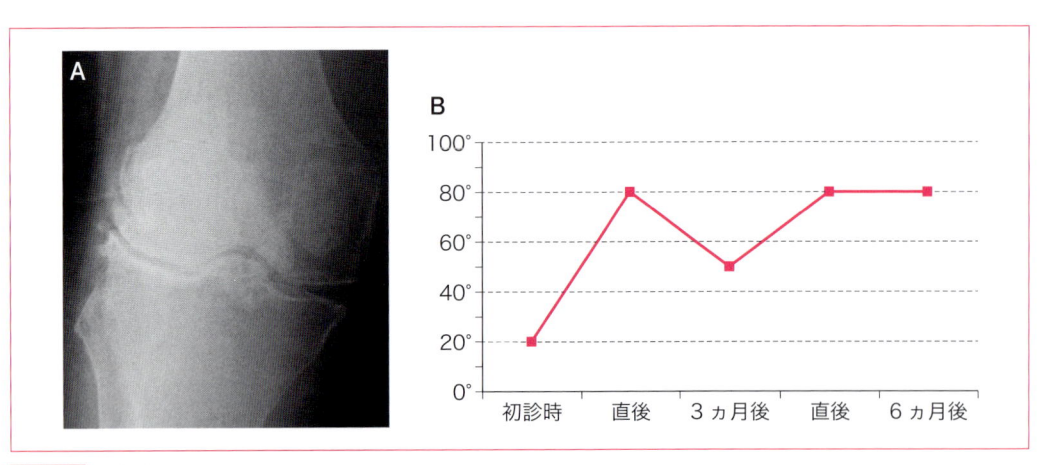

図39 症例 C-4
A：（**単純X線像**）膝関節の高度の関節症変化がみられる．
B：（**SLRの推移**）仙腸関節機能異常型であるが，仙腸関節機能異常を生じるような動作を行うと膝関節痛は再発する．

D 肩部の痛み

1 総論

"肩関節周囲炎"と言われる痛みはプライマリケアにおいて非常に多くみられ，患者からは"1年も2年も治らない"という苦情が多く聞かれる．この疾患ほど誤った治療法が選択されている疾患はない．その治療法とは，すなわち伝統的運動療法（以下，運動療法）である．"肩の痛みが治らないと肩が固まってしまう"と患者は脅かされ，運動療法をさせられる．しかし，痛みのある関節を動かすのだから患者は痛がるだけで，いっこうに肩の運動障害と痛みは治らない．

医師は運動療法を始めた患者をほとんど診察しないので，患者がどのような状態か把握できていない．理学療法士はマニュアルに沿って運動を始めるが，痛みはいっこうに改善できず，痛みを起こす運動をさらに導入すると逆に悪化し，筋力は低下する．

運動療法に共通することであるが，医師はまず患者の痛みをとるべきである．そのうえで運動療法を行えばよいのだが，痛みがあるうちは運動療法を行っても有害無益である．当初の目的とは逆に筋力はますます低下し，関節拘縮は改善しない．

肩関節は多くの軟部組織で覆われているため，その周辺には多くの感覚受容器がある．これらを刺激すればするほど痛みは強くなり，脳の痛覚中枢の感受性が高まり，わずかな刺激でも痛みを感じるようになる．そのため，肩を自動運動することを自らに禁じ，関節拘縮になるのである．

炎症期は炎症を除去する治療を行うが，3ヵ月が経過して初期の炎症が消失してもなお続く痛みは仙腸関節機能異常によるものであり，仙腸関節にAKA-博田法のB（第3章の表2；38ページ参照）を行う．場合により，肋椎関節，胸肋関節，椎間関節，胸鎖関節にもAKA-博田法を行う．これで肩の痛みは消失する．その後の運動療法は不要で，可動域と筋力は自然回復する．

発症後6ヵ月を過ぎて拘縮を生じている場合は，肩関節の下方滑り，前後滑りで改善できる．

2 症例

症例 D-1　いわゆる五十肩
仙腸関節機能異常

- **前医診断**　左肩関節周囲炎
- **年齢・性別**　60歳男性
- **初診時所見**　6ヵ月前から左肩関節に疼痛を生じた．外転が60°で制限があり，それ以上の動きにより激痛を生じる．初期は夜間痛もあり，日中よりも夜間に起こる痛みによる睡眠障害に悩まされていた．近医で肩峰下滑液包にステロイドと局所麻酔薬混合液を注射され，2～3ヵ月後には夜間痛は消失し，肩関節の外転も90°までは可能となった．運動療法を始めたところ，痛みが強くなったので中止し，当院に来院した．

　肩関節の外転は90°で疼痛を生じ，屈曲は120°，伸展は30°であった．単純X線所見は異常なし．SLRは右60°，左30°，Fadirf，Fabereは正常．

　副運動障害がみられたので仙腸関節にAKA-博田法を行い，SLRは各70°に改善．肩の外転は120°に改善し，疼痛は消失した．外旋時に疼痛が残存するので，第1肋椎関節にAKA-博田法を行い，この疼痛も消失した．

- **経過**　その後，1週間のうちに疼痛は完全に消失した．1ヵ月後には可動域も正常となり，愁訴はまったく消失した（図40）．
- **解説**　いわゆる五十肩は，初期の炎症期には関節あるいは滑液包へのステロイド注射が選択される．初期の抗炎症療法が終わり，運動療法に移ったときから患者はその治療を拒否する．運動療法で多くはその痛みが悪化するからである．痛みの原因は仙腸関節機能異常にある場合がほとんどであるから，運動療法のみで肩関節の可動域を改善することはできない．

　肩部痛は，患側のSLRに制限がある場合は仙腸関節機能障害と考えてよい．仙腸関節機能障害がない場合は，炎症が消失すると疼痛は自然治癒する場合もある．

　AKA-博田法を仙腸関節に行い，試しに背臥位のまま肩関節の可動域を確かめてみる．術前よりも明らかに改善していて，患者は"おやっ"という顔をする．

　痛みが軽減したところで，二次的に機能障害を生じている可能性のある椎間関節，肋椎関節，胸鎖関節，肩鎖関節などの小可動関節を触ってみて，動きの硬い関節はAKA-博田法を追加

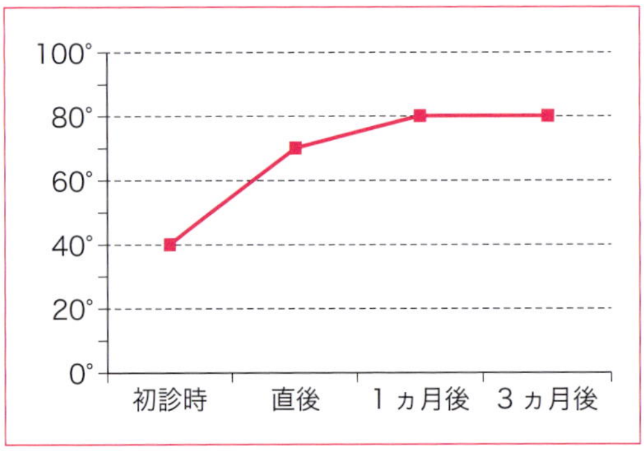

図40　症例 D-1
（SLRの推移）仙腸関節機能異常型である．

治療する．

これで患者は痛みから解放される．痛みがなくなると，患者は自然に日常動作を行うので運動療法をせずに拘縮は自然改善する．完全に拘縮が改善するには早くて1ヵ月から数ヵ月かかるが，患者はその間，肩関節についてまったく気にならなくなり，日常生活を送り，好きなスポーツを行い，気がついたら肩の動きが自由になったことを発見するのである．

症例 D-2　石灰沈着のある肩の痛み
仙腸関節機能異常

- **前医診断**　右肩石灰沈着性腱板炎
- **年齢・性別**　35歳女性
- **初診時所見**　3年前から右肩部痛を生じていたが，近医で石灰沈着を指摘され消炎鎮痛薬を服用し，その後は放置していた．しかし関節の運動制限は持続し，自ら運動療法をしていたが改善せず，当院に来院した．

　肩関節の外転は60°に制限，屈曲は120°，伸展は正常．単純X線所見では肩峰下に大きな石灰沈着がみられる（図41A）．SLRは右40°，左70°，Fadirf，Fabereは異常なし．

　AKA-博田法を仙腸関節に行い，SLRは各80°に改善した．肩関節の疼痛は消失し，外転は150°まで可能となった．

- **経過**　その後1ヵ月で関節可動域はまったく正常になり，疼痛の再発はなかった（図41B）．
- **解説**　肩の腱板に石灰沈着する疾患は激痛で始まり，夜間痛のため不眠を訴える．自動運動はほとんど不可能になることも多い．この急性期には肩峰下滑液包にステロイド注射をするとすぐに奏効し，痛みは軽減する．通常の肩関節周囲炎よりも経過は良好である．

　しかし，この症例では3年間も疼痛と運動障害が持続しているため，異所性石灰沈着が単純X線像上にみられるものの炎症性疼痛ではないと判断される．SLRを評価すると患側に制限があることから仙腸関節機能異常がわかり，仙腸関節のAKA-博田法だけで症状が消失した．

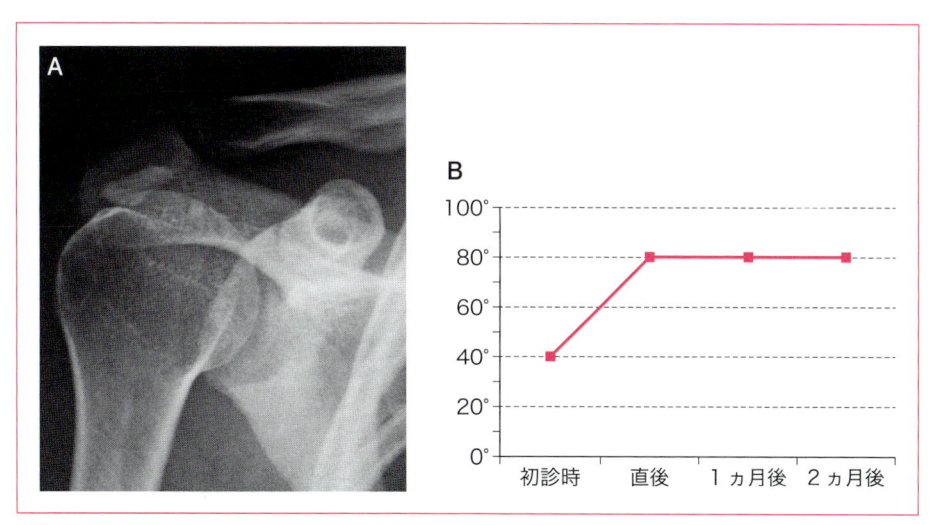

図41　症例 D-2
A：（単純X線像）肩峰下に石灰沈着像をみる．
B：（SLRの推移）仙腸関節機能異常型である．

D．肩部の痛み

E 頸部の痛み

1 総 論

　頸部の痛みでは，上肢に痛みや感覚異常（しびれ）を訴えることが多い．MRI で"椎間板ヘルニア"や"脊柱管狭窄症"を発見され，そこから症状が生じていると誤診されて，手術まで行われ，それでも症状が治らないという症例が多い．これは神経脱落症状がないのに，あるいは脊髄症状がないにもかかわらず手術適応とする，"画像診断至上主義"からくる誤診である．こうした誤診を防ぐためにも仙腸関節機能異常の評価に医師は慣れておく必要がある．

　AKA-博田法を行うときには，多くの場合，仙腸関節機能異常だけでなく，二次的に上部体幹部の小可動関節にも機能異常があるので，上肢への放散痛やしびれは仙腸関節の AKA-博田法の B（第 3 章の表 2；38 ページ参照）だけで消失しない場合がある．その場合は，椎間関節，肋椎関節，胸鎖関節，胸肋関節などに AKA-博田法を行う．

2 症　例

症例 E-1　McKenzie 法で出現した上肢のしびれ
慢性仙腸関節機能異常

- **前医診断**：腰部脊柱管狭窄症，頸部脊柱管狭窄症
- **年齢・性別**：64歳女性
- **初診時所見**：7年前より腰痛と両大腿部のしびれが持続していた．5年前に"腰部脊柱管狭窄症"の診断で椎弓切除術を受けた．しかし，症状はいっこうに改善しなかった．そこで，某医師が勧めるMcKenzie 法を行った．McKenzie 法で脊椎を伸展した瞬間に今度は両上肢にしびれが起こり，McKenzie 法の中止後も治らなかった．3年前，某大学病院で"頸部脊柱管狭窄症"と診断され，頸部脊柱管拡大術を受けた．しかし，いっこうに症状は改善しなかった（図42A）．

　SLR は各60°，Fadirf は正常，Fabere は右80°で痛みを起こし，左は90°であった．AKA-博田法を仙腸関節に行い，SLR は各90°に改善，Fabere も各90°に改善した．腰痛と両大腿部のしびれは消失し，次いで C7/T1 椎間関節，第1肋椎関節に AKA-博田法を行い，両上肢のしびれも消失した．
- **経過**：その後の再発はない（図42B）．
- **解説**：最初の腰痛，大腿部のしびれは仙腸関節機能障害によるものである．仙腸関節の AKA-博田法を行っていれば3回にわたる間違った医療を受けなくてすんだ例である．

　最初の椎弓切除術は誤診の典型であり，おそらく画像診断を頼りに腰椎下部の除圧を図ったのであろうが，大腿部のしびれが下部腰椎から発生するはずがない．これが第一の誤診である．

　次いで McKenzie 法である．脊椎を過伸展する体操であるが，頸椎を過伸展したときに仙腸関節機能異常に伴う椎間関節や肋椎関節の機能異常を併発した．第二の適応の誤りである．

　その結果，生じた両上肢のしびれについて，MRI で"頸部脊柱管狭窄症"と診断し，脊柱管拡大術を行ったのが第三の適応の誤りである．しびれを神経症状と考え，MRI を拡大解釈したのが原因である．術後何も改善しなかったのは当然である．最近，神経学を無視したこうした手術が頻回に行われているが，医療上大きな問題である．

　AKA-博田法を仙腸関節に行って腰痛，下肢のしびれは消失した．上肢のしびれも椎間関節と第1肋椎関節に AKA-博田法を行うことによって消失した．

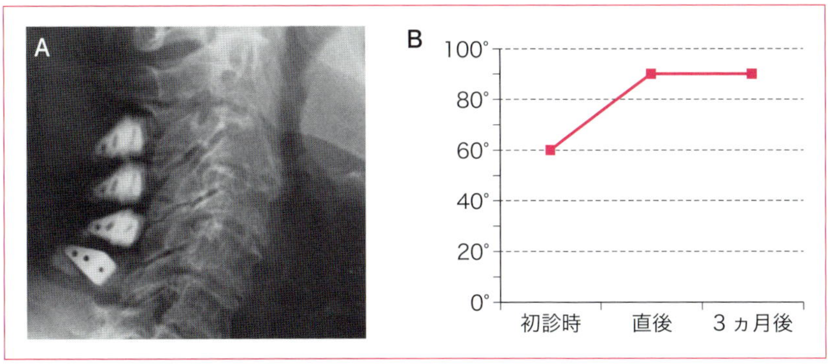

図42　症例 E-1
A：（単純 X 線像）脊柱管拡大術が行われたが，まったく症状の改善はなかった．
B：（SLR の推移）仙腸関節機能異常型である．

E. 頸部の痛み

症例 E-2 　"頸椎椎間板ヘルニア"と診断された頸部と上肢の痛み
仙腸関節機能異常

- **前医診断**　頸椎椎間板ヘルニア
- **年齢・性別**　58歳男性
- **初診時所見**　1ヵ月前から頸部痛と左上肢のしびれを生じ，某大学病院を受診した．頸椎のMRIで，C5/6椎間板の後方への突出を指摘され（図 43A），その結果，上肢への神経根症状と診断された．保存的な治療を勧められ，当院受診となった．

　頸部痛は，左に頸椎を回旋し，伸展すると痛みがある．これが神経根症状とされた．しびれは上腕外側から前腕外側を通り，母指と示指に達する．神経脱力症状はなく，腱反射は正常．運動機能も正常である．SLR では右 50°，左 30°，Fadirf，Fabere は正常．

　AKA-博田法を仙腸関節に行い，SLR は各 80° に改善．頸部の痛みは消失した．上肢のしびれに対し，胸鎖関節，第 1 肋椎関節の AKA-博田法を行ったところ，そのしびれもすべて消失した．

- **経過**　1週後，頸部痛はなく，しびれも軽快していた．2週後，頸部痛はなく，時に左肘外側にしびれを感じる程度になる．3週後，すべての症状は消失し，その後の再発もない（図 43B）．
- **解説**　頸部に痛みがあり，上肢にその関連痛，しびれがある場合は，仙腸関節の機能障害を基礎として，上肢に関連した椎間関節，肋椎関節，胸鎖関節などの機能異常が原因であることが多い．某大学病院の初診医は，母指，示指のしびれと C5/6 の MRI での椎間板膨隆像からヘルニアが症状を起こしていると誤診したのである．

　よく診察すれば，しびれは上肢の外側から母指，示指にまで至っており，神経学的な感覚異常とは異なることを無視した診断である．このように神経学を無視し，症状診断よりも画像診断を上位に置くことは最近の嘆かわしい傾向である．

　頸部の痛みと上肢のしびれに仙腸関節が関係しているということは一般医師に知られているとは限らないので，このような誤診が起こるのであろう．

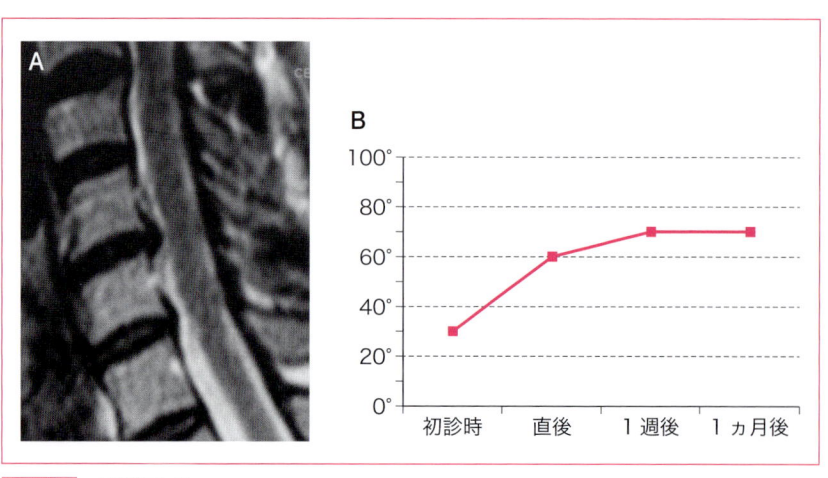

図 43　症例 E-2
A：（**MRI**）C5/6 の椎間板突出をみる．左手の母指と示指にしびれを訴え，某大学病院で"頸椎椎間板ヘルニア"の診断を受けた．
B：（**SLR の推移**）仙腸関節機能異常型である．

症例 E-3　頸椎捻挫での上肢のしびれ
慢性仙腸関節機能異常

- **前医診断**　頸椎捻挫
- **年齢・性別**　62歳男性
- **初診時所見**　1年前に車に追突され，頸部痛と左上肢のしびれが持続して治らない．前医で牽引療法を行ったが，症状はほとんど変わらなかった．

　頸椎は伸展がほとんどできない．屈曲，左右屈，回旋は正常である．単純X線所見には外傷起因のものはない．SLRは右60°，左30°，Fadirf, Fabereは正常．

　仙腸関節にAKA-博田法を行い，SLRは各60°に改善．頸椎の伸展は，疼痛なく可能となった．次いで胸鎖関節，第1肋椎関節にAKA-博田法を行い，上肢のしびれは消失した．

- **経過**　その後，疼痛，しびれは再発していない（図44）．
- **解説**　頸椎捻挫が慢性化した場合は，仙腸関節機能異常または仙腸関節炎を伴っている．仙腸関節機能異常型の場合は即時に症状が消失する．さまざまな愁訴を伴う仙腸関節炎特殊型はAKA-博田法に反応するが，完治に6ヵ月以上を要する場合もある．

　なお，賠償が絡む事故の場合は自覚症状の改善と副運動の改善が一致しないことがあり，注意が必要である．

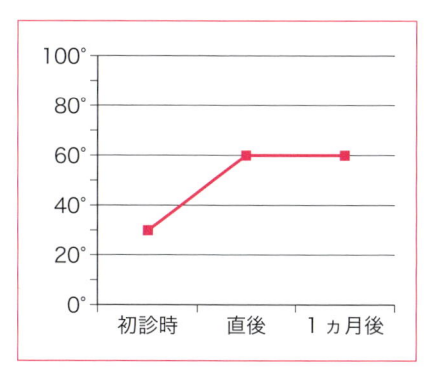

図44　症例 E-3
（SLRの推移）仙腸関節機能異常型である．

F スポーツによる痛み

1 総論

　スポーツで生じた関節痛，腰痛は非常に多く，特に青少年で多くみられ，最近では高齢者のスポーツ愛好家も来院する．大部分は原因不明の痛みであり，精査してもその原因がわからないことが多い．原因不明の腰痛を非特異的腰痛といい，大部分が仙腸関節機能障害であることは本章-A「腰痛」の項で述べたが，スポーツによる痛みも器質的な異常のない場合は非特異的なスポーツ痛であり，仙腸関節機能障害から生じる疼痛である．

　スポーツ愛好家や青少年のスポーツ障害では，患者は指導者からたたき込まれた迷信，"痛みを生じるのは筋力が足りないからだ"を信じている．そこで，スポーツトレーナーに筋力トレーニングをしてもらい，大抵の場合は症状が悪化してしまう．

　疼痛を治すということと，その後のリハビリテーションという順序を間違えている．疼痛を治すのは医師の役割であり，その後の筋力を訓練するのがトレーナーの役割である．疼痛を治さずに筋力トレーニングをする害は非常に大きく，復帰までの時間を無駄にしてしまう．

　スポーツ痛の原因が仙腸関節機能障害であることをスポーツ選手や愛好家に知ってもらえれば，スポーツ痛をめぐる環境は一変するであろうと思われる．

　いままで数々の国際大会やオリンピックに同行した，ある日本AKA医学会の指導医が大会直前に痛みを起こした選手たちをAKA-博田法ですぐによみがえらせたという話は知る人ぞ知る事実である．一流の選手ではわずかな仙腸関節の機能異常でも成績に大きな差が出てしまうので，体調管理，すなわち仙腸関節の管理は非常に重要なのである．

1）スポーツでどの部位に疼痛を起こすか

　腰痛が最も多く，膝関節，股関節，足部と続き，肩部は意外に少ない．肩では炎症あるいは器質的異常が多いためかもしれない（図45）．腰痛は約半数を占め，非特異的腰痛である．このことはスポーツ痛の原因が仙腸関節機能障害であることを推測させる．

2）発症年齢は多岐にわたるが青少年に多い

　スポーツを常時行っている年齢が発症年齢に関係している．10歳代の学校スポーツ，大学スポーツの時代はスポーツに専念することが多く，当然，非特異的スポーツ痛も多くなる．社会人になり始めの20歳代はそのスポーツを中断するためか，発生率は比較的少ない．その後は平均して，同じような頻度で60，70歳代まで発生している（図46）．

　スポーツ痛のなかで最も多いのが腰痛である．しかも10歳代に多いということは従来の腰痛の診断・治療体系では対応できない．一般に，10歳代の腰痛は脊椎分離症や椎間板ヘルニアなど器質的障害がなければ，何か非常に重篤な疾患であるか，あるいは単なる筋膜性腰痛と診断される．後者にはほとんど治療法らしいものは存在しなかった．

　そこで伝統的運動療法が漫然と行われることになるわけだが，この時期の青少年はすぐにスポーツに復帰しなければライバルに蹴落とされてしまうため，漫然とした治療に満足できないことが多い．そこで患者は整形外科をあきらめ，整体，スポーツトレーナー，鍼，マッサージなどあらゆる医業類似業者を渡り歩く．自然回復すればよいが，多くは慢性腰痛となり，長期のス

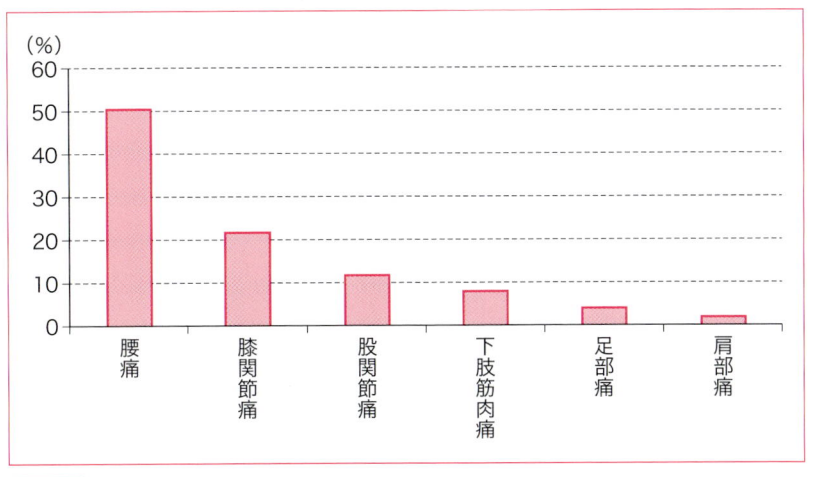

図45 スポーツによる疼痛の発生部位
一般の整形外科的疼痛の発生部位の頻度とほとんど同じである．一般の整形外科的疼痛がほとんど仙腸関節機能障害によるものであることから，スポーツによる疼痛も同じ仙腸関節機能障害から出現していることが示唆される．

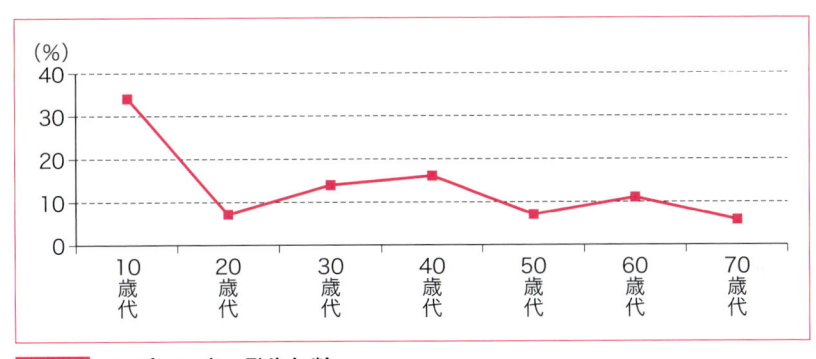

図46 スポーツ痛の発生年齢
スポーツを行う頻度の高い年齢に多い．このことは，スポーツ痛が器質的異常（変性疾患）でないことを示唆する．

ポーツ障害に移行する．

　著者がAKA-博田法をまだ知らない整形外科医だったころ，中学生の腰痛患者が来院し，X線撮影をして"特に異常はない"と言った途端，その中学生は"X線写真のコピーを欲しい"と言った．"なぜ"と訊くと，"スポーツトレーナーに診てもらうためだ"と答えた．

　完全に整形外科よりもスポーツトレーナーのいうことを信じていたのである．整形外科医にとって，これほど屈辱的なことはない．それ以後，著者はAKA-博田法の習得に向けて努力を始めたが，このように整形外科では"子どもの腰痛すら治せない"という現実があったのである．

　繰り返しになるが，スポーツによる痛みでも仙腸関節にAKA-博田法のB（第3章の表2；38ページ参照）を行うことで，疼痛は消失する．

2 症例

2-a スポーツによる腰痛

　スポーツによる非特異的腰痛の大部分は仙腸関節機能異常型であり，初回の AKA-博田法で疼痛は消失する．まれな例ではあるが痛みに耐え，さらに猛練習を続けることによって生じる仙腸関節炎の症例がある．その場合はスポーツやトレーニングを中止し，月1回の AKA-博田法を行えば，およそ3〜4ヵ月で治癒に至る．

症例 F-1　中学生のスポーツ腰痛
慢性仙腸関節機能異常

- **前医診断**　原因不明の腰痛
- **年齢・性別**　13歳女性
- **初診時所見**　4ヵ月前から陸上競技中に腰痛を起こし，長距離走では特に疼痛が強く，走行に困難をきたした．しかし，通常の生活には支障がない．各種の治療を行ったが完治しなかった．
　体幹の屈曲・伸展は正常．単純X線所見では異常なし．SLRは右50°，左40°に制限されている．Fadirf，Fabere は正常．
　AKA-博田法を仙腸関節に行い，SLRは各70°に改善した．
- **経過**　1週後に副運動制限が消失していることを確認して，陸上競技復帰を許可．その後の再発はない（図47）．
- **解説**　青少年のスポーツ時の腰痛は本人にとっても辛く，整形外科では"異常なし"と言われ，有効な治療がなされず，医業類似業者をわたり歩いても慢性化するだけで完治しない．これは仙腸関節機能障害が原因であるため，仙腸関節の機能異常を治療しないかぎり，そのスポーツを断念することになろう．AKA-博田法で瞬時に治療できるが，その後1週間はスポーツ復帰までの経過観察期間としている．

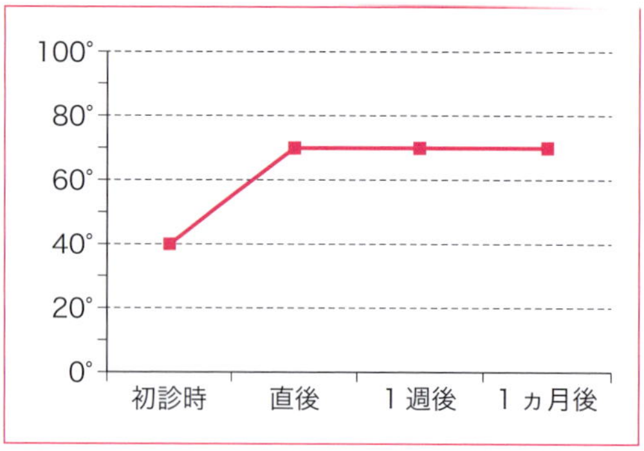

図47　症例 F-1
（SLRの推移）仙腸関節機能異常型である．

症例 F-2　体幹を伸展すると痛むスポーツ腰痛
慢性仙腸関節機能異常

- **前医診断**　椎間関節痛
- **年齢・性別**　38歳男性
- **初診時所見**　6ヵ月前にバレーボールのアタック中に腰痛を生じた．近医では"椎間関節痛"と言われたが，有効な治療法はなかった．

　体幹の屈曲は正常であるが，伸展で疼痛を生じる．神経脱落症状はない．単純X線所見ではL4/5の狭小化がみられる．SLRは右40°，左30°に制限されている．Fadirf，Fabereは正常．

　AKA-博田法を仙腸関節に行い，SLRは各70°に改善した．その結果，体幹の伸展痛は消失した．

- **経過**　1週後の診察では副運動は正常を維持していたのでスポーツを許可．その後の再発はない（図48）．
- **解説**　体幹の伸展痛は"椎間関節痛"とされることが多いが，その根拠はない．このように仙腸関節にAKA-博田法を行うとただちに疼痛が消失するので，椎間関節痛ではなく仙腸関節の機能異常によるものである．

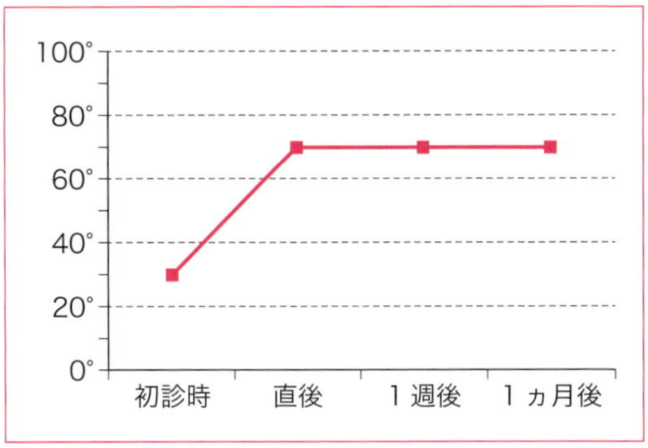

図48　症例F-2
（SLRの推移）仙腸関節機能異常型である．

症例 F-3　急性腰痛から脊柱管狭窄症になったと言われたスポーツ腰痛
慢性仙腸関節機能異常

- **前医診断**　腰部脊柱管狭窄症
- **年齢・性別**　75歳男性
- **初診時所見**　7ヵ月前，ゴルフ中に急性腰痛を起こして，入院加療した．退院後は200mの歩行で両殿部と両下肢後面に疼痛を生じるようになり，ゴルフを断念した．近医で"腰部脊柱管狭窄症"と言われて内服薬を処方されたが，症状の改善はみられなかった．単純X線所見ではL3/4，L4/5の狭小化が認められる．SLRは右40°，左30°に制限され，Fadirf，Fabereは正常．AKA-博田法を行い，SLRは各60°に改善した．
- **経過**　その後1ヵ月で副運動はさらに改善し，疼痛はすべて消失．ゴルフを再開しても，疼痛の再発は起きなかった（図49）．
- **解説**　歩行障害と画像所見から"腰部脊柱管狭窄症"と診断され，有効な治療がなされなかった高齢者は多い．しかし，SLRの制限があることを症状診断すれば仙腸関節機能異常を疑わなければならない．

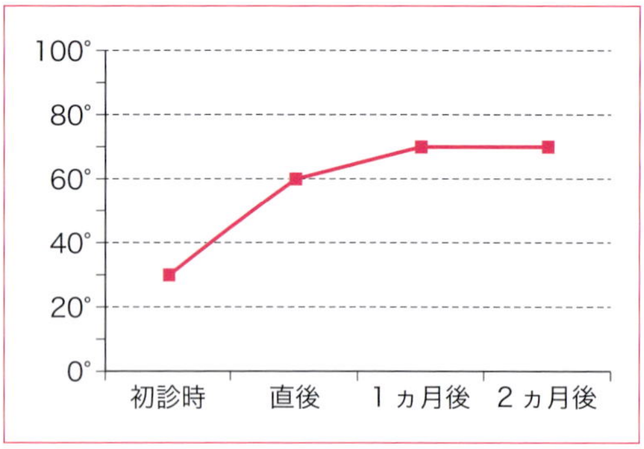

図49 症例 F-3
（SLRの推移）仙腸関節機能異常型である．

2-b　スポーツによる股関節痛

スポーツで股関節障害を生じることはまれではなく，多くは自然治癒するが，仙腸関節機能異常があると長期に疼痛が残存し，スポーツができない状態になる．仙腸関節にAKA-博田法を行うと症状は消失する．

症例 F-4　マラソンで生じた股関節痛
仙腸関節機能異常

- **年齢・性別**　34歳男性
- **初診時所見**　3週間前，マラソン中に30 km付近で左股関節に疼痛を生じて走行を断念した．その後，だんだん悪化し，5 km走行でも痛みを生じるようになった．

　単純X線所見は正常．SLRは右70°，左40°である．Fadirfは左側の最終域で疼痛を生じる．Fabereは正常．

　AKA-博田法を行い，SLRは各80°に改善．Fadirfも正常化．
- **経過**　1週後に副運動の正常維持を確認し，練習を許可．その後，マラソンは完走したと報告してきた（図50）．
- **解説**　仙腸関節機能異常によりなぜ股関節痛が生じるかについては，本章-B「股関節の痛み」で説明した．初めの股関節障害をそのままにしてマラソンを続けると，仙腸関節機能異常がある場合は股関節痛が悪化するが，AKA-博田法を仙腸関節に行えばその疼痛は容易に消失する．

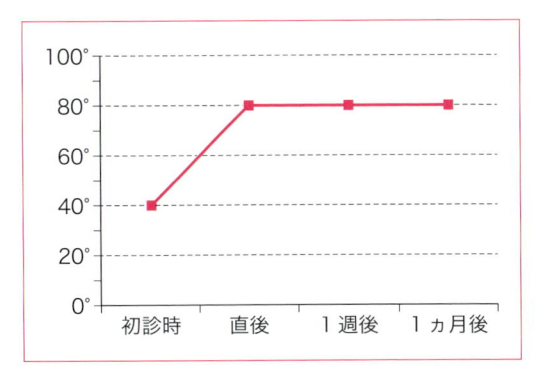

図50　症例 F-4
（SLRの推移）仙腸関節機能異常型である．

2-c スポーツによる膝関節痛

スポーツ障害としての膝関節痛は腰痛に次いで多く，どんな競技でも起こりやすい．器質障害についてはスポーツ整形外科で詳しく研究されているが，非特異的なスポーツ痛についてはほとんど対応されてない．その大部分は仙腸関節機能異常の関連痛であり，仙腸関節のAKA-博田法でただちに疼痛は消失し，すぐにスポーツが再開可能である．

症例F-5　膝蓋靱帯部のスポーツ痛
仙腸関節機能異常

- **年齢・性別**　13歳女性
- **初診時所見**　1週間前，ソフトボール中に左膝部に痛みを感じて走行できなくなった．

疼痛部位は膝蓋靱帯で，左膝関節を最大屈曲すると疼痛を生じる．単純X線所見は脛骨結節部に骨端症の遺残がある（図51A）．SLRは右80°，左50°，Fadirf, Fabereは正常．

AKA-博田法を仙腸関節に行い，SLRは各80°に改善，膝関節最大屈曲時の疼痛はその場で消失した．

- **経過**　翌日からスポーツに復帰し，再発はない（図51B）．
- **解説**　膝蓋靱帯，膝蓋部，脛骨結節部のスポーツ痛はすべて仙腸関節機能異常によるもので，副運動を評価すればそれがすぐに判明する．仙腸関節にAKA-博田法を行えば，すぐに疼痛は消失する．また，小児期のOsgood-Schlatter病と呼ばれる脛骨結節のスポーツ痛も，すべて仙腸関節機能異常に起因するものであり，仙腸関節へのAKA-博田法でただちにその疼痛は消失する．

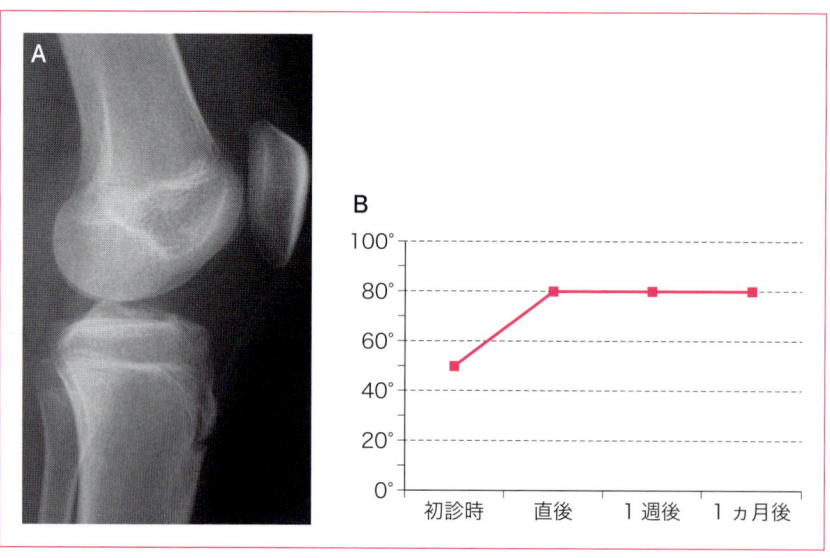

図51　症例F-5
A：（単純X線像）膝蓋靱帯部の疼痛であり，骨端症ではない．
B：（SLRの推移）仙腸関節機能異常型である．

症例 F-6　膝伸展時のスポーツ膝痛
仙腸関節機能異常

- **年齢・性別**　74歳男性
- **初診時所見**　1ヵ月前，テニス中に左膝関節痛を生じ，その後も疼痛が続いている．最近は夜間でも疼痛を生じる．

　左膝関節に腫脹はなく，内側側副靱帯に圧痛がある．完全伸展で疼痛を生じる．膝関節の半月板徴候や不安定性はない．単純 X 線所見では関節裂隙は狭小化している（**図 52A**）．SLR は右 40°，左 20° と制限があり，Fadirf, Fabere は正常．

　AKA-博田法を仙腸関節に行い，SLR は各 90° に改善．その場で圧痛，伸展痛は消失．
- **経過**　1週間でテニスに復帰．その後の再発はない（**図 52B**）．
- **解説**　高齢者特有の関節裂隙狭小はあるが，関節軟骨，半月板には侵害受容器は存在しないので，疼痛の原因にはならない．膝関節痛の慢性化の原因は仙腸関節機能障害にある．副運動障害を評価後，仙腸関節に AKA-博田法を行えば疼痛は消失する．

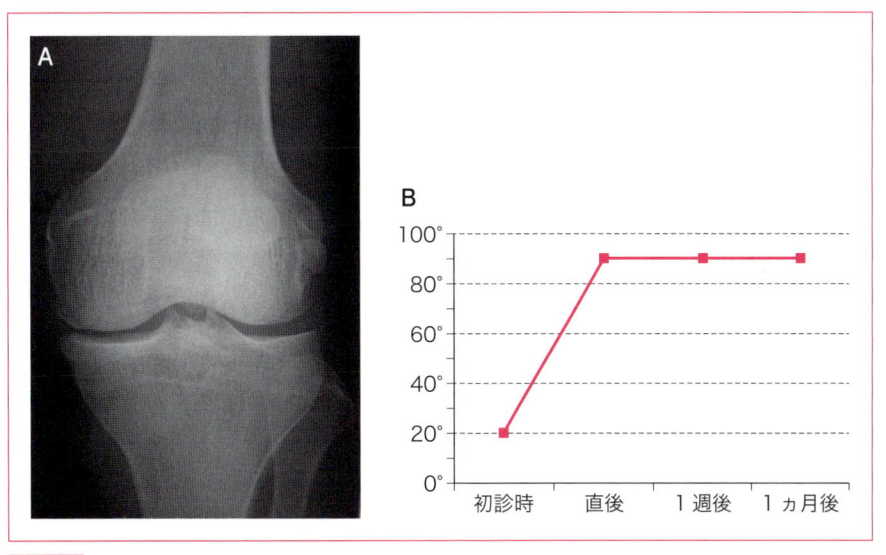

図 52　症例 F-6
A：（**単純 X 線像**）関節裂隙は狭小化しており，膝関節症の軽度所見がある．
B：（**SLR の推移**）仙腸関節機能異常型である．

2-d スポーツによる足部痛

　足部のスポーツ痛には，中足骨痛，アキレス腱痛，陳旧性足関節捻挫や外脛骨症による痛みなどがある．中足骨痛は，仙腸関節，距骨下関節，足根中足（TM）関節の AKA-博田法により 1～2 週で治癒する．アキレス腱痛は，炎症症状がなければ仙腸関節と距骨下関節の AKA-博田法で即時に治癒する．足関節捻挫陳旧例の痛みは，仙腸関節と距骨下関節の AKA-博田法で即時に消失する．外脛骨症でも，仙腸関節，時に距舟関節の AKA-博田法で即時に痛みは消失する．

　その他の足根部のスポーツ痛も仙腸関節を治療してから，その周辺の足根骨間関節に AKA-博田法を行うことで痛みはただちに消失する．

症例 F-7　有痛性外脛骨　仙腸関節機能異常

- **年齢・性別**　15 歳女性
- **初診時所見**　2 日前，バドミントン中に両側の外脛骨部に疼痛をきたした．特に左側では圧痛が外脛骨部にあるが，腫脹はない．

　単純 X 線所見では外脛骨がみられる（図 53A）．SLR は右 50°，左 40° である．Fadirf, Fabere は正常．

　AKA-博田法を仙腸関節に行い，SLR は各 70° に改善．疼痛は消失した．

- **経過**　1 週間バドミントンを休み，その後，復帰した．疼痛の再発はない（図 53B）．
- **解説**　有痛性外脛骨は仙腸関節機能異常による関連痛である．初期であれば仙腸関節に AKA-博田法を行うだけで治癒する．

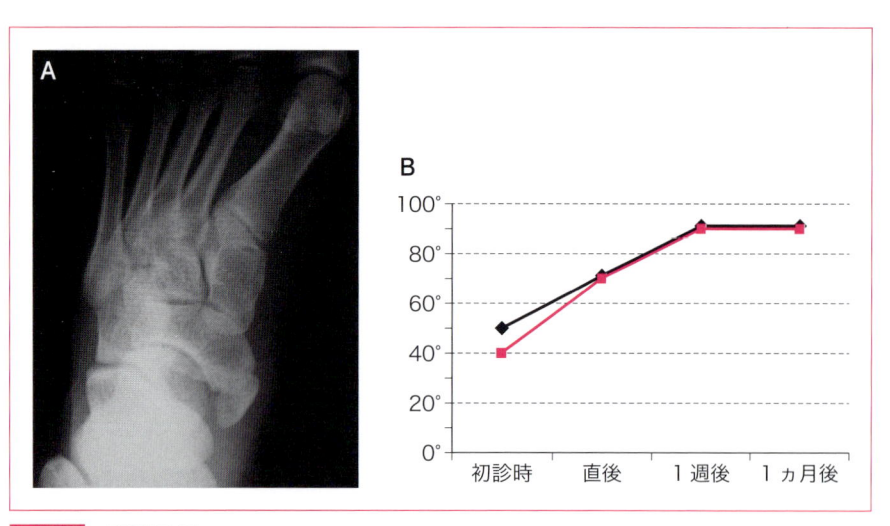

図 53　症例 F-7
A：（単純 X 線像）外脛骨がみられる．
B：（SLR の推移）黒線は右側，赤線は左側を示す．仙腸関節機能異常型である．

症例 F-8
マラソンによるアキレス腱痛
仙腸関節機能異常

- **年齢・性別** 27歳男性
- **初診時所見** 2週間前，マラソン中に左アキレス腱痛を生じて走行不能になった．

　単純X線所見は正常．左アキレス腱に圧痛がある．足関節の背屈は左5°，右10°．SLRは右70°，左40°．Fadirf，Fabereは正常．

　AKA-博田法を仙腸関節に行い，SLRは各70°に改善．足関節の背屈も各10°に改善し，その際の疼痛も消失した．

- **経過** 1週後には走行しても疼痛はなく，マラソンに復帰した（図54）．
- **解説** アキレス腱痛，アキレス腱周囲痛は炎症症状がなければAKA-博田法によく反応し，仙腸関節のAKA-博田法だけで疼痛は消失する．高齢者では距骨下関節のAKA-博田法を追加する．

　アキレス腱に誤った運動療法を行うと炎症症状を起こし，AKA-博田法を行っても1～2ヵ月間，疼痛は消失しない．

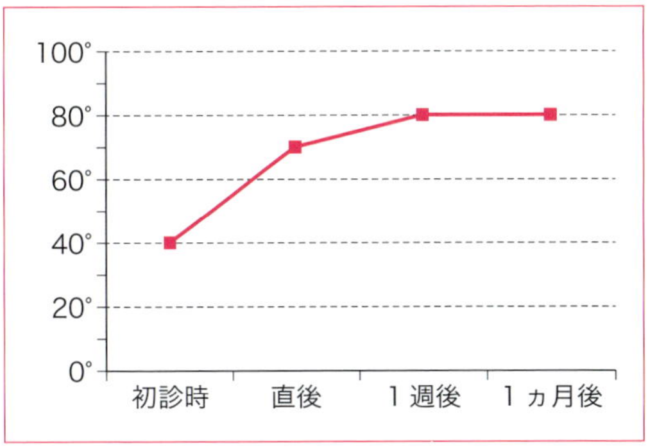

図54 症例 F-8
（SLRの推移）仙腸関節機能異常型である．

2-e　スポーツによる肩部痛

　スポーツによる肩の痛みは，器質的な異常や炎症がない場合は仙腸関節機能異常を基礎として，体幹上部の小可動関節に二次性の機能異常を併発している．

　背臥位で運動機能，可動域を評価し，仙腸関節の副運動制限が患側にあるかどうかを評価する．仙腸関節の AKA-博田法を行い，肩の運動障害の改善度をみる．疼痛が残っている場合はさらに周辺の小可動関節に AKA-博田法を行う．肩部前面では胸鎖関節，第2胸肋関節，肩部後面では第1肋椎関節，第2肋椎関節，椎間関節，肩部側面では第1肋椎関節，第2肋椎関節，椎間関節，胸鎖関節に，それぞれ AKA-博田法を行う．これらの治療後に肩関節の疼痛が消失したことを確認する．

症例 F-9　卓球による肩部痛
仙腸関節機能異常

- **年齢・性別**　45歳男性
- **初診時所見**　6ヵ月前，卓球中に左肩関節後方に疼痛を生じ，運動障害が生じた．患者は左利きである．近医では"四十肩"と言われ，1年間の治療が必要と言われた．
　肩関節の可動域は外転150°，屈曲150°，伸展と回旋は正常．単純 X 線所見は正常．SLR は右70°，左30°，Fadirf，Fabere は正常．
　AKA-博田法を仙腸関節に行い，SLR は各80°に改善．肩関節の可動域も正常化した．さらに，第1肋椎関節に AKA-博田法を行い，疼痛はすべて消失した．
- **経過**　1週後の診察では疼痛はなく，可動制限も消失したため，軽い練習を許可．1ヵ月後には副運動の障害が消失しているため，試合も許可し，その後の再発はない（図55）．
- **解説**　スポーツによる肩部痛は肩関節周囲炎に似ているが，炎症がほとんどないので可動制限は少ない．しかし，スポーツ時に疼痛が出現する．この場合，副運動制限があることで仙腸関節の機能障害が診断できる．仙腸関節などへの AKA-博田法で容易に治癒できる．高齢者では再発することが少なくないので，練習再開には副運動障害が完治するまでは注意が必要である．

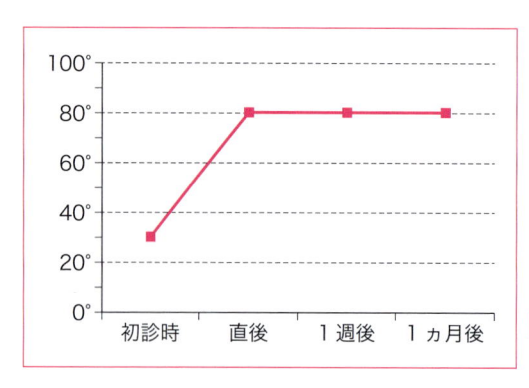

図55　症例 F-9
（SLR の推移）仙腸関節機能異常型である．

2-f　スポーツによる下肢筋肉痛

　スポーツ後に大腿部痛，殿部痛のほか，下腿後面，時に脛骨前面に疼痛を生じることがある．多くは一過性であるが，持続する場合は仙腸関節機能異常によることが多い．仙腸関節にAKA-博田法を行うと，疼痛は数日で消失する．

　高齢者では，距骨下関節，距舟関節のAKA-博田法を追加する場合もある．

症例 F-10　1ヵ月間続く下腿後面の筋肉痛
仙腸関節機能異常

- **年齢・性別**　16歳男性
- **初診時所見**　1ヵ月前，陸上競技走行中に右の下腿筋肉痛を生じた．いまだに疼痛が治癒せず，走行できない．

　下腿三頭筋に圧痛がある．右足関節の背屈は疼痛のため0°までしかできない．SLRは右60°，左90°，Fadirf，Fabereは正常．単純X線所見は正常．

　AKA-博田法を仙腸関節に行い，SLRは右90°に改善した．同時に足関節の背屈での疼痛はなくなり，可動制限は消失．下腿三頭筋の圧痛も消失した．

- **経過**　1週後，副運動の正常維持を確認して，スポーツ復帰を許可．その後の再発はない（図56）．
- **解説**　下腿のスポーツ痛にはこのような筋肉痛だけでなく，いわゆるシンスプリントなども含まれる．これらには副運動を評価し，制限があるときは仙腸関節機能異常と診断する．疼痛はAKA-博田法で容易に消失する．スポーツ復帰は1週間の猶予をみてから許可する．

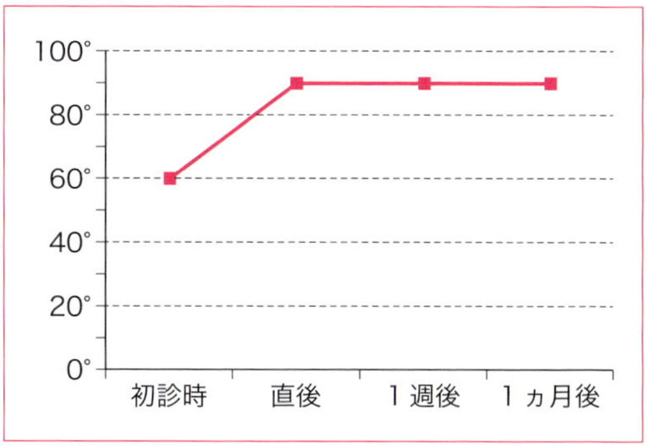

図56 症例F-10
（SLRの推移）仙腸関節機能異常型である．

文 献

1) Feinstein B et al : Experiments on pain referred from deep somatic tissues. J Bone Joint Surg **36A** : 981-997, 1954
2) 博田節夫（編）：AKA 関節運動学的アプローチ博田法，第 2 版，医歯薬出版，東京，2007
3) Nachemson A et al : Assessment of patients with neck and back pain : A best evidence synthesis. Neck and Back Pain, Nachemson A（ed），Lippincott Williams & Wilkins, Philadelphia, p189-235, 2000
4) el Barzouhi A et al : Magnetic resonance imaging in follow-up assessment of sciatica. N Eng J Med **368** : 999-1007, 2013
5) 日本整形外科学会，日本腰痛学会（編）：腰痛診療ガイドライン 2012，南江堂，東京，2012
6) 住田憲是ほか：AKA-博田法．New Mook 整形外科 17，整形外科プライマリケア，越智 隆弘ほか（編），金原出版，東京，p168-176，2005
7) Staples MP et al : Effectiveness of vertebroplasty using individual patient data from two randomised placebo controlled trials : meta-analysis. BMJ **343** : d3952, 2011
8) Katz JN et al : Surgery versus physical therapy for a meniscal tear and osteoarthritis. N Eng J Med **368** : 1675-1684, 2013

第6章
AKA-博田法の習得に必要なこと

1）副運動への理解

　"AKA-博田法は副運動に始まり，副運動に終わる"と言えるほど，副運動が重要な要素である．関節の可視的な動きを"表の世界"とすると，副運動は関節包内の動きであるから目に見えない"裏の世界"の動きであり，感覚で捉える動きであるといえる．

　伝統的なリハビリテーションにおける運動学は骨運動学を基礎とした可視的な運動学であるので，素人がすぐに真似のできる程度のものであり，熟達することも，関節の副運動を理解することも不要で，資格のあるなしで技術の差はみられない．だから，無資格者による施設が乱立するのである．

　AKA-博田法は副運動で診断し，副運動で治療する．副運動の技術は，特に関節神経学の理解がないと上達しない．関節静的反射をどう克服するかによって，AKA-博田法の技術は向上，あるいはまったく使い物にならないかに分かれる．

　関節感覚受容器の起こす反射について理解しておくことは，関連痛への理解につながる．仙腸関節から生じる関節軟部組織過緊張連鎖を理解するには，副運動を触診で理解する必要がある．1つの関節の副運動障害が同側の副運動障害を招くという驚異の連鎖反応には関節神経学での奥深いメカニズムがある．炎症の治まった関節がいつまでも痛みを起こしているというメカニズムも，仙腸関節の関連痛，および関節神経学と脳への関節原性疼痛の伝達メカニズムで解明されつつある．

2）AKA-博田法を学ぶと"科学"がどういうものかを理解できる

　関節運動学，関節神経学が解明した関節痛のメカニズムとAKA-博田法の臨床上の発見は，"科学"とは何かということを教えてくれる．一般に科学は実験の積み重ねで理論が発達すると考えられているが，実際は正反対である．トーマス・クーンが『科学哲学』[3]で明らかにしたように，あるパラダイムのなかで変則事例が続出するときに，突然，地動説のような革命的理論が別のパラダイムとして出現するのである．たとえば，腰痛の原因を過去半世紀にわたって世界中の医学者が追究してきたが，ついに原因不明であるという結論に至った[4]．これこそが腰痛学における変則事例である．

　しかし，AKA-博田法の出現により，従来原因不明とされてきた腰痛はほとんどすべてが仙腸関節機能障害によるものであることが判明した．これは新しいパラダイムの出現である．

　AKA-博田法は革新的な医療技術であり，従来の治療では不治であったさまざまな痛みに対して驚くべき治療結果を次々にもたらしたことから，それらの事実を合理的に説明するために新たなAKA-博田法の理論が形成されてきた．AKA-博田法の技術が進歩するにつれて，さらに新しい事象が発見され，それがまた理論を付加していく．こうしてパラダイムは成長していく．これは，クーンの言う"パラダイムの変換による科学革命"である．

3）技術指導の受け方と技術習得への近道

　　年間 10 回以上，AKA-博田法の技術研修会が各地で開催されている．そこに 10 回以上通うことが技術習得への近道である．研修会で覚えるべきは実際に関節の副運動 2 型（関節の遊び）を体験することである．一度，副運動 2 型の動きを体感し，その体験を常に再現できるようフォームを固めるのが研修会での主な目的になる．

　　AKA-博田法を行っている自身の姿をビデオに撮影し，成書あるいはビデオの AKA-博田法と同じフォームができているかを確認する．あるいは診察室に姿見を置いて姿勢を確認する．自分の姿は自分ではわからないものである．自らの AKA-博田法施行時の姿勢の悪さに愕然とすることが多く，すぐに反省し，正すことができる．

　　診療では患者を AKA-博田法で診察しながら治療することにより，時に患者が楽になったと言ってくれるようになるまで試行錯誤を繰り返す．指先に力が入らぬよう，肘，肩，腰に力を入れる練習をする．重心の移動が容易になるように，操作側の片足つま先立ちで腰椎を伸展させて立つ練習をする．研修中にふくらはぎが筋肉痛を起こし，"つったり"することはしばしば起こるが，初めは致し方ない．

　　"いつかは AKA-博田法の技術をマスターしよう"という執念が必要である．これはスポーツ技術の習得と同じである．容易で楽な道はない．ただし未熟な技術で AKA-博田法を行っても，時として患者から"楽になった"とお礼を言われることがある．これが励みになるのである．患者に自分の努力を認めてもらうと，さらに熟達しようという意欲がわいてくる．

　　研修会に来る医師の多くは，あまりに難しい技術に挫折することが多い．あるスポーツを始めるにあたり，自分はこれには向いていないとあきらめるようなものである．しかし，努力を続ければどんなスポーツでもプレーできるようになるはずで，1，2 回であきらめるのは"AKA-博田法"という 21 世紀の金字塔である医療技術を獲得するチャンスをみすみす失うだけである．テニスを 1，2 回教わっただけで試合に出場し，あるいは 1，2 回のゴルフのレッスンを受けただけでグリーンに出るというのがどんなに非常識であるか，と同じことだ．難しいからあきらめるのではなく，難しいからますますやる気になる，というようになってほしいものである．

　　従来の"画像診断するだけで，治療しない，痛みの治癒は目指さない"という整形外科医療をいつまでも続けていると，そのうちに患者から見捨てられていくという運命が待っている．そして整形外科の保存的治療は衰退し，医療類似行為が繁栄する．副運動技術を教わり，次に副運動の理論を教科書で学ぶ，それを続けて 2 年ほどすると AKA-博田法の世界が急に眼前に展開してくるはずである．

　　AKA-博田法の技術を臨床に使えるようになると，医師と患者の関係は革命的に変化する．従来は患者が治療に反応しない場合，医師はすべて患者の側の責任にしてきた．たとえば，運動不足や，逆に過労，運動過多，そして肥満，筋肉不足，加齢あるいは骨脆弱性，ストレス過多，ついには精神的疲労，うつ傾向など，医師はあらゆる原因を患者の中に見つけようとしてきた．手術の結果が悪ければ，"手遅れ"という言い訳も用意されてきた．

　　しかし，AKA-博田法の治療を始めると，すべては医師の技術の問題となる．治療効果が教科書通りでないときはその医師の技術が未熟なのである．それまで言い訳のために原因とされてきた患者側の責任は一切認められない．

　　AKA-博田法を行う医師はみな非常に謙虚である．これは AKA-博田法の技術の習得には終着点がないほど，AKA-博田法は奥深く，魅力的であることを知っているからである．

4）日本AKA医学会の紹介

　　日本AKA医学会は，AKA-博田法を理解し，習得するためのあらゆる便宜を図る学会である．年1回の学術集会，10回以上の技術研修会を学会の事業の中心としている．学会誌を年1回，会報を年2回発行し，会員に配布している．

　　技術研修会，医学会には，医師，理学療法士，作業療法士が参加できる．

　　医師は日本AKA医学会の会員になれるし，理学療法士，作業療法士は日本AKA医学会PTOT会の会員になれる．それぞれ約500人，約1,500人が会員となっている．また，互いに交流関係がある．

　　医師は，AKA-博田法の習得技術のレベルによって，指導医（準指導医），専門医，認定医の資格が与えられる．理学療法士，作業療法士では，PTOT会の指導者（準指導者），指導者助手の資格制度がある．それぞれ厳格な試験制度によって維持運営されている．

　　AKA-博田法は博田節夫会頭が独力で技術開発したので，博田会頭による教科書[1]がAKA-博田法の唯一の指導書である．さらにそのビデオ[2]によりある程度の技術の型は理解できるが，力の強さの感覚はどうしても研修会で指導を受けないとわからない．

　　こうした手ほどきを受けてもすぐに忘れるのが人間の常であるから，研修会ではメモ用紙を必ず持って行って，聞いたことをメモするようにする．また，ビデオ撮影をしておくのも指導された技術を思い出すのに必要である．スポーツの習得と同じで，技術を磨くには記録も必要である．頭で理解できてもそれが技術に反映しないこともたびたびあり，その反省のためにも記録は必要である．

　　研修会で指導を受けたら，翌日から疼痛患者すべてにAKA-博田法を試してみる．SLRが改善するかどうかの評価を正確に行うと，行った技術の良し悪しが判定できる．"診療で忙しい"という言い訳をしていると，まったく上達しない．スポーツと同じで練習回数で上達は決まるし，上達しなければ再び研修会で指導を受ける．その繰り返しで少しずつ技術は進歩していく．

　　頭で理解し，体にフォームを覚えさせれば，最後は感覚を磨くというハードルが待っている．副運動を感覚で感じ取れるようになるとAKA-博田法の達人になれる．

　　研修会で指導医と知り合い，その指導医と昵懇となり直接指導してもらうという奥の手もある．要はAKA-博田法をなんとかものにしようとする熱意，執念が必要である．

　　日本AKA医学会のホームページはhttp://www.aka-japan.gr.jp/であり，必要な情報がすべて掲載されている．

　　多くの医師がAKA-博田法を習得すれば，日本は疼痛治療の超先進国になることであろう．

文　献

1) 博田節夫（編）：AKA関節運動学的アプローチ博田法，第2版，医歯薬出版，東京，2007
2) 博田節夫（編）：DVD版関節運動学的アプローチ（AKA）-博田法，第2版，医歯薬出版，東京，2010
3) Kuhn TS（著），中山　茂（訳）：科学革命の構造，みすず書房，東京，1971
4) Luts GK et al：Looking back on back pain：trial and error of diagnoses in 20th century. Spine 20：1899-1905, 2003

索引

欧文

AKA-博田法のエビデンス 115
AKA-博田法の定義 4
arthrokinematics 1
arthrostatic reflex 10

Chiari 骨盤骨切り術 159
close-packed position 4
CRPS（complex regional pain syndrome） 147

EBM（evidence-based medicine） 115

Fabere 30
Fadirf 29
FFD（finger-floor distance） 25

least-packed position 4
loose-packed position 4

McKenzie 体操 8, 169
MP 関節のしまりの位置 12
MP 関節の副運動 1 型 15
MP 関節の副運動 2 型 13
MP 関節のゆるみの位置 12

NDN（nonsynaptic diffusion neurotransmission） 21
neuroendocrine secretion 21
neuropeptide 21

Osgood-Schlatter 病 178

Patrick テスト 30
Perthes 病 158

RAO（rotational acetabular osteotomy） 159
RCT（randomized controlled trial） 115
RSD（reflex sympathetic dystrophy） 147

SF-36 118
silent afferents 20
SLR 26, 126

THA（total hip arthroplasty） 158

和文

あ

アキレス腱痛 181
圧迫骨折 149

い

意識の辺縁 80

う

運動療法 35, 135

え

エンドフィール 14, 26

か

外脛骨症 180
科学的根拠に基づいた医療（EBM） 115
下肢痛 121
下肢のしびれ 121, 123, 130, 139
画像診断 38
下腿筋肉痛 183
肩関節の副運動技術 97
肩関節への下方滑り法 97
肩の痛み 165
下部離開法 41, 58
下方滑り法 42, 65, 97
感覚受容器 9
間欠跛行 124, 138-142, 144
患者の姿勢 43
関節運動学 1, 4
関節感覚受容器 9
関節機能異常 1
関節機能障害 1, 2
関節静的反射 10
関節軟部組織過緊張連鎖 18
関節の遊び 12
関節包内運動 1
関連痛 22, 122

き

ぎっくり腰 124, 125, 128-131
臼蓋回転骨切り術 159
臼蓋形成不全 152, 154
急性単純性仙腸関節炎 20, 125, 132
急性腰痛 17, 117, 124, 132, 136
胸鎖関節の副運動技術 93
胸肋関節の副運動技術 95
距骨下関節の副運動技術 111
距舟関節の副運動技術 106
 ——, 別法 109
魚椎 149

け

頸椎椎間板ヘルニア 3
頸椎捻挫 171
頸部の痛み 168
健康関連 QOL 118
幻視痛 22
腱反射 122

こ

構成運動技術 4
股関節唇損傷 157
股関節の痛み 151
五十肩 36, 97, 166
骨運動学 4
骨間仙腸靱帯 7
骨セメント注入療法 149

さ

最大ゆるみの位置 4

し

指尖床間距離（FFD） 25
膝蓋軟骨軟化症 162
シナプス性神経伝達 21
しまりの位置 4
灼熱感 144
手根管症候群 104
術者の立ち位置 45
小ぎっくり腰 125, 128, 130
上肢のしびれ 169

上部離開法　41, 45
上方滑り法　42, 65
上腕骨頭への後方滑り法　100
上腕骨頭への前方滑り法　99
初期股関節症　150
侵害受容器　11, 20
神経根の感覚支配領域　122
神経伝達物質　21
神経内分泌　21
進行期股関節症　155
人工股関節全置換術（THA）　158
シンスプリント　183

す
滑り　15
滑り法　42, 65
　——のポイント　78
スポーツによる痛み　172
スポーツによる下肢筋肉痛　183
スポーツによる肩部痛　182
スポーツによる股関節痛　177
スポーツによる足部痛　180
スポーツによる膝関節痛　178, 179
スポーツによる腰痛　174-176

せ
正座での痛み　163
脊椎 instrumentation　145
石灰沈着性腱板炎　167
仙棘靱帯　7
仙結節靱帯　7
前後滑り法　99
前仙腸靱帯　7
尖足　134
仙腸関節炎　125
仙腸関節機能障害　2
　——の分類　32
仙腸関節捻挫　125
仙腸関節の骨運動　6
仙腸関節の最大ゆるみの位置　8
仙腸関節のしまりの位置　7, 8
仙腸関節の副運動技術　41
仙腸関節ブロック　145, 147

そ
足関節捻挫　180
側弯　131

た
第1肋椎関節の副運動技術　90
第3肋椎関節の副運動技術　89
第7肋椎関節の副運動技術　87
体幹後屈　25
体幹前屈　25
大ぎっくり腰　125, 129, 131
短後仙腸靱帯　7
単純性仙腸関節炎　20, 125

ち
中腰姿勢　17
中足骨痛　180
長後仙腸靱帯　7
沈黙の侵害受容器　20

つ
椎間関節の副運動技術　82
椎間板ヘルニア　122
椎弓切除術　86
椎体圧迫骨折　149
椎体間固定術　145, 146
椎体骨折　149

て
伝統的運動療法　35

と
橈月関節の副運動技術　104
橈舟関節の副運動技術　100

に
日本 AKA 医学会　187

は
馬尾神経障害　144
反射性交感神経性ジストロフィー（RSD）　147

ひ
膝関節の痛み　160-162
膝関節の副運動1型　15
非シナプス性拡散性神経伝達　21

ふ
付加的技術　82
副運動　12
　——1型　13, 26
　——2型　12
　——の強さ　43
副運動技術　4
　——のポイント　72
複合性局所疼痛症候群（CRPS）　147

へ
変形性関節症　37
変形性股関節症　2, 150, 151
変形性膝関節症　2, 160

ま
末期股関節症　156
慢性仙腸関節炎特殊型　33, 126, 139
慢性仙腸関節機能異常　33, 126
慢性単純性仙腸関節炎　33, 126
慢性腰痛　115, 126

ゆ
有痛性外脛骨　180
ゆるみの位置　4

よ
腰椎圧迫骨折　149
腰椎椎間板ヘルニア　2
腰痛　121
腰部脊柱管狭窄症　2

ら
ランダム化比較試験（RCT）　115

り
離開　15
離開法　41
　——のポイント　72

ろ
肋椎関節の副運動技術　86

仙腸関節機能障害—AKA-博田法による診断と治療

| 2014年 6月 5日　第1刷発行 | 編著者　片田重彦 |
| 2019年11月20日　第4刷発行 | 発行者　小立鉦彦 |

　　　　　　　　　　　　　　　　発行所　株式会社　南 江 堂
　　　　　　　　　　　　　　　　〒113-8410 東京都文京区本郷三丁目42番6号
　　　　　　　　　　　　　　　　☎（出版）03-3811-7236　（営業）03-3811-7239
　　　　　　　　　　　　　　　　ホームページ https://www.nankodo.co.jp/
　　　　　　　　　　　　　　　　振替口座 00120-1-149

　　　　　　　　　　　　　　　　　　　　　印刷・製本　横山印刷
　　　　　　　　　　　　　　　　　　　　　　　　装丁　BSL

Diagnosis and Treatment of Sacroiliac Joint Dysfunction :
Arthrokinematic Approach-Hakata Method
© Nankodo Co., Ltd., 2014

定価はカバーに表示してあります。　　　　　　　　Printed and Bound in Japan
落丁・乱丁の場合はお取り替えいたします。　　　　ISBN978-4-524-26783-5

本書の無断複写を禁じます.
[JCOPY]〈出版者著作権管理機構 委託出版物〉
本書の無断複写は，著作権法上での例外を除き，禁じられています．複写される場合は，そのつど事前に，出版者著作権管理機構（TEL 03-5244-5088，FAX 03-5244-5089，e-mail: info@jcopy.or.jp）の許諾を得てください．

本書をスキャン，デジタルデータ化するなどの複製を無許諾で行う行為は，著作権法上での限られた例外（「私的使用のための複製」など）を除き禁じられています．大学，病院，企業などにおいて，内部的に業務上使用する目的で上記の行為を行うことは私的使用には該当せず違法です．また私的使用のためであっても，代行業者等の第三者に依頼して上記の行為を行うことは違法です．

〈関連図書のご案内〉　　　　＊詳細は弊社ホームページをご覧下さい《www.nankodo.co.jp》

仙腸関節の痛み 診断のつかない腰痛
村上栄一 著　　B5判・174頁　定価（本体6,000円＋税）　2012.3.

DVDで学ぶ 運動器徒手検査法〈DVD付〉
山本謙吾 編　　B5判・168頁　定価（本体6,700円＋税）　2014.10.

PNFマニュアル〈DVD付〉（改訂第3版）
柳澤 健・乾 公美 編　　B5判・270頁　定価（本体4,000円＋税）　2011.5.

腰痛診療ガイドライン2012
日本整形外科学会／日本腰痛学会 監修　　B5判・96頁　定価（本体2,200円＋税）　2012.11.

腰部脊柱管狭窄症診療ガイドライン2011
日本整形外科学会／日本脊椎脊髄病学会 監修　　B5判・78頁　定価（本体2,200円＋税）　2011.11.

腰椎椎間板ヘルニア診療ガイドライン（改訂第2版）
日本整形外科学会／日本脊椎脊髄病学会 監修　　B5判・108頁　定価（本体2,600円＋税）　2011.7.

JOABPEQ, JOACMEQマニュアル
日本整形外科学会／日本脊椎脊髄病学会診断評価等基準委員会 編　　B5判・94頁　定価（本体1,800円＋税）　2012.4.

みえる腰痛：体性感覚構造図 運動器疼痛の診断のための示説（DVD-ROM付）
高橋 弦 著　　A4判・158頁　定価（本体9,500円＋税）　2012.4.

別冊整形外科No.63 腰椎疾患up-to-date
大川 淳 編　　A4判・280頁　定価（本体6,300円＋税）　2013.4.

運動器慢性痛診療の手引き
日本整形外科学会運動器疼痛対策委員会 編　　B5判・190頁　定価（本体3,400円＋税）　2013.11.

痛みの注射法アトラス
矢吹省司 監訳　　B5判・192頁　定価（本体5,700円＋税）　2012.12.

運動器の痛みプライマリケア 腰背部の痛み
菊地臣一 編　　B5判・288頁　定価（本体5,000円＋税）　2009.6.

整形外科専門医テキスト
長野 昭・松下 隆・戸山芳昭・安田和則・石黒直樹 編　　B5判・1,012頁　定価（本体24,000円＋税）　2010.6.

骨粗鬆症治療薬の選択と使用法 骨折の連鎖を防ぐために
萩野 浩 編　　A5判・202頁　定価（本体3,700円＋税）　2014.10.

椎体形成術 現在とこれから
德橋泰明 編　　B5判・208頁　定価（本体6,700円＋税）　2012.10.

脊椎外科書
清水克時 著　　A4判・160頁　定価（本体7,500円＋税）　2013.3.

痛みの考えかた しくみ・何を・どう効かす
丸山一男 著　　A5判・368頁　定価（本体3,200円＋税）　2014.5.

運動器リハビリテーションシラバス セラピストのための実践マニュアル（改訂第3版）
日本運動器科学会 日本臨床整形外科学会 監修　　B5判・296頁　定価（本体3,500円＋税）　2014.6.

ビジュアル機能解剖 セラピストのための運動学と触診ガイド
福林 徹・鳥居 俊 監訳　　A4判・460頁　定価（本体6,000円＋税）　2014.1.

あなたのプレゼン 誰も聞いてませんよ！ シンプルに伝える魔法のテクニック
渡部欣忍 著　　A5判・226頁　定価（本体3,000円＋税）　2014.4.

整形外科ガール ケアにいかす解剖・疾患・手術
清水健太郎 著　　AB判・302頁　定価（本体3,200円＋税）　2014.2.

定価は消費税率の変更によって変動いたします。消費税は別途加算されます。